Dr. med. Steven R. Gundry

VOLLER ENERGIE STATT VÖLLIG FERTIG

Bibliografische Information der Deutschen Nationalbibliothek:
Die Deutsche Nationalbibliothek verzeichnet diese Publikation in der Deutschen Nationalbibliografie.
Detaillierte bibliografische Daten sind im Internet über http://dnb.d-nb.de abrufbar.

Für Fragen und Anregungen:
info@rivaverlag.de

Wichtiger Hinweis
Dieses Buch ist für Lernzwecke gedacht. Es stellt keinen Ersatz für eine individuelle medizinische Beratung dar und sollte auch nicht als solcher benutzt werden. Wenn Sie medizinischen Rat einholen wollen, konsultieren Sie bitte einen qualifizierten Arzt. Der Verlag und der Autor haften für keine nachteiligen Auswirkungen, die in einem direkten oder indirekten Zusammenhang mit den Informationen stehen, die in diesem Buch enthalten sind.

Ausschließlich zum Zweck der besseren Lesbarkeit wurde auf eine genderspezifische Schreibweise sowie eine Mehrfachbezeichnung verzichtet. Alle personenbezogenen Bezeichnungen sind somit geschlechtsneutral zu verstehen.

1. Auflage 2022

Türkenstraße 89
80799 München
Tel.: 089 651285-0
Fax: 089 652096

Die amerikanische Originalausgabe erschien 2021 bei Harper Wave unter dem Titel *THE ENERGY PARADOX: What to Do When Your Get-Up-and-Go Has Got Up and Gone.*

Übersetzung: Michael Steffens
Redaktion: Dr. Frauke Bayer
Umschlaggestaltung: Manuela Amode
Layout und Satz: Ortrud Müller, Die Buchmacher – Atelier für Buchgestaltung, Köln
Druck: Florjancic Tisk d.o.o., Slowenien
Printed in the EU

ISBN Print 978-3-7423-2077-3
ISBN E-Book (PDF) 978-3-7453-1850-0
ISBN E-Book (EPUB, Mobi) 978-3-7453-1849-4

Dr. med. Steven R. Gundry

VOLLER ENERGIE STATT VÖLLIG FERTIG

Stoffwechsel optimieren, Entzündungen heilen, Erschöpfung und Müdigkeit loswerden

riva

Ich widme dieses Buch allen Angehörigen der Berufsgruppen, die für das Funktionieren unserer Gesellschaft unverzichtbar sind.

Lasst uns dafür sorgen, dass ihr mehr Energie habt, und zwar genau jetzt!

Inhalt

Einführung

»Das ist mir einfach zu viel«

Um mit einem Geständnis zu beginnen: Ich hatte überhaupt nicht vor, dieses Buch zu schreiben. Ich hatte ganz andere Pläne, als ein Buch über Energie zu schreiben. Aber dann erhielt ich letztes Jahr einen Anruf, der mir nicht mehr aus dem Kopf ging, und alles änderte sich.

Ich war auf dem Weg zu einem Fernsehstudio im Orange County in Kalifornien, wo ich an einer meiner liebsten Aktivitäten teilnehmen sollte: einer Spendenaktion für das öffentliche Fernsehen. Als ich mich meinem Ziel näherte, erhielt ich besagten Anruf. Über die Autolautsprecher meldete sich der Produzent und teilte mir mit, dass Kathy, die Moderatorin, die mich während der Sendung interviewen sollte, nicht kommen könne. »Hoffentlich nichts Ernstes?«, fragte ich. Ich machte mir Sorgen um sie und fragte mich, wie die Sendung ohne sie über die Bühne gehen sollte. Der Produzent antwortete: »Es tut ihr wirklich leid. Sie sagte mir, sie habe sich in letzter Zeit völlig ausgepowert gefühlt, und heute geht es ihr wohl richtig schlecht. Sie möchte das Interview gern an einem anderen Termin machen, aber heute ist ihr das einfach zu viel.«

Dieser einfache Satz ging mir tagelang nicht mehr aus dem Kopf: Es ist ihr einfach zu viel. Durch meine Arbeit als Arzt, in der ich einen restaurativen Behandlungsansatz verfolge, bin ich daran gewöhnt, dass Patienten Erschöpfung als eines von vielen Symptomen nennen – typischerweise eher als Nebenbemerkung nach einer Aufzählung dringenderer Beschwerden. Ungefähr 70 Prozent der Patienten, die wir in meinen Zentren für restaurative Medizin in Santa Barbara und Palm Springs in Kalifornien behandeln, leiden an Autoimmunerkrankungen, auf die sich Ärzte und Spezialisten keinen Reim machen konnten. Es überrascht mich überhaupt nicht, dass sie – die Patienten, denen ich für immer dafür dankbar sein werde, dass sie mich zu meinem Buch *Böses Gemüse* inspirierten, – sich ausgepowert fühlen. Es liegt nun einmal in der Natur von Autoimmunerkrankungen, dass sie zu Erschöpfungszuständen führen. Entzündungen, die sowohl eine Ursache als auch eine Folge der Autoimmunität sind, kosten einfach viel Kraft, wenn man ihnen freien Lauf lässt! Ich habe vielen Patienten geholfen, ihre Gesundheit von Grund auf wieder herzustellen und ihre verlorene Energie zurückzugewinnen, und habe es dabei immer als selbstverständlich angesehen, dass die Behandlung der ihrer Krankheit zugrunde liegenden Ursachen der wichtigste Schritt ist, um ihren Energiehaushalt wieder in Ordnung zu bringen. Was ich nicht erkannt hatte, ist, dass die Wiedergewinnung der Energie eine natürliche positive Nebenwirkung der Behandlung der Beschwerden ist. Die Energie kommt zurück. Der innere Schwung stellt sich wieder ein. Nennen Sie mich einen Optimisten, aber ich habe mich immer stärker auf die Genesung meiner Patienten konzentriert als auf den Tiefpunkt, an dem sie sich vor der Behandlung befanden.

Es war dieser Anruf des Produzenten, der mir plötzlich etwas klar machte, das ich als ungeheuer wichtig und aufregend empfand: Ich war schon seit Jahrzehnten ein »Energiedoktor« gewesen! Ich hatte es nur nicht so gesehen, weil es von anderen Dingen überschattet wurde – den großen Fragen der Kardiologie, der Herzchirurgie, der Autoimmunität, des Alterungsprozesses und der Lebensdauer – Themen, die sich besser für Schlagzeilen eignen und denen gegenwärtig in der öffentlichen Diskussion über Gesundheitsfragen mehr Platz eingeräumt wird. Der Punkt ist, dass all diese Aspekte aufs Engste miteinander verbunden sind. Ihr Energiehaushalt, Ihre Widerstandsfähigkeit gegen Krankheiten, Ihre Aussichten auf ein langes und erfülltes Leben – man kann diese Dinge nicht voneinander trennen. Und wie die COVID-19-Pandemie gezeigt hat, können wir unsere Widerstandsfähigkeit nicht mehr als etwas Selbstverständliches betrachten.

Kathy weiß es zwar nicht, aber sie hat mich dazu inspiriert, mehr über Energie nachzudenken und darüber, wie wir sie verlieren. Während ich erforschte, welche merkwürdigen Auswirkungen Erschöpfung haben kann – ein Phänomen, von dem Menschen aller Altersklassen betroffen sind –, wurde mir klar, dass heutzutage praktisch jeder bis zu einem gewissen Grad daran leidet. Ich spreche hier nicht von dem Schlafmangel, der einem zu schaffen macht, nachdem man sich die ganze Nacht lang um ein Neugeborenes gekümmert hat, oder von der Schlaflosigkeit, die mit einer Reise durch verschiedene Zeitzonen einhergeht, und auch nicht von der körperlichen Erschöpfung nach einem schweißtreibenden Workout; das alles sind situationsbedingte Folgen ungewöhnlicher Umstände. Ich spreche auch nicht von der überwältigenden Müdigkeit, an der meine Patienten mit chronischem Müdigkeitssyndrom, POTS (posturales orthostatisches Tachykardiesyndrom) oder Krebs leiden, auch wenn bei vielen von ihnen Erschöpfung tatsächlich ein Krankheitssymptom ist. Die Art von Müdigkeit, um die es mir hier geht, ist die Erfahrung, nicht mehr so viel Energie zu haben, nicht mehr so viel leisten und vielleicht sogar nicht mehr so klar denken zu können wie früher, obwohl man eigentlich ein ganz normales Leben führt. Viele von uns kennen diese schwer abzuschüttelnde Alltagsmüdigkeit, die wir nicht beim Namen nennen wollen – und häufig unter den Teppich kehren. Es handelt sich um eine allgemeine Trägheit, die die »Unkranken« befällt, wie ich sie zu nennen pflege, oder die »Walking Well«, wie sie manchmal in der funktionalen Medizin bezeichnet werden.

Dieser Ausdruck beschreibt Menschen, die sich für frei von Krankheiten halten – die sozusagen »gut unterwegs« sind. Sie haben keinen unmittelbaren Grund, einen Arzt aufzusuchen, haben aber dennoch irgendwie das Gefühl, es ginge ihnen nicht so gut, wie es sollte. Heutzutage sind die »Walking Well« darin geübt, ein gehöriges Maß an Müdigkeit mit sich herumzuschleppen. Und das bleibt nicht ohne Folgen für ihre persönliche Zufriedenheit und Erfüllung, ihre Fähigkeit, sich voll und ganz in eine Beziehung einzubringen, ihre Arbeitsfähigkeit und – leider muss ich das ganz klar sagen – für wichtige Aspekte ihrer langfristigen Gesundheit.

Mir fiel dieses Energieproblem zuerst bei Patienten auf, die mich zum Zweck eines allgemeinen Gesundheitschecks aufsuchten – die sozusagen ihr Fahrzeug in Schuss halten wollten. Sie repräsentieren dieses neue Phänomen, das sich langsam in der Bevölkerung ausbreitet. Diese Männer und Frauen leiden – zu ihrem Glück – nicht an eindeutig diagnostizierbaren Krankheiten. Bei den meisten Untersuchungen schneiden sie sogar recht gut ab. Aber es ist unübersehbar, dass immer mehr von ihnen auf Nachfrage zugeben, dass sie sich oft müde und abgespannt fühlen. Und es sind nicht diejenigen, bei denen man dies erwarten würde, beispielsweise Eltern mit kleinen Kindern, gestresste Unternehmer oder Menschen in besonders belastenden Berufen. Dieses Gefühl der Erschöpfung ist mehr oder weniger überall zu spüren.

Und es nimmt an Umfang und Reichweite zu. Ich beobachte es auch außerhalb meiner Kliniken, manchmal sogar bei Menschen, die deutlich jünger sind als ich. Die Freundin, die ein Abendessen unter der Woche absagt, weil ihr Tag sie geschlaucht hat; die Eltern einer Mitschülerin meiner Enkelin, die eine Verabredung zum Spielen absagen, weil sie zu erschöpft sind; die beiden Mütter, die sich auf dem Parkplatz vor dem Postamt darüber unterhalten, wie ausgelaugt sie sich fühlen. Leute, wir befinden uns mitten in einer Energiekrise – einer zellulären Energiekrise.

Eines ist mir klar geworden: Der Grund, warum uns manchmal »alles zu viel« ist, ist buchstäblich, dass manchmal tatsächlich alles einfach zu viel ist. Unser moderner Lebensstil – von unserer Ernährung über unsere Gewohnheiten und unser Bewegungsverhalten bis hin zu unseren Schlafmustern – kostet uns mehr Kraft, als er uns geben kann. Das Ergebnis? Wir fahren ständig mit fast leerem Tank. Und wenn unser Tank leer ist und wir niemals richtig auftanken können, werden wir früher oder später einen Unfall bauen oder einfach nicht mehr weiterfahren können.

Mit diesem Buch möchte ich Ihnen Ihre Energie zurückgeben. Ich werde Ihnen zeigen, dass Ihr Gefühl der Erschöpfung keineswegs ein Produkt Ihrer Einbildung ist, wie es Sie vielleicht der eine oder andere Arzt glauben machen wollte (wenn man den Schilderungen meiner Patienten Glauben schenken darf), sondern ein ganz realer physiologischer Zustand, der eng mit Ihrer allgemeinen Gesundheit zusammenhängt. Es ist schließlich die Energie, die sämtliche Zellfunktionen antreibt. Energie ist das, was Sie am Leben hält. Energiemangel bedeutet eine Gefahr für Ihre Zellen, Organe und Gewebe – einschließlich

Ihres Gehirns –, weil er ihnen die Ressourcen entzieht, die sie brauchen, um richtig zu funktionieren. So unwillkommen und unangenehm sie auch sein mag, Erschöpfung ist eine wichtige Botschaft, die Ihr Körper Ihnen schickt. Sie ist deshalb wichtig, weil sie Informationen darüber enthält, wie es in Ihrem Inneren aussieht.

Manchmal versuche ich, meinen Patienten ihre Situation durch einen Vergleich zu verdeutlichen: Das Gefühl der Erschöpfung ist wie die erste Kurve einer Serpentine, die in ein sehr tiefes Tal führt. Und jetzt wäre ein guter Zeitpunkt, um das Steuer herumzureißen und die Fahrtrichtung zu ändern. Denn es gibt – wie ich Ihnen auf den folgenden Seiten zeigen werde – Grund zur Hoffnung, dass Sie sehr viel mehr Kontrolle über Ihren Energiehaushalt haben können, als Ihnen bewusst ist. Wir werden einen genauen Blick unter die Motorhaube werfen und die Probleme dort angehen, wo – um in diesem Bild zu bleiben – die Reifen auf die Straße treffen: in Ihrem zellulären Energiesystem.

Der erste Schritt besteht darin, drei grundlegende Prinzipien, die die Energieproduktion beeinflussen, zu verstehen, und zu erkennen, wie man sie besser für lebenslange Gesundheit und Vitalität nutzen kann:

1. **Sie essen zu viel und haben zu wenig Energie.** Denken Sie einmal darüber nach: Uns steht mehr Treibstoff zur Verfügung als jemals zuvor, und dennoch haben wir ständig das Gefühl, als ginge uns der Sprit aus. Wie kann das sein? Wie Sie bald sehen werden, mag unser tägliches Essen »normal« aussehen und schmecken, aber tatsächlich enthält es nur einen Bruchteil der Vitamine, Mineralien und anderer Nährstoffe, die in den Lebensmitteln enthalten waren, die unsere Großeltern gegessen haben. Hinzu kommt, dass die schiere Menge und Konzentration der sogenannten »energiefördernden« Lebensmittel, die wir praktisch den ganzen Tag zu uns nehmen, unser zelluläres Energiesystem belasten, das Mühe hat, mit diesem ständigen Kalorienüberfluss fertigzuwerden. Wir werden untersuchen, warum das so ist und wie wir das wieder in Ordnung bringen können. Und das bringt uns zum zweiten Prinzip.

2. **$E = M^2C^2$.** In Anlehnung an Albert Einsteins berühmte Formel habe ich diese Gleichung entwickelt. Sie zeigt auf einfache Weise, wie unsere Energie (E) maximiert werden kann. Ich möchte jedoch nicht zu viel von dem vorwegnehmen, was Sie in den folgenden Kapiteln erfahren werden. Für den Moment reicht es, wenn Sie verstehen, dass M^2 für zweierlei steht: zum einen für das Mikrobiom, die komplexe »Lebensgemeinschaft« der Bakterien, die hauptsächlich Ihre Eingeweide (oder Ihren Darm) besiedeln, und zum anderen für die Mitochondrien, also die winzig kleinen Organellen, die sich in den Körperzellen befinden und Nährstoffe aus Lebensmitteln und Sauerstoff in Energie, oder genauer Adenosintriphosphat (ATP), umwandeln. Wenn Sie mit meiner Arbeit vertraut sind, wissen Sie, dass ich ein Anhänger der hippokratischen Erkenntnis bin, dass (frei übersetzt aus dem Griechischen) alle Gesundheit und alle Krankheit

im Darm beginnt. Und das gilt auch für die Energie, denn es sind die Billionen von Mikroben in unserem Darm, die einen maßgeblichen Einfluss darauf haben, wie viel Energie unser Körper produziert und wofür sie verwendet wird. Ob Sie es glauben oder nicht, Ihr Mikrobiom und die energieproduzierenden Mitochondrien, die sich in fast allen Körperzellen befinden, sind miteinander verbunden, und diese Beziehung reicht sehr weit zurück. Die Kommunikation zwischen den Darmmikroben und den Mitochondrien sagt Ihrem Körper nämlich, wie er Energie erzeugen und verbrauchen soll.

Das C^2 in der Gleichung steht für »chrono consumption« – auf Deutsch etwa mit »Chronokonsum« zu übersetzen –, meine Version einer zeitlich gesteuerten Ernährungsweise, bei der die richtigen Nahrungsmittel zur richtigen Zeit konsumiert werden. Auf diese Weise werden Zeitfenster geöffnet, die die optimale Genesung und Regeneration der Mitochondrien und Mikroben ermöglichen und fördern. Das Ergebnis? Energie! Und das bringt uns zum dritten Prinzip.

3. **Sie haben sicherlich schon von Probiotika und Präbiotika gehört, aber vielleicht noch nicht von Postbiotika.** Ihre Darmmikroben und Körperzellen (einschließlich der darin enthaltenen Mitochondrien) kommunizieren über Verbindungen, die als Postbiotika bezeichnet werden. Dabei handelt es sich um Gase und kurzkettige Fettsäuren, die bei der Verdauung bestimmter faserhaltiger Lebensmittel durch die Darmbakterien entstehen. Die Postbiotika bilden ein Kommunikationssystem zwischen dem Mikrobiom und den Mitochondrien, das erst vor Kurzem entdeckt wurde – und das heutzutage durch Umweltchemikalien, falsche und unzureichende Ernährung und Stress einer enormen Belastung ausgesetzt ist. Um unseren Energiehaushalt wieder in Ordnung zu bringen, müssen wir dieses empfindliche Ökosystem wieder ins Gleichgewicht bringen.

Aber nun zu den guten Nachrichten (Es gibt immer auch gute Nachrichten, oder?!). Ich bin der Energiedoktor! Und es gibt wirklich keinen Grund, warum Sie Ihre Energieproduktion nicht wieder auf die richtige Spur bringen können sollten. Damit die Energiegleichung zu Ihren Gunsten arbeitet, müssen Sie einfach nur jedem Teil der Formel – den »Ms« und »Cs« – die notwendige Aufmerksamkeit schenken, und das auf eine Weise, die Ihr bereits erschöpftes Gehirn nicht überfordert. Ich werde es Ihnen also so einfach wie möglich machen. Ich möchte Ihnen ein sechswöchiges Programm vorstellen, das Sie dort abholt, wo Sie jetzt gerade stehen, und Ihnen hilft, Ihre Gesundheit zurückzugewinnen, Schritt für Schritt. Es spielt keine Rolle, wie Sie sich zurzeit ernähren oder wie Sie leben – für jede und jeden gibt es Wege und Möglichkeiten, die Angriffe auf ihr oder sein Energiesystem abzuschwächen, das Gleichgewicht im Darm wiederherzustellen, das Immunsystem zur Ruhe kommen zu lassen, die zur Verfügung stehende Energie richtig zu verteilen und für unsere wichtigsten Verbündeten im Kampf für Gesundheit zu sorgen – die Darmmikroben und die Mitochondrien –, sodass Ihr zelluläres Energiesystem beginnen kann, für Sie statt gegen Sie zu arbeiten.

Wie Sie vielleicht wissen, betrachte ich es als meine Lebensaufgabe, uns menschliche Wirte dazu zu bringen, unsere mikrobiellen Mitbewohner – ich bezeichne sie oft als unsere »Darmfreunde« – besser zu pflegen und zu füttern, damit diese Organismen, die unermüdlich daran arbeiten, unsere Gesundheit zu erhalten, ihre Aufgaben effektiver bewältigen können. Ich werde Ihnen zeigen, wie Sie genau das tun können. Sie werden auch lernen, wie Sie Ihre Darmwand reparieren und stärken können, was dazu beitragen wird, energieraubende Entzündungen für immer aus Ihrem Körper zu verbannen. Darüber hinaus werden wir alles daransetzen, die notwendigen Voraussetzungen dafür zu schaffen, dass Ihre Mitochondrien ihre Arbeit tun und Nahrung und Sauerstoff in die »Energiewährung« umwandeln können, die die Aktivitäten in Ihrem Körper und Ihrem Gehirn »finanziert«. Indem Sie sich von übermäßiger Nahrungsaufnahme verabschieden und einige Umweltbelastungen eindämmen, erhalten die Mitochondrien eine dringend benötigte Atempause, bevor sie an die Grenzen ihrer Belastbarkeit oder darüber hinaus gedrängt werden. Als Nächstes werden Sie sich einer kleinen Herausforderung in Form einer einzigartigen, zeitlich gesteuerten Ernährungsweise stellen, die ich in den letzten 20 Jahren für mich und meine Patienten entwickelt und angewendet habe und die ebenfalls dazu beiträgt, einen durchlässigen Darm zu heilen und Ihre Mikrobiota und Mitochondrien zu Höchstleistungen anzuregen. Stellen Sie es sich einfach so vor, dass Sie Ihren Zellen – und Ihren Darmfreunden – einen sprichwörtlichen Tritt in den Hintern geben.

Und da haben Sie es auch schon: das Rezept, wie Sie Ihre Energie zurückgewinnen können. Klingt gar nicht so anstrengend, oder? Ich weiß, wenn Sie bereits hundemüde sind, ist Ihre Fähigkeit, große Veränderungen in Ihrem Lebensstil vorzunehmen, ziemlich eingeschränkt. Sie brauchen Veränderungen, die einfach sind, die Sie nicht überfordern (aber Ihnen übermäßig helfen!) und die Ihnen viele kleine Erfolge bescheren. Sie werden sie bekommen. Es gibt keine schnelle Lösung – aber ein nachhaltiges Konzept für eine nachhaltige Verbesserung Ihrer Energie und Vitalität. Das Energie-Paradox-Programm soll Ihnen helfen zu verstehen, warum Sie sich nicht so gut fühlen, wie Sie sollten, und wie Sie Ihren Energiehaushalt wieder in einen optimalen Zustand bringen können – was in gewisser Weise Ihr Geburtsrecht ist. Vielleicht kann es Ihnen sogar dabei helfen, Ihre Hoffnung und Ihren Glauben an sich selbst wiederzuerlangen.

Also lassen Sie sich nicht unterkriegen! Wenn Sie Ihr Mangel an Energie entmutigt oder Sie das Gefühl haben, Sie seien selbst schuld, bin ich hier, um Sie daran zu erinnern, dass Ihr Körper über seine eigene Intelligenz und außergewöhnliche Selbstheilungsfähigkeiten verfügt. Wie Sie bald feststellen werden, weiß Ihr Körper, was zu tun ist, wenn Sie ihm das geben, was er braucht, und ihn vor dem schützen, was ihm schadet. Lassen Sie uns beginnen.

TEIL 1

Die Erschöpfungsepidemie

Kapitel 1

Wie sind wir hierhergekommen?

Seit Jahren haben wir die Überzeugung verinnerlicht, dass ständig müde zu sein einfach Teil des modernen Lebens ist. Wurde aus diesem Grund nicht der Kaffee erfunden? Wir Menschen sind eine unglaublich gut entwickelte Spezies, die sich an Veränderungen anpassen kann, auch an schwierige. Außerdem haben wir einen starken Willen. Wenn wir uns erschöpft fühlen, strengen wir uns einfach mehr an und holen uns irgendwie und irgendwoher neue Energie. Wir greifen zu Koffein, Zucker oder gesünderen »energiefördernden« Nahrungsmitteln und Nahrungsergänzungsmitteln. Wir bestücken unsere Badezimmerschränke mit einem ganzen Arsenal von Produkten, damit man uns unsere Erschöpfung nicht ansieht. (Es ist daher auch keine große Überraschung, dass ein großer Trend in der Schönheitsindustrie Concealer für Männer sind). Beim Milchkaffee am Nachmittag überprüfen wir unsere innere Einstellung – »Worüber sollte ich mich überhaupt beschweren können?«. Bewaffnet mit all diesen Reserven ziehen wir »es« durch und erledigen die Dinge, die erledigt werden müssen. Seit mehr als 20 Jahren untersuche ich, wie wir mit Energiemangel umgehen, und habe von erschöpften Patienten und Lesern aus allen Gesellschaftsschichten gehört, dass sie gelernt haben, damit zurechtzukommen. Die meiste Zeit müde zu sein, so sagen sie mir, ist einfach eine Tatsache der heutigen Realität.

Ich habe Neuigkeiten für sie – und für Sie: Müdigkeit, die Sie nicht abschütteln können, ist kein Zeichen der Zeit oder der Preis, den Sie dafür zahlen müssen, dass Sie viel zu tun haben oder erfolgreich sind. Sie ist kein natürlicher Teil des Älterwerdens, auch wenn Ihre Kollegen oder Ärzte das vielleicht behaupten. Ich will mich nicht selbst loben, aber dafür, dass ich jetzt im siebten Jahrzehnt meines Lebens bin, ist mein Terminkalender verdammt voll. Ich halte an sechs Tagen pro Woche Sprechstunden ab, sogar samstags und sonntags, und ich arbeite jeden Freitag an GundryMD, meinem Onlineunternehmen für Gesundheitsinformationen, Nahrungsmittel und Nahrungsergänzungsmittel. Aus eigener Erfahrung weiß ich also, dass ständige Müdigkeit keine Nebenwirkung des Älterwerdens oder der Arbeitsbelastung ist. Aber ich sollte keine Ausnahme sein; wir alle sind dafür geschaffen, den ganzen Tag lang genug Energie zu haben, um all das zu tun, was wir tun wollen oder müssen, nachts gut zu schlafen und am nächsten Morgen voller Enthusiasmus wieder durchzustarten. Nachdem ich Hunderttausende von Menschen aller Altersgruppen mit den Paradox-Programmen vertraut gemacht habe (von denen viele viel mehr zu tun haben als ich, denn meine Kinder sind alle erwachsen!) und gesehen habe, wie sie ihr Energiesystem wieder auf Vordermann brachten, wehre ich mich entschieden gegen den Mythos, dass Müdigkeit etwas Normales sei, etwas, das wir einfach akzeptieren müssen. Das ist sie nicht. Das Problem ist, dass wir nicht wissen, wie wir darüber sprechen und wie wir sie definieren sollen – oder wie wir sie als Mediziner testen und behandeln können. Es scheint, dass wir Müdigkeit normalisiert haben, statt anzuerkennen, welche Kosten sie mit sich bringt. Lassen Sie es mich also noch einmal wiederholen: Die Tatsache, dass Sie Erschöpfungsphasen durchstehen können, bedeutet nicht, dass dies normal oder richtig sei. Und ganz sicher müssen Sie nicht mit dieser ständigen Müdigkeit leben. Wie die Dichterin Mary Oliver einst so zutreffend schrieb, haben Sie »ein wildes und kostbares Leben« – mit der Betonung auf »ein«.

Und wenn Sie dieses Buch in die Hand genommen haben, sind Sie vielleicht auch bereit, sich von dem Mythos zu lösen, Müdigkeit sei eine unausweichliche Wahrheit des modernen Lebens. Vielleicht lesen Sie dieses Buch mitten in einer weiteren schlaflosen Nacht oder auf dem Weg zur Arbeit, während Sie sich durch den »mentalen Nebel« kämpfen, um zu tun, was getan werden muss. Vielleicht sind Sie »energiebegierig« – an den meisten Tagen fühlen Sie sich mehr oder weniger gut, wünschen sich aber, Sie hätten mehr von der Vitalität und Lebensfreude Ihrer Jugend. Vielleicht hat Sie aber auch, wie einige meiner Patienten, diese ständige Müdigkeit ans Ende Ihrer Kräfte gebracht und Sie hören eine innere Stimme, die Ihnen sagt: Genug ist genug.

Manche Menschen beschreiben es so: Sie seien zu jung, um sich so alt zu fühlen. Andere hingegen fühlen sich einfach total erledigt. Es spielt keine Rolle, wo genau in diesem Spektrum der Müdigkeit Sie sich selbst einordnen; wenn Sie sich bei einer dieser Beschreibungen angesprochen fühlen, sind Sie Teil eines sehr weitverbreiteten modernen Phänomens, das den meisten Medizinern entgeht, das aber vom Einzelnen und von der Gesellschaft als Ganzes einen hohen Tribut fordert.

Als ich vor mehr als 20 Jahren meine Praxis für restaurative Medizin eröffnete, war Müdigkeit und Unwohlsein eine der häufigsten medizinischen Diagnosen, die ich in die Krankenblätter meiner Patienten eintrug – und es sollte uns nun nicht mehr überraschen, dass das heute immer noch so ist. In seltenen Fällen waren diese Symptome die Folge schwerer und lebensverändernder Krankheiten, aber viel häufiger litten meine Patienten an einer milderen, weniger stark ausgeprägten Form der Müdigkeit, die manchmal den Geist und die Stimmung trüben kann und fast immer die Lebensqualität beeinträchtigt. Was Sie vielleicht überraschen wird, ist, dass das Blutbild dieser zweiten größeren Gruppe von Patienten, die oft nur für einen allgemeinen Gesundheitscheck in die Praxis kamen und keine nennenswerten Krankheitssymptome hatten, deutlich erkennbare und messbare Marker für einen schlechten Gesundheitszustand aufwies, die denen der ersten Gruppe sehr ähnlich waren – zwar nicht in demselben Ausmaß, aber doch vorhanden. Die sehr kranken Patienten und die »kranken und müden« Patienten repräsentieren die beiden Endpunkte eines Spektrums der Müdigkeit. Ich freue mich, sagen zu können, dass die von mir entwickelten Protokolle beiden Gruppen – und auch den Patienten in der Mitte des Spektrums – geholfen haben, das wiederzuerlangen, was sie verloren hatten. Bereits nach der Hälfte des Programms sind meine Patienten immer wieder erstaunt über den neuen Schwung, den sie erleben. Es ist, als würden sie sich plötzlich von etwas erholen, das ich Energieamnesie nenne – ihr Energiesystem hat so lange vor sich hingestottert, dass sie völlig vergessen haben, wie es sich anfühlt, voller Energie zu sein. In Anlehnung an den gleichnamigen Kultroman von Richard Fariña aus den 1960er-Jahren könnte man es als einen Fall von »been down so long it looks like up to me« beschreiben. (»Ich bin schon so lange unten, dass es sich für mich wie oben anfühlt.«) Vielleicht kennen Sie ja dieses Gefühl.

Die Faszination der Müdigkeit

Falls Sie schon seit längerer Zeit mit Müdigkeit zu kämpfen haben, werden Sie sich vielleicht wundern, warum ich so lange gebraucht habe, um dieses Thema anzugehen. Schließlich besteht mein ganzer Modus operandi darin, die Anomalien der Gesundheit zu beleuchten – die Rätsel, bei denen sich die meisten von uns nur am Kopf kratzen können. In meinem letzten Buch *Das Paradox des langen Lebens* habe ich erklärt, warum trotz der offensichtlich zunehmenden Lebensdauer des modernen Menschen unsere »Gesundheitsdauer« rapide abnimmt. In seinem Vorgänger *Böses Gemüse* habe ich dargelegt, warum viele Menschen trotz scheinbar gesunder Ernährung mit vielen Vollkorn- und pflanzlichen Nahrungsmitteln immer noch an Entzündungs- und Autoimmunkrankheiten leiden. Sie erinnern sich: Die Antwort ist der Verzehr von darmschädigenden Pflanzenstoffen, sogenannten Lektinen, die gemeinsam mit einer Reihe von Störfaktoren wie giftigen Chemikalien und Arzneimitteln zu einem durchlässigen Darm führen. Auf den nächsten Seiten werden Sie mehr darüber lesen beziehungsweise wieder lesen.

Obwohl diese Autoimmunkrankheiten und der Wunsch nach einem langen Leben in der medizinischen Forschung einen höheren Stellenwert einnehmen als Erschöpfungszustände, kann ich nicht genug betonen, dass die Art und Weise, wie wir Energie verlieren und gewinnen, wirklich die Essenz dessen ist, was Gesundheit oder Krankheit ausmacht. Lange bevor wir wissenschaftlichere Bezeichnungen dafür gefunden haben, nannte der Vater der Medizin, Hippokrates, sie *viriditas*, frei übersetzt die »grüne Energie der Lebenskraft«, die alles Lebendige antreibt. Nachdem ich von Menschen aller Bevölkerungsschichten die gleichen Klagen über Erschöpfung gehört habe, habe ich aufgehört, diese

Lebenskraft als selbstverständlich anzusehen. Stattdessen habe ich diesen lange übersehenen Aspekt der Gesundheit – das Funktionieren des zellulären Energiesystems – von einem unauffälligen Nebendarsteller zum Hauptdarsteller befördert und ihn sozusagen ins Rampenlicht gestellt.

Mir wurde bewusst, dass hier ein eklatantes Paradox existiert, das ich nur noch nicht erkannt hatte, ein Paradox, das im Kern von Gesundheit, Langlebigkeit und Krankheit liegt: Obwohl wir in einer Zeit leben, in der wir mehr energiereiche Nahrung zu uns nehmen als je zuvor, scheinen wir weniger Energie zu haben als je zuvor. Unser Lebensstil ist sehr viel weniger körperlich anstrengend als der unserer Vorfahren, und doch fühlen sich so viele Menschen körperlich erschöpft. Es ist wirklich kaum zu fassen: Wir leben im Zeitalter des Zuviel – und haben dennoch zu wenig Energie.

In der traditionellen medizinischen Ausbildung wird der Alltagsmüdigkeit praktisch keine Beachtung geschenkt. Das liegt nicht daran, dass es den Ärzten egal wäre – die meisten Ärzte und Gesundheitsdienstleister arbeiten, genau wie Sie, hart unter der Last ihrer eigenen Alltagsmüdigkeit. Das derzeitige Gesundheitssystem ist jedoch nicht darauf ausgelegt, Probleme anzugehen, die nicht in sein Paradigma passen. Die Medizin mag Dinge, die sie messen und nachverfolgen kann; Ihr Energieniveau lässt sich nicht annähernd so einfach quantifizieren wie Ihr Blutdruck oder Ihr Cholesterinspiegel. Was für den einen müde ist, ist für den anderen normal – es gibt keinen Standardreferenzbereich für Energie (obwohl es Blutmarker gibt, die wunderbar mit Ihrem Energieniveau korrelieren, wie ich noch erläutern werde). Für den durchschnittlichen, unter Zeitdruck stehenden und mit wenig Ressourcen ausgestatteten Arzt ist Energieverlust ein ziemlich uneindeutiges Phänomen. Und in Anbetracht des breiten Spektrums an Patientenbeschwerden könnten Ärzte sogar versucht sein zu schlussfolgern, dass die Symptome ihrer Patienten bloß eingebildet sind oder übertrieben dargestellt werden – mit anderen Worten: »Das spielt sich alles nur in Ihrem Kopf ab!«.

Ich möchte meinen Kollegen in der Medizin wirklich nicht den Schwarzen Peter zuschieben. Aber sagen wir es, wie es ist: Wenn es in der modernen Medizin für etwas keine Pille gibt, behandeln wir es nicht gern. Und wenn wir nicht genau wissen, was etwas ist, oder ihm keinen raffinierten Namen geben können, wie können wir dann ein Medikament dafür verschreiben? Angesichts der großen Zahl von Patienten, die die meisten Ärzte behandeln müssen, lautet der Rat: »Kommen Sie wieder, wenn es so schlimm ist, dass eine medikamentöse Behandlung oder ein chirurgischer Eingriff gerechtfertigt sind.« Leider bedeutet dies, dass sowohl innerhalb als auch außerhalb der Arztpraxis subklinische Phänomene wie Müdigkeit, Verdauungsbeschwerden, immer wieder auftretende leichte Angstzustände oder Stimmungseintrübungen und viele andere Symptome, die die Vitalität beeinträchtigen, nie angesprochen werden. Sie werden mit einer Art »Weitergehen, hier gibt es nichts zu sehen«-Mentalität abgetan – schließlich ist Müdigkeit nicht ansteckend und stellt keine Behinderung dar, zumindest nicht im wörtlichen Sinn.

Anpassungsdruck

Natürlich ist die mangelnde Aufmerksamkeit des medizinischen Establishments nicht der einzige Grund, warum Müdigkeit nicht die ihr gebührende Aufmerksamkeit erhält. Wir leben in einer Zeit nie da gewesener Erwartungen und weniger echter Sicherheitsnetze. Dies zwingt viele Menschen dazu, die Ohren steifzuhalten, während sie sich durch den Nebel des Energiemangels kämpfen und gewissermaßen den Geist über die Materie stellen – denn wenn man sich selbst nicht für seine Familie, seinen Job und seine Gemeinschaft einsetzt, wer tut es dann? In unserer wettbewerbsorientierten Kultur kann Müdigkeit auch aus den Augen und aus dem Sinn verdrängt werden. Wenn alle anderen in den sozialen Medien vor Glück und Energie zu strotzen scheinen, kann es sich sehr beschämend anfühlen, wenn man zugeben muss, dass man selbst in einer weniger perfekten Lebenssituation feststeckt und mit halb geöffneten Augen durch seine Feeds scrollt. Erschwerend kommt hinzu, dass nur wenige von uns ehrlich darüber sprechen, was gerade mit uns los ist. Wir sind alle zu beschäftigt und zu müde, um uns anzuhören, wie sich jemand darüber beklagt, dass er zu beschäftigt und müde ist.

Aber so muss es nicht sein. Zuallererst möchte ich Ihnen versichern, dass Müdigkeit nicht »nur in Ihrem Kopf« existiert. Sie mag schließlich dort enden und sich als Hirnnebel, schlechte Laune und Verlust Ihrer alten Lebensfreude bemerkbar machen, aber sie beginnt irgendwo weiter unten an einem Ort, den Sie tatsächlich leichter beeinflussen können – in Ihrem Darm. Wie Sie bald feststellen werden, sind Entzündungen im Darm und Veränderungen des Mikrobioms die Hauptursachen für diesen subklinischen Zustand. In den medizinischen Lehrbüchern hat er keinen langen Namen, deshalb bekommt er in meinem Buch einen: Ich nenne ihn »When your get-up-and-go has got up and gone« (auf Deutsch etwa »Wenn Ihr Unternehmungsgeist den Geist aufgegeben hat«) oder kurz »Get-up-and-gone« (»Unternehmungsgeistlosigkeit«). (Sie können es auch GUAG nennen, falls Sie Akronyme mögen.) Wenn die Medizin die Sache schon nicht richtig ernst nimmt, können wir uns wohl einen kleinen Spaß erlauben.

Das »Get-up-and-gone«-Phänomen reicht von leichter Müdigkeit, die sich trotz vernünftig erscheinender Ernährungs- und Lebensgewohnheiten nicht vertreiben lässt, über das immer wieder unerwartet und unvorhersehbar auftretende Gefühl, auf Sparflamme zu laufen, bis hin zu völliger Erschöpfung, die die Leistungs- und Funktionsfähigkeit erheblich beeinträchtigt. Es kann ohne weitere Symptome auftreten, aber auch mit Problemen wie schlechter Verdauung und Verstopfung, schütter werdendem Haar, Hautempfindlichkeit oder saisonalen Allergien, allgemeiner Steifheit oder Mobilitätsverlust, geringer Libido, Kopfschmerzen, Schlafstörungen oder wenig erholsamem Schlaf, Kandidose (Infektionskrankheiten durch Pilze der Gattung Candida) oder Hautpilz und anderen Symptomen einhergehen. Die gute Nachricht ist, dass ich Patienten aus dem gesamten Spektrum behandelt habe, und selbst diejenigen, die an chronischen und schweren Energiestörungen litten, konnten mithilfe des Energie-Paradox-Programms ihr »Get-up-and-go« zurückgewinnen.

Stress, Kaffee, Stress, Kaffee

Wenn Sie denken, dass das GUAG-Phänomen auf viele Menschen zutrifft, die Sie kennen, und auch auf Sie selbst, haben Sie wahrscheinlich recht. Ich bin der Meinung, dass es sich hier um eine übersehene Epidemie handelt, eine Epidemie der Müdigkeit, die ein großes Problem darstellt – vielleicht ist Erschöpfung sogar das größte Gesundheitsleiden unserer Zeit. Statistiken belegen dies zumindest. Eine kürzlich durchgeführte Umfrage ergab, dass sich mehr als die Hälfte der amerikanischen Erwachsenen an Wochentagen nicht gut ausgeruht fühlt. (Auch wenn es eher anekdotische als wissenschaftliche Belege sind: Als ich die Besucher meiner eigenen Website, GundryMD.com, nach den Gründen für ihren Besuch befragte, lautete die häufigste Antwort »Ich brauche mehr Energie« und die zweithäufigste »Erschöpfung«.)

Über die Inzidenz von Stress wurden scheinbar mehr Daten gesammelt als über die Inzidenz von Erschöpfungszuständen. Stressforschung ist in diesem Kontext von Bedeutung, weil Stress und Erschöpfung Busenfreunde sind: Wer Stress hat, leidet auch unter Erschöpfung und umgekehrt. Stress, Burn-out und die sich daraus ergebenden Probleme für die psychische Gesundheit haben unter Medizinern mehr Beachtung gefunden als Erschöpfung, vielleicht auch deshalb, weil sie einen hohen Tribut von Arbeitgebern und damit von unserer Wirtschaft insgesamt fordern. 55 Prozent der Amerikaner fühlen sich jeden Tag gestresst und 83 Prozent der amerikanischen Arbeitnehmer leiden unter arbeitsbedingtem Stress (bei Frauen sind die Werte etwas höher als bei Männern). Eine kürzlich durchgeführte umfangreiche Umfrage der Gallup Organization deutet darauf hin, dass Unternehmen vor einer Burn-out-Krise ihrer Mitarbeiter stehen. Fast ein Viertel der Arbeitnehmer gibt an, sich bei der Arbeit sehr oft oder immer ausgebrannt zu fühlen, weitere 44 Prozent fühlen sich manchmal ausgebrannt. Die Harvard Business Review schätzt, dass dieses Phänomen jedes Jahr Gesundheitskosten von 125 bis 190 Milliarden Dollar verursacht.[1] Es ist nicht überraschend, dass schätzungsweise 75 bis 90 Prozent aller Krankheiten auf die eine oder andere Weise mit Stress assoziiert werden (Stress erzeugt Entzündungen, die wiederum Krankheiten auslösen[2]). Und Millionen Amerikaner haben wegen Beschwerden, die in direktem Zusammenhang mit Stress stehen, ärztliche Hilfe in Anspruch genommen[3] – eine Zahl, die nach dem monatelangen COVID-Lockdown, dem Arbeiten im Homeoffice und den damit verbundenen Ängsten sicherlich noch gestiegen ist.

Ich bin mir sicher, dass all die gestressten Seelen, die diese Umfragen beantworten, eines gemeinsam haben: Sie alle sind verdammt müde. Aber hier kommt eine Eilmeldung für Sie: Mehr als 95 Prozent meiner Patienten, die sich bei der Arbeit und/oder zu Hause gestresst fühlen und übergewichtig oder fettleibig sind, machen ihr Stresshormon Cortisol dafür verantwortlich, dass sie müde sind und trübe Augen haben, nicht schlafen und nicht abnehmen können. Dabei zeigen ihre Bluttests völlig normale Nüchtern-Cortisolwerte. Ich sage es ihnen nur ungern, aber das Problem hat nur sehr wenig mit den zirkulierenden Werten dieses einen Hormons zu tun. Ja, Sie haben richtig gelesen, und ich würde sogar wetten, dass die meisten Menschen, die glauben, ihre Probleme hätten etwas mit »hohen Cortisolwerten« oder »Nebennierenermüdung« zu tun, in Wirklichkeit keines der beiden Probleme haben. (Wenn Sie an dieser Stelle den Kopf schütteln, blättern Sie vor zu Seite 59, wo ich erkläre, warum das meiner Meinung nach fast immer missverstanden wird!)

Das Heimtückische an Erschöpfung und Stress ist, dass sie relativ harmlos klingen, aber enorme Auswirkungen haben. Erschöpfte und gestresste Menschen neigen dazu, schlechte Ernährungs- und Lebensstilentscheidungen zu treffen, die, ohne dass es ihnen bewusst ist, ihre Erschöpfung nur noch weiter verstärken. Zu diesen Entscheidungen gehören das ständige Essen, das die energieproduzierenden Mitochondrien eher belastet als unterstützt; das Konsumieren von verarbeiteten Lebensmitteln, die für Wohlbefinden sorgen sollen, in Wirklichkeit aber ihren Darmfreunden das vorenthalten, was sie für eine effektivere Energieversorgung brauchen; das Surfen im Internet nach Einbruch der Dunkelheit auf der Suche nach Ablenkung, das ungewollt den natürlichen Schlafzyklus stört; und sogar das Vermeiden bekannter Stressbekämpfungsmittel wie Bewegung und Kontakte zu anderen Menschen. Je müder wir sind, desto schlechter sind unsere Entscheidungen; je schlechter unsere Entscheidungen sind, desto erschöpfter sind wir. Ein Kreislauf, der schwer zu durchbrechen ist.

Um mit all dem fertig zu werden, sind wir sehr geschickt darin geworden, unsere Erschöpfung unter Kontrolle zu halten. Wir haben eine ganze Palette von Hilfsmitteln gefund erfunden, um unsere schwindenden Energiereserven nachzufüllen. Das offensichtlichste davon? Koffein, ein bitteres Alkaloid, das in der Natur Pflanzen hilft, Insekten abzuwehren, die sie fressen; uns hilft es, Müdigkeitswellen abzuwehren. Kein Wunder also, dass Koffein die am meisten konsumierte psychoaktive Droge der Welt ist. Einige Daten deuten darauf hin, dass fast 90 Prozent der amerikanischen Erwachsenen[4] und 73 Prozent der Teenager diese stimulierende Flüssigkeit täglich in sich hineinkippen.[5] Von der Verbreitung von Tees und Pflanzen, die eine koffeinähnliche Wirkung versprechen, dem riesigen globalen Schokoladenmarkt, der seit mehr als einem Jahrzehnt anhaltenden Explosion des Kombucha-Trends (Ihnen ist schon klar, dass dieses prickelnde Getränk so süchtig macht, weil es aus koffeiniertem Tee hergestellt wird, oder?) und den guten alten Klassikern wie Diätlimonaden und Energydrinks, die uns einen Kick geben, will ich gar nicht erst anfangen. Aber Sie alle können aufatmen: Ich bin nicht grundsätzlich gegen Koffein. Das Problem ist nur, dass der Griff zu diesen schnellen (Schein-)Lösungen das eigentliche Problem verschleiert: Ihr zelluläres Energiesystem »bringt es einfach nicht«.

Aber wenn man sich ständig mit Red Bull oder Ähnlichem aufputscht – und wir alle wissen, wie sehr uns das aufputscht –, hält man niemals inne und schaut »unter die Haube«, um herauszufinden, warum das so ist. Das ändert sich jetzt.

Die globale Suche nach Energie

Meine Beschäftigung mit der Frage, wie wir unser »Get-up-and-go« verloren haben, brachte mich dazu, mich erneut mit Forschungsarbeiten zur Gesundheit der Hadza zu beschäftigen, eine Volksgruppe, die in den Savannenwäldern im Norden Tansanias lebt. Die Hadza gehören zu den letzten Jägern und Sammlern der Welt, und ihre Ernährung und ihr Lebensstil sind ausgiebig untersucht worden. Ihre Lebensweise weist verblüffende Ähnlichkeiten mit der unserer Vorfahren während des Pleistozäns auf: Sie jagen zu Fuß mit Bogen, Pfeilen und Äxten; sie haben keine Fahrzeuge oder Schusswaffen; die Männer jagen Wild und legen dabei oft 10 bis 15 Kilometer pro Tag zurück; die Frauen sammeln pflanzliche Nahrung und legen dabei durchschnittlich etwa fünfeinhalb Kilometer pro Tag zurück. Die Hadza leben von ihrem Land: Während eines Teils des Jahres ist ihre Nahrung reich an Knollen, Beeren und Honig, während des anderen Teils ernähren sie sich vor allem von großen Wildtieren. Sie sind bemerkenswert schlank und fit. Die bemerkenswerteste Erkenntnis über die Lebensweise der Hadzas stammt aus einer Studie, in der die Auswirkungen körperlicher Anstrengung auf das allgemeine Fitnessniveau der Hadza untersucht wurden.[6] Die Forscher wollten die Hypothese testen, dass diese Jäger und Sammler pro Tag mehr Energie verbrauchen als Menschen mit einem modernen sitzenden Lebensstil und dass sie deshalb so fit sind. Natürlich erscheint es logisch, dass all das Laufen, Jagen und Sammeln eine Menge Kalorien verbraucht und die Energieproduktion des Körpers in die Höhe treibt. Stellen Sie sich also die Überraschung der Forscher über die kontraintuitiven Ergebnisse vor, die sie erzielten: Der Energieverbrauch der Hadza war mehr oder weniger derselbe wie der von Schreibtischarbeitern!

Vielleicht stellen Sie sich gerade dieselbe Frage wie ich: Wie und wodurch verbraucht der Schreibtischarbeiter, der im Großen und Ganzen den ganzen Tag sitzt, seine Energie? Wenn eine Studie nicht die Daten liefert, die wir erwartet haben, müssen wir als Forscher trotzdem eine Schlussfolgerung ziehen, auch wenn sie nicht sehr zufriedenstellend ist. Die Schlussfolgerung dieser speziellen Studie lautete, dass alle Menschen einfach denselben täglichen Energieverbrauch haben, unabhängig von ihren Anforderungen und Aktivitäten. Vielleicht befriedigte diese Erklärung einige, aber ich fand sie zu einfach. Die Vorstellung, dass die eher unkörperliche Tätigkeit eines Büroangestellten genauso viel Energie verbrauchen sollte wie die körperlich anstrengende Lebensweise eines Jägers und Sammlers, ergab einfach keinen Sinn. Ich vermutete, dass hier eine andere Kraft am Werk sein musste – etwas, das den unerklärlichen Energieverbrauch des Büroangestellten verursacht.

Ich dachte an meine eigenen Vorfahren zurück. Ich wuchs im Mittleren Westen auf und habe noch meine Urgroßeltern und ihre Nachbarn kennengelernt. Ihr Leben hatte einen bestimmten Rhythmus: Sie standen jeden Morgen um vier Uhr auf, tranken eine Tasse Folgers-Kaffee und machten sich auf den Weg zur Arbeit oder arbeiteten unermüdlich auf ihrer Farm. Das Familienleben und das Aufziehen der Kinder kam ohne all unsere modernen Annehmlichkeiten aus, sämtliche Arbeiten wurden von Hand erledigt. Niemand saß den ganzen Tag tippend oder telefonierend auf einem Stuhl und behauptete dann »Ich bin erschöpft!«

In den Jahren, in denen ich mich mit Langlebigkeit beschäftigte, hatte ich ähnliche Phänomene beobachtet, wenn auch in ländlicheren und sonnenverwöhnteren Gegenden als meinem Heimatstaat Nebraska. In kleinen Dörfern in den italienischen Hügeln traf ich einige der vitalsten über 90- und über 100-Jährigen der Welt. An diesen Orten lebten die Älteren im Großen und Ganzen noch ihren traditionellen Lebensstil, aßen die gleichen Lebensmittel, mit denen sie aufgewachsen waren, und folgten den alten Routinen. Mich beeindruckte nicht nur, dass sie in diesem hohen Alter noch gesund waren, sondern auch, wie viel Energie sie noch hatten. Diesen 80-, 90- und manchmal sogar über 100-Jährigen, die ich in Ligurien und Acciaroli traf, bereitete es keine Mühe, mehrmals am Tag steile Hügel hinaufzusteigen und dabei oft auch noch Ziegen und Schafe vor sich her zu treiben.

Warum also bot mein Zuhause in den USA ein ganz anderes Bild, nicht nur, was ältere Menschen betrifft, sondern auch bei meinen jüngeren Patienten, die in meinen Sprechstunden über Erschöpfung klagten? Und wie konnte unser relativ sitzender Lebensstil so viel Treibstoff verbrauchen? Die Gründe dafür sind einerseits die massiven Veränderungen in unserer Ernährung und unserem Lebensstil und andererseits der Wechsel von natürlichen zu unnatürlichen Kräften – statt gesunder Nahrung und natürlichem Sonnenlicht sind wir heute Chemikalien und künstlichem Licht ausgesetzt. All das führt zu einer Veränderung der Bedingungen und Voraussetzungen, die unser Energiesystem braucht, um optimal zu funktionieren. Ich sehe es so: Der durchschnittliche moderne Mensch ist wie ein V8-Sportwagen, der die Hälfte seiner Motorleistung eingebüßt hat – er läuft auf vier Zylindern, nicht auf acht, und kann seine Leistung nicht wie vorgesehen erbringen.

Den Hadza hingegen stehen nicht nur ihre acht bestens funktionierenden Zylinder zur Verfügung, sie haben auch einen Kompressor und einen Turbolader an ihrem Motor. Ihr System ist so fein abgestimmt und gut gewartet, dass sie mit derselben Energiemenge unendlich mehr Leistung erzielen können als wir. Ihre Energieeffizienz beruht auf einem Lebensstil, der die Motoren ihres Körpers, die winzigen Kraftwerke, die wir Mitochondrien nennen, in gutem Zustand hält, auf einer »sauberen« Ernährung, die viele ballaststoffreiche Pflanzen und mageres Tierfleisch enthält, und auf einem dritten wichtigen Faktor – sie vermeiden etwas, das bei Menschen mit einem normalen westlichen Lebensstil zu einem ständigen Energieverlust führt. Dieses Etwas ist Ihnen wahrscheinlich nur zu gut bekannt: Entzündungen.

Energiemythos #1: Ein virales Geheimnis?

Früher glaubte man, das lähmende chronische Müdigkeitssyndrom werde durch das Epstein-Barr-Virus (EBV), eine Art Herpesvirus, verursacht. Viele Patienten, die mich aufsuchten, um Hilfe bei der Behandlung dieser Krankheit zu erhalten, hatten »Beweise« für die Diagnose aus Bluttests, die ihre Naturheilkundler, Chiropraktiker und Ärzte gemacht hatten. Zu dem Zeitpunkt, an dem sie in meine Praxis kamen, nahmen sie dementsprechend unzählige antivirale Tinkturen und verschreibungspflichtige Virostatika ein und unterzogen sich aufwendigen Entgiftungskuren – und waren dennoch nicht in der Lage, die Müdigkeit loszuwerden. Es stimmt zwar, dass man durch eine aktive Epstein-Barr-Infektion in Form einer Krankheit wie Mononukleose monatelang außer Gefecht gesetzt werden kann (wie es bei mir im College der Fall war), aber das ist relativ unüblich. Tatsächlich tragen 95 Prozent der Erwachsenen EBV in ihren weißen Blutkörperchen, und die meisten von uns verfügen über nachweisbare Antikörper gegen das Virus. Indem sie sich auf diese Antikörper konzentrierten, übersahen diese wohlmeinenden Fachleute die viel typischere Ursache für chronische Erschöpfung: chronische Entzündungen, die durch einen durchlässigen Darm verursacht werden. Glücklicherweise ist dies eine Erkrankung, die sich recht einfach behandeln lässt.

Das chronische Müdigkeitssyndrom ist nicht die einzige häufig gestellte Fehldiagnose für dauerhafte Erschöpfung. Weil »Erschöpfung« ein so vages Symptom ist, haben Kliniker oft große Schwierigkeiten, den Schuldigen zu identifizieren. Der natürlich vorkommende Pilz Candida wird oft für eine Überwucherung verantwortlich gemacht, die zu Müdigkeit führt; dasselbe gilt für toxische Schimmelpilze oder Mykotoxine. In einigen Fällen wurde die Schuld sogar auf die chronische Lyme-Borreliose geschoben, die durch eine langfristige aktive Infektion mit Lyme-Spirochäten verursacht wird. In diesen Fällen wurde meistens versucht, die Infektion durch eine massive Verabreichung von Langzeitantibiotika zu besiegen, was verheerende Folgen haben kann. Auch wenn Marker für all diese Probleme vorhanden sind (und Menschen Tausende Dollar bezahlt haben, um sie messen zu lassen), möchte ich Ihnen versichern, dass Assoziation nicht gleichbedeutend mit Kausalität ist. Stattdessen helfe ich meinen Patienten, die davon überzeugt sind, dass EBV, Candida, Schimmelpilze oder Borreliose schuld an ihrer Lethargie sind, ihren Blickwinkel zu verändern. Gemeinsam arbeiten wir daran, die verletzte Darmwand zu heilen und zu versiegeln und das Darmmikrobiom zu verändern, wodurch die Entzündung besänftigt und das Immunsystem umerzogen wird, was die Symptome in der Regel endgültig rückgängig macht. Darüber hinaus habe ich im Laufe der Jahre von buchstäblich Zehntausenden von Menschen gehört, die allein dadurch, dass sie die Protokolle in meinen Büchern gelesen und befolgt haben, diese und viele ähnliche Erkrankungen, die sie für chronisch und unheilbar hielten, besiegt haben.

Kapitel 2

Körper in Flammen

Wie Entzündungen Ihnen Ihre Energie rauben

Als mich Constance, eine viel beschäftigte Mutter Anfang 40, aufsuchte, sagte sie, sie fühle sich die meiste Zeit über erschöpft. Sowohl ihr Gynäkologe als auch ihr Hausarzt hatten ihr versichert, dass es als berufstätige Mutter von zwei Teenagern normal sei, am Ende eines jeden Tags völlig erledigt zu sein. Doch als ich ihre Blutwerte untersuchte, stellte ich mehrere erhöhte Entzündungswerte fest. Kein Wunder, dass sie erschöpft war: Ihr Körper stand quasi in Flammen! Leider hatten ihre Ärzte sie nicht auf erhöhte Marker für systemische Entzündungen getestet. Viele – wenn nicht sogar die meisten – Ärzte wissen immer noch so gut wie nichts über diese Tests, und selbst wenn sie sie anwenden würden, wüssten sie höchstwahrscheinlich nicht, wie sie das Problem lösen könnten. Mit diesem Wissen war Constance jedoch in der Lage, das Energieparadox-Programm erfolgreich zu absolvieren und die Ursachen der Entzündungen im Lauf weniger Wochen zu beseitigen. Das Ergebnis war die Rückkehr des Elans und der Vitalität, von denen sie befürchtet hatte, dass sie sie für immer verloren hätte.

Die klassische Definition von Entzündung ist die »entschiedene Reaktion des Körpers auf das Eindringen von Mikroben oder die Verletzung von Geweben zur Aufrechterhaltung der Gewebehomöostase«. Es handelt sich um eine uralte, lebenswichtige Immunreaktion, die – stark vereinfacht – 80 Millionen Jahre zurückreicht, lange bevor der Homo sapiens entstand. Die Hauptaufgabe des Immunsystems besteht darin, den Körper vor potenziell tödlichen Bakterien, Pilzen, Schimmelpilzen und/oder Viren zu schützen. Es ist dazu da, Eindringlinge bereits in dem Moment zu erkennen, in dem sie den Körper befallen, und dann einen Verteidigungsangriff zu starten. Dieser Angriff erfolgt in Form einer Entzündung. Manchmal sind wir uns einer akuten Entzündung bewusst – zum Beispiel der Schwellung eines verstauchten Knöchels –, aber ein Großteil der für unsere Gesundheit gefährlichsten Entzündungen findet außerhalb unserer bewussten Wahrnehmung statt.

Entzündungen sind wirklich wie Feuer: Wir brauchen sie zum Überleben, aber wenn sie nicht kontrolliert werden, richten sie großen Schaden an und laugen den Körper aus. Paradoxerweise wissen wir heute, dass es gerade nicht die massiven, einem Flächenbrand ähnelnden Entzündungen (wie die lebensrettende Reaktion des Körpers auf schwere Infektionen) sind, die den größten Schaden verursachen. Vielmehr sind es die chronischen, niedrigschwelligen Entzündungen, mit denen der Körper auf die Belastungen durch unsere moderne Ernährungs- und Lebensweise reagiert, die den Grundstein für chronische Krankheiten legen. Jüngste Forschungsergebnisse haben einen Zusammenhang zwischen Entzündungen und nahezu allen chronischen Krankheiten nachgewiesen, die uns heute plagen – von Herz-Kreislauf-Erkrankungen über Stoffwechselstörungen wie Fettleibigkeit und Diabetes bis hin zu Krebs, Autoimmunerkrankungen und Neurodegeneration. Die Beweislage ist eindeutig: Entzündungen machen uns krank. Und sie machen uns müde.

Erinnern Sie sich an die Schreibtischarbeiter, die genauso viele Kalorien verbrauchen wie die Hadza? Wie lässt sich ein solches Phänomen erklären? Nun, die Erzeugung von Entzündungen verbraucht eine Menge Energie. Und nachdem ich zwei Jahrzehnte lang Entzündungsmarker bei Patienten gemessen habe, die sich nicht besonders unwohl fühlten, komme ich zu folgendem Schluss: Die Schreibtischarbeiter müssen für ihr Abendessen zwar nicht auf die Jagd gehen, aber ihre Körper brennen mit dem Feuer der Entzündung – und dieses Feuer aufrechtzuerhalten kostet viel Energie.

Zytokine, die chemischen Botenstoffe, die die Entzündungsreaktion des Körpers mobilisieren, verfügen über eine Art Exekutivprivileg, um Energie dort zu verwenden, wo sie es für richtig halten. Das ergibt Sinn – schließlich muss der Körper dem Überleben Vorrang vor allen anderen Funktionen einräumen. Wenn die Verteidigungskräfte des Immunsystems eine Bedrohung erkennen und sich mobilisieren müssen, können Sie davon ausgehen, dass sie so viel Energie erhalten, wie sie brauchen! Tatsächlich hat eine Reihe von Studien gezeigt, dass Entzündungsstoffe in Ihrem Körper die Energieverteilung koordinieren.[7] Das heißt, wenn Ihr Körper viel Energie für seinen Verteidigungshaushalt aufwendet, steht Ihnen weniger Energie für all die Dinge zur Verfügung, die Sie zu tun haben. Entzündungen sind ein häufig übersehener Faktor bei Menschen, die unter chronischer Erschöpfung leiden. Nachgewiesen ist, dass selbst ein subtiler Anstieg des Entzündungsniveaus für dauerhafte Müdigkeit (mit)verantwortlich sein kann.[8]

Es lässt sich nicht leugnen: Ein entzündeter Körper ist ein müder Körper. Vielleicht fragen Sie sich jetzt, woher all diese Entzündungen kommen? Wenn Sie ein treuer Paradox-Leser sind, haben Sie vielleicht schon eine Ahnung, was die Antwort ist. Ich nenne sie die »drei Ls«.

Die drei »Ls« der chronischen Entzündung

Das erste der drei »Ls« steht für das Leaky-Gut-Syndrom (*leaky gut* = durchlässiger Darm). Wir werden uns in Kürze näher damit beschäftigen, aber das Grundkonzept ist Folgendes: Weil wir unserem Körper ständig große Mengen an industriell verarbeiteten Lebensmitteln, bestimmten pflanzlichen Nahrungsmitteln, Pestiziden und anderen Chemikalien sowie viel zu viel verschreibungspflichtige Arzneimittel zuführen, ist die schützende Auskleidung unseres Verdauungstrakts – auch bekannt als »Darmwand« – einer enormen Belastung ausgesetzt. All diese Faktoren führen dazu, dass die Integrität der Darmwand beeinträchtigt wird und sich mikroskopisch kleine Löcher bilden, durch die Bakterien und andere schädliche Moleküle aus dem Darm in den Blutkreislauf und das umliegende Gewebe gelangen können. Da 70 bis 80 Prozent des Immunsystems in den Gewebeschichten, die die Darmwand bilden, und in dem Fett, das den Darm umgibt, angesiedelt sind, kommt es immer dann, wenn der Darm durchlässig wird, zu einer Entzündung.

Hätten Sie mich vor 15 Jahren, als ich mein erstes Buch schrieb, nach meiner Meinung zum Leaky-Gut-Syndrom gefragt, hätte ich es geradeheraus als Pseudowissenschaft abgetan. Aber dank der ausgefeilten Tests, die uns heute zur Verfügung stehen, und der Arbeit zahlreicher anderer Forscher, wie Dr. Alessio Fasano von der Harvard Medical School, kann ich mit ziemlicher Sicherheit sagen, dass der durchlässige Darm an sich schon eine Epidemie darstellt, von der heutzutage die Mehrheit der Bevölkerung betroffen ist. Tatsächlich leiden 100 Prozent meiner müden Patienten in geringerem oder stärkerem Ausmaß am Leaky-Gut-Syndrom.

Das zweite »L« steht für Lektine. Lektine sind Proteine, die in bestimmten Pflanzen vorkommen und ihnen als Abwehrsystem dienen, um sich und ihre Samen vor dem Verzehr durch Tiere – einschließlich des Menschen – zu schützen. Das bekannteste Lektin ist vermutlich Gluten – und vielleicht versuchen Sie ja bereits, es zu vermeiden. Doch es gibt noch viele weitere Lektine. Sie sind in Hülsenfrüchten und Getreide (vor allem in den Schalen von Vollkorngetreide) enthalten, in einigen Gemüsesorten wie den Nachtschattengewächsen, in den Schalen und Samen einiger Früchte, die wir als Gemüse bezeichnen (wie Gurken und Kürbisse), sowie in Früchten, die außerhalb der Saison geerntet werden. Herkömmliche Milch und Milchprodukte sind eine weitere Quelle von Lektinen. Offen gesagt ist unsere ganze moderne Ernährung praktisch auf diesen lästigen Proteinen aufgebaut (und leider sind die meisten glutenfreien Lebensmittel voll davon!), und wenn Sie nicht gerade eines meiner Paradox-Ernährungsprogramme befolgen, sind sie ziemlich schwer zu vermeiden.

Als Teil ihrer Angriffsstrategie bohren Lektine Löcher in die Darmwände von Tieren – stellen Sie sich also vor, welch ein Fest es für sie ist, wenn sie mit einem bereits geschwächten oder durchlässigen Darm in Kontakt kommen. Lektine reizen nicht nur den Darm und verursachen dort Entzündungen, sondern sie können sich auch durch die Darmwand in den Blutkreislauf schleichen, wo sie von unserem Immunsystem als körperfremde Proteine erkannt werden und eine noch stärkere Entzündungsreaktion auslösen. In meinen früheren Büchern habe ich Lektine und ihre Bedeutung für Autoimmunerkrankungen sehr ausführlich beschrieben, aber der entscheidende Punkt ist, dass Lektine auch bei der niedrigschwelligeren Epidemie der entzündungsbedingten Erschöpfung eine wichtige Rolle spielen.

Und damit kommen wir zu »L« Nummer drei, den LPS, kurz für Lipopolysaccharide. Dabei handelt es sich um Fragmente oder Teile von bakteriellen Zellwänden, die die Darmwand durchdringen und Entzündungen auslösen können, auch ohne einen durchlässigen Darm. Ich bezeichne LPS manchmal als »kleine Scheißstücke«, weil – nun ja – weil sie genau das sind. Solange sie sich im Darm befinden, eingeschlossen in die Ökologie Ihres Mikrobioms, stellen sie kein Problem dar. Wenn sie jedoch die Darmwand durchdringen und in die Blutbahn gelangen, lösen sie einen lokalen oder sogar systemischen Abwehrangriff des Immunsystems aus. Meistens findet die daraus resultierende Entzündung in der Leber statt, was schon schlimm genug für die Energieproduktion ist, aber LPS können auch im Blut und in der Lymphe umherwandern und Immunzellen im ganzen Körper, selbst im Gehirn, aktivieren. Voilà: ein Zustand der Entzündung – und der Erschöpfung –, der nicht mehr aufhört.

Leider können sich LPS auch noch auf einem anderen, ausgesprochen heimtückischen Weg in den Blutkreislauf einschleichen. Forschungsergebnisse[9] zeigen, dass LPS und sogar lebende Bakterien sich huckepack auf Transportmoleküle für gesättigte Fette, sogenannte Chylomikronen, setzen und »durch« die Darmschleimhaut in das Lymphsystem auf der anderen Seite gelangen können, wo sie zu den Lymphknoten (Hotspots weißer Blutkörperchen, die Krankheitserreger abfangen, um sie zu zerstören) und zur Leber – einem der wichtigsten Orte für die ATP-Energieproduktion – zirkulieren. Die Fähigkeit der LPS, in den Blutkreislauf zu gelangen, hat zu einem neuen Verständnis geführt, warum die typisch westliche Ernährung mit ihrem hohen Anteil an gesättigten Fetten so entzündungsfördernd ist.

Müdigkeit ist keineswegs etwas, das man einfach irgendwie durchstehen oder verdrängen sollte, sondern eine Warnung Ihres Körpers, dass er vor Entzündung brennt. Sie ist ein Signal, dass er tapfer versucht, seiner angeborenen Programmierung zu folgen und Sie vor Schaden zu bewahren – leider ist es häufig so, dass Sie selbst derjenige sind, der unwissentlich den Schaden verursacht. Ein weiterer doppelter Espresso wird Ihnen hier nicht weiterhelfen. Stattdessen sollten Sie innehalten und auf Ihren Körper hören.

Ihr Immunsystem bei der Arbeit: Schutz um jeden Preis

Es ist ganz eindeutig Ihr Immunsystem, das über die Verteilung des Energiebudgets Ihres Körpers bestimmt. Um zu verstehen, welche Rolle dieses komplexe System für unsere allgemeine Gesundheit spielt, sollten wir einen Moment innehalten und uns genauer ansehen, wie unsere Abwehrkräfte ihre wichtige Arbeit verrichten.

Ihr Immunsystem ist ein weitreichendes Netzwerk, das Organe, Drüsen, Lymphflüssigkeit, Lymphgewebe und ein beeindruckendes Arsenal unterschiedlicher Immunzellen umfasst, die Sie vor allem als Ihre weißen Blutkörperchen kennen. Ihr Darm beherbergt etwa 70 bis 80 Prozent Ihrer Immunzellen. Warum? Weil Ihr Darm der Ort ist, an dem die meisten körperfremden Moleküle – einschließlich potenzieller Krankheitserreger – in den Körper gelangen. Offensichtlich können diese Moleküle mit der Nahrung und Flüssigkeit, die Sie zu sich nehmen, in den Darm gelangen, aber sie finden auch auf überraschenden Wegen dorthin – durch Augen, Ohren und Nase und sogar durch die Lunge (winzige Härchen in der Lunge, die sogenannten Zilien, schieben die Eindringlinge wieder nach oben in den Rachen, wo sie verschluckt werden). Angesichts dieses potenziellen Ansturms von Bösewichten ist der Darm eine Festung zur Verteidigung des gesamten Körpers.

Was tun diese Verteidigungskräfte? Zunächst einmal scannen sie Ihren Körper nach möglichem Ärger ab. Wenn Sie eines der ersten vier Paradox-Bücher gelesen haben, erinnern Sie sich vielleicht an das »Star-Wars-Frühwarnsystem« – ein System aus, wie ich sie gern nenne, »winzig kleinen Radargeräten« oder WKR, die wie Strichcode-Scanner arbeiten. Sie befinden sich in allen Zellmembranen Ihres Körpers, einschließlich der weißen Blutkörperchen, die als T-Zellen bekannt sind, und sie suchen nach Mustern, die auf fremde Eindringlinge hinweisen, vor allem auf Bakterien und Viren, aber auch auf Lektine und LPS, die aus dem Darm entwichen sind. Sie suchen aber auch nach positiven Nachrichten und Proteinen und dienen als Andockstellen für Hormone. Die WKR scannen ständig sämtliche Proteine, die ihren Weg kreuzen – nicht anders als die Scanner an den Supermarktkassen, die die Strichcodes auf jedem gekauften Produkt lesen und den Artikel und seinen Preis sofort identifizieren können.

Ihre WKR haben eine wichtige Aufgabe: Sie ermitteln, ob ihnen ein Protein oder ein anderer körperfremder Stoff bekannt ist, und schätzen den Grad der Bedrohung ein, der von diesen Substanzen ausgeht – ob es sich um eine leichte, ernste oder gar keine Bedrohung handelt (in diesem Fall handelt es sich um einen »Freund«). Wird ein Protein als Bedrohung eingestuft, senden die WKR sofort ein Signal aus, auf das hin sich entzündungsfördernde Zytokine auf die Suche nach den Eindringlingen machen. Diese chemischen Botenstoffe finden das körperfremde Protein, nehmen es ins Visier und rufen Wellen von weißen Blutkörperchen herbei, die den eindringenden Feind angreifen. Es ist ein erstaunlich komplexer, aber im Stillen ablaufender Prozess, bei dem das Immunsystem lernt, die Codes der unendlich vielen Stoffe zu lesen, die in den Körper eindringen, und den Immunzell-Bataillonen an der Front präzise Anweisungen gibt, damit sie auf angemessene Weise reagieren können. Es ist wie eine Regierungsbehörde, die darüber entscheidet, ob etwas eine Bedrohung der Stufe eins ist (ein verdächtig aussehendes Paket), eine Bedrohung der Stufe fünf (eine Rakete, die auf Sie zusteuert) oder eine absolut harmlose Sache (nichts, worüber man sich aufregen müsste).

Stellen Sie sich vor, Sie haben eine gewöhnliche Grippe. Ihre WKR lesen den viralen Barcode, erkennen ihn als fremd und potenziell schädlich und sagen: »Das ist ein Bösewicht; mobilisiert die Streitkräfte!« Entzündungsfördernde Zytokine überschwemmen den Blutkreislauf, um die Eindringlinge zu lokalisieren und die erste Verteidigungswelle auszulösen – Ströme von klebrigem Schleim, um Krankheitserreger abzufangen, Husten und Niesen, um alles auszustoßen, was man auf diese Weise loswerden kann. In der Zwischenzeit werden über die Zytokine Signale weitergeleitet, die die »Schwergewichte« des Immunsystems – die Phagozyten und Lymphozyten, also quasi die Kampfjets und Raketen – zur direkten Bekämpfung der viralen Erreger herbeirufen. Wie fühlen Sie sich, während all dies geschieht? Sie sind wahrscheinlich ziemlich erschöpft. Ihre Muskeln fühlen sich schmerzhaft, schwer und wund an. Ihre Energie ist aufgebraucht und Sie wollen nicht viel tun, außer fernzusehen oder ein Nickerchen zu machen. Kurz gesagt, Sie fühlen sich beschissen. Wahrscheinlich verfluchen Sie innerlich das heimtückische Grippevirus dafür, dass es Sie krank gemacht hat. Aber in Wirklichkeit ist gar nicht das Virus schuld an Ihrem Zustand. Dieser kleine Strang aus Virusmaterial ist nicht für Ihre Erschöpfung und Ihre Schmerzen verantwortlich; diese Ehre gebührt Ihren eigenen Immunzellen.

Während diese Anpassungsmaßnahmen schnell umgesetzt werden, kommt ein anderes, noch grundlegenderes Erfordernis ins Spiel: die Umverteilung von Energie. Ihr Immunsystem möchte, dass Sie nicht mehr tun, als Ihre Lieblingssendung zu »bingewatchen« oder auf der Couch vor sich hinzudösen. Sie befinden sich im Krieg und die Truppen an der Front, Ihre weißen Blutkörperchen, brauchen alle Energie, die sie bekommen können. Das bedeutet, dass die Heimatfront ihre Ressourcen rationieren muss. Da Ihre Muskeln normalerweise große Energiefresser sind, sorgen Ihre eigenen entzündungsfördernden Botenstoffe dafür, dass es wehtut, sich zu bewegen. Das Ergebnis: Die Muskeln werden nicht so stark beansprucht und den Truppen kann mehr Energie zugeführt werden. Dasselbe gilt für produktive, anspruchsvolle geistige Arbeit; auch die kostet Energie! Das Stichwort lautet »Gehirnnebel« oder »getrübtes Denken« (zu diesem besonderen Vergnügen kommen wir in Kapitel 5). Es hat keinen Sinn, heute den Laptop aufzuklappen! Sie werden sich ausruhen müssen. Aber es ist für einen guten Zweck: Die Truppen werden mit so viel Treibstoff wie möglich versorgt. Heute hat das Immunsystem das Sagen.

Sauerstoffmangel – eine K.-o.-Runde für Ihre Gesundheit

Eine selten diskutierte Nuance unserer persönlichen Energiekrise ist die Art und Weise, wie chronische Entzündungen Ihrem zellulären Energiesystem den Sauerstoff und die Nährstoffe entziehen, die es zur Energiegewinnung benötigt. Entzündungen verengen und versteifen die Blutgefäße. Dadurch wird die Versorgung der Körperzellen mit lebenswichtigen Versorgungsmaterialien eingeschränkt, was dazu führt, dass den energieerzeugenden Mitochondrien die benötigten Ressourcen vorenthalten werden. Bei meinen erschöpften Patienten messe ich die »Flexibilität« der Blutgefäße mit einem Test namens EndoPAT, bei dem der Blutfluss im Arm mithilfe einer Blutdruckmanschette vorübergehend eingeschränkt wird. Anschließend wird gemessen, um wie viel weiter sich die Blutgefäße nach dem Ablassen der Luft aus der Manschette öffnen, um den Blutfluss zu erhöhen und den vorübergehenden Blutmangel auszugleichen. Bei einer chronischen Entzündung erweitern sich die Blutgefäße nur wenig, weil sie diese Fähigkeit verloren haben.

Um zu verstehen, wie dieser Test funktioniert, stellen Sie sich einen Autounfall vor, der die Autobahn blockiert und einen Stau verursacht. Wäre es nicht toll, wenn sich die vierspurige Autobahn nach den Aufräumarbeiten auf magische Weise auf acht Spuren verbreitern würde, damit all die wartenden Autos schneller vorankommen können? Das ist es, was Ihre Blutgefäße immer dann tun sollten, wenn Sie einen stärkeren Blutfluss brauchen. (Nebenbei bemerkt: Wenn Ihr Arzt Ihnen sagt, Sie bräuchten gefäßerweiternde Medikamente – *vaso* = Gefäß, »dilatieren« = öffnen – einschließlich Viagra, sollte er Ihnen eigentlich sagen, dass Ihr System voller Entzündungen ist und man herausfinden sollte, warum das so ist). Entzündungen rund um die Arterien und der daraus resultierende Sauerstoffmangel verursachen einen chronischen Engpass im Energieverkehr. Die gute Nachricht ist, dass Sie Ihren Blutgefäßen helfen können, einen Großteil ihrer energiegebenden Flexibilität wiederzuerlangen, indem Sie das Programm in diesem Buch befolgen und einige einfache Ergänzungsmittel zur Reduzierung der Entzündung einnehmen.[10]

Der kurze Kampf Ihres Körpers gegen die Viren dauert in der Regel ein paar Tage, bis die Krankheitserreger im Wesentlichen »aufgefressen« und vernichtet sind. Nachdem die Eindringlinge unter Kontrolle sind, schalten entzündungshemmende Zytokine den

Alarm ab, rufen die Truppen zurück und teilen dem Körper mit, dass der Kampf vorbei ist – ein Zustand des Gleichgewichts, die Homöostase, ist mehr oder weniger wiederhergestellt. Das sind gute Nachrichten für den Rest des Körpers: Die Rationierung wird aufgehoben und die normale Energieproduktion und -verteilung kann wieder aufgenommen werden. Allmählich kehren Sie »ins Leben zurück« und beginnen, sich wieder wie Sie selbst zu fühlen. Es war eine wilde Fahrt, aber nun sind Sie in Sicherheit und fühlen sich wieder fit.

Eine Störung der Homöostase, eine Phase hektischer Aktivität, begleitet von Müdigkeit und Erschöpfung, und dann die Rückkehr zum Status quo – so sollten die Dinge ablaufen, nachdem das Immunsystem einen Entzündungsangriff gestartet hat. Bei der heutigen Epidemie chronischer Entzündungen sieht es jedoch ganz anders aus. Die viertägige Schlacht wird zu einem nicht enden wollenden Krieg – die Luken bleiben geschlossen, die Müdigkeit, die Trägheit und der Gehirnnebel halten an, fast so, als könne man diese Grippe einfach nicht loswerden. (Tatsächlich beobachten wir genau dieses Phänomen bei einigen Patienten, die an COVID-19 erkrankt sind und an Langzeitfolgen leiden, einem postviralen Syndrom aus Erschöpfung, Depressionen und Hirnnebel). Mit der Zeit kann eine chronische Entzündung zu Ihrem »neuen Normalzustand« werden. Sie können sich daran gewöhnen, mit einem Mangel an Lebensfreude und Unternehmungsgeist zu leben (manchmal begleitet von Symptomen wie Hirnnebel, Kopfschmerzen, Angstzuständen, Gewichtszunahme, Nahrungsmittelunverträglichkeiten und so weiter). Und da es sich dabei in der Regel um einen Prozess handelt, der sich nicht unmittelbar ins Zentrum der Aufmerksamkeit drängt, beißen Sie die Zähne zusammen und tun Ihr Bestes, um weiterzumachen, während Sie verwirrt und manchmal ziemlich unglücklich darüber sind, was Ihnen die Kraft raubt. Durch meine klinische Linse betrachtet, ist das jedoch kein so großes Geheimnis.

Meine Patientin Linda ist eine von vielen, die das Rätsel der stillen Entzündung gelöst haben. Linda war Anfang 50, als sie zum ersten Mal meine Klinik aufsuchte, und ich muss zugeben, dass ihre Entzündungswerte ziemlich beeindruckend waren – aber nicht auf eine gute Art. Interessanterweise beklagte sie sich nicht über Erschöpfung. Doch als sie einige Zeit später zur Überprüfung ihrer Blutwerte kam, nachdem sie drei Monate lang mein Energie-Paradox-Programm genau befolgt hatte, erkannte ich sie kaum wieder: Ein völlig neuer Mensch stand vor mir. »Doc, was ist mit mir passiert?«, rief sie aus. »Plötzlich fühlt sich jeder Tag großartig an – und ich habe so viel mehr Energie, dass ich nicht einmal mehr Kaffee trinke!« Als wir ihre Testergebnisse besprachen, wies ich sie darauf hin, dass ihr hsCRP-Wert (hochsensitives C-reaktives Protein), ein allgemeiner Entzündungsmarker, der idealerweise unter eins liegen sollte – und der bei ihr vorher bei zehn lag – jetzt bei zwei war! (Ich bezeichne CRP oft als »Mist«, und das nicht ohne Grund – wenn es erhöht ist und die Entzündung überhandnimmt, fühlt man sich wirklich beschissen!) Es war für mich kein Geheimnis, warum sie sich so viel besser fühlte.

Als Linda die dramatische Veränderung auf dem Papier sah, musste sie lachen. »Ich dachte schon, meine Einstellung hätte sich einfach nur irgendwie auf magische Weise geändert. Aber offensichtlich ist diese Veränderung echt!« Linda ist der Beweis dafür, dass man sich deutlich besser fühlt, wenn man Entzündungen eindämmt (was in ihrem Fall durch den Rückgang des CRP-Markers gemessen wurde).

Eine Wende wie im Fall von Linda ist immer ein Grund zum Feiern. Denn wenn Entzündungen unkontrolliert vor sich hin schwelen, können sie zu ernsthaften Problemen führen. Im schlimmsten Fall kann der Kriegssturm, der durch einen chronisch durchlässigen Darm ausgelöst wird, zu Autoimmunkrankheiten führen, die heute weit verbreitet sind. Autoimmunität ist der Überbegriff für eine Vielzahl von Erkrankungen, bei denen das Immunsystem so überaktiviert ist, dass es versehentlich den »Falschen« ins Visier nimmt – zum Beispiel harmlose Lebensmittel oder Proteine in Ihrem Gewebe, die in ihrer molekularen Zusammensetzung einigen dieser Lebensmittel ähnlich sind – und diesen mit oft verheerenden Folgen angreift und schädigt. Dieses Phänomen, bei dem das Immunsystem aufgrund einer fehlerhaften Identifizierung aktiv wird – mein Kollege Loren Cordain bezeichnet es als molekulare Mimikry –, ist das ultimative Beispiel für »friendly fire« (auf Deutsch »Beschuss durch die eigene Seite«): Der Körper greift sich selbst an! Stellen Sie sich die Kollateralschäden vor, die diese Art von Chaos im Laufe der Zeit an Ihren Gelenken, Geweben, Nerven und Ihrem Gehirn verursacht – und die Menge an Energie, die die Streitkräfte Ihres Körpers dabei verbrauchen. Ich persönlich bin der Meinung, dass, sobald wir in der Lage sind, einige weitere sehr spezifische Entzündungsmarker klinisch zu identifizieren, die chronische, niederschwellige systemische Entzündung, mit der so viele Menschen leben, auch als Autoimmunerkrankung eingestuft werden wird.

Vielleicht fragen Sie sich jetzt, wie Sie in Ihrem Körper geeignete Bedingungen schaffen können, um Entzündungen einzudämmen und unter Kontrolle zu halten. Dazu kommen wir noch, aber zuerst müssen wir uns näher damit beschäftigen, warum stille und auslaugende Entzündungen heute so allgegenwärtig sind. Es beginnt dort, wo die Geschichte heutzutage fast immer beginnt: in Ihrem Darm und mit dem Zustand dessen, was ich Ihre »Wurzeln und Erde« nenne.

Energiemythos #2: Der Schlüssel zu mehr Energie ist der Verzehr von entzündungshemmenden Lebensmitteln und Gewürzen

Viele meiner Patienten erzählen mir, dass sie sich einer »entzündungshemmenden Diät« unterzogen und ihre Küchenschränke mit Kräutern und Gewürzen, Nahrungsergänzungsmitteln, Knochenbrühe und Kollagenpulvern gefüllt haben, die alle helfen sollen, Entzündungen zu reduzieren. Und natürlich verwirrt es sie, wenn ihre Entzündungssymptome nicht wie versprochen verschwinden. Warum, fragen sie mich, ist ihr Körper immer noch so entzündet, obwohl sie doch brav ihre Nahrungsergänzungsmittel schlucken und Brühe und Smoothies zubereiten?

Tatsache ist, dass ein auf diese Weise geführter Kampf gegen chronische Entzündungen genauso erfolgversprechend ist wie die Bekämpfung eines Waldbrands mit einem Gartenschlauch. Etwas Kurkuma in den Milchkaffee am Nachmittag, ein bisschen Ingwer in den Smoothie: Auf einigen wenigen Quadratmetern wird das Feuer gelöscht, während drumherum der ganze Wald niederbrennt. Wenn Sie einen durchlässigen Darm haben, kann keine noch so große Menge an Pülverchen und Zaubertränken die Tatsache kompensieren, dass die alles entscheidende Grenzmauer, die Darmwand, danach schreit, »versiegelt und geheilt« zu werden, damit die Entzündungsreaktion Ihres Immunsystems sich selbst abschalten kann. Die Heilung eines durchlässigen Darms und die Wiederherstellung des Gleichgewichts in Ihrem Mikrobiom sind immer der wichtigste Punkt, auf den wir uns konzentrieren müssen, um Entzündungen einzudämmen – was eine umfassendere Umstellung Ihrer Ernährung und Ihres Lebensstils erfordert als nur die Aufnahme einiger Kräuter und Gewürze in Ihre Essensplanung. Ehrlich gesagt, gibt es in der Fachliteratur nur wenige Belege dafür, dass eine dieser entzündungshemmenden Substanzen tatsächlich den Darm heilen kann. Nehmen Sie diese wunderbaren »Extras« ruhig in Ihre Ernährung auf – sie haben durchaus viele gesundheitsfördernde Eigenschaften –, aber verlassen Sie sich nicht ausschließlich auf sie, um Entzündungen zu stoppen.

Kapitel 3

Geschädigte Wurzeln, degradierter Boden und das postbiotische Rätsel

»Es ist eine alarmierende Tatsache, dass heute ein großer Teil unserer Lebensmittel – Obst, Gemüse und Getreide – auf Millionen Hektar Land angebaut wird, das nicht mehr genug von bestimmten notwendigen Nährstoffen enthält. Statt uns zu ernähren, hungern sie uns aus – ganz gleich, wie viel wir davon essen.«

Dokument 74–264 des US-Senats (1936)

Bei Vorträgen vor Ärzten in den USA präsentiere ich meinen Zuhörern gern dieses Zitat ohne Angabe von Quelle und Datum und frage sie dann, aus welcher Zeit dieses Statement wohl stammen könne. Die meisten tippen auf irgendwann im 21. Jahrhundert, manche vermuten, es könne aus den 1980er-Jahren stammen. Aber niemand hat jemals auf 1936 getippt! Dabei wissen wir seit 85 Jahren, dass mit dem Boden, auf dem unsere Lebensmittel angebaut werden, etwas nicht stimmt. Als Folge der modernen landwirtschaftlichen Praktiken – einschließlich des routinemäßigen Einsatzes von Bioziden und intensivem Monokulturanbau – sind unserem Boden die Nährstoffe und das komplexe mikrobielle Ökosystem, die ihm seine lebensspendenden Eigenschaften verleihen, abhandengekommen. Die Pflanzen, die wir darauf anbauen, sind dadurch schwächer, weniger widerstandsfähig und weniger nahrhaft geworden.

Diese Probleme spiegeln sich auch in unserer inneren Ökologie wider. So wie die Degradierung des Bodens unserer Nahrung lebenswichtige Nährstoffe entzieht, so entzieht die Degradierung unseres Mikrobioms – und seiner strukturellen Rückendeckung, der Darmwand – unserem Körper die lebenswichtigen Inhaltsstoffe, die er für seine Gesundheit und die Energieproduktion benötigt.

Als ich dieses Kapitel schrieb, entfaltete sich direkt vor meinen Augen eine perfekte Analogie zu dieser Situation. Vor meinem Haus, am Rande meines Gartens, stehen dicht beieinander zwei Hecken. Beide erhalten dieselbe Menge an Sonnenlicht und Wasser, beide zeigen in dieselbe Richtung. Doch die eine Hecke war kräftig und vital, mit glänzend grünen Blättern, während die andere verdorrte, ihre Blätter abwarf und ziemlich erbärmlich aussah. Meine Frau und ich versuchten alles, um ihr zu helfen, und besorgten uns sämtliche natürlichen Bodenverbesserer, die wir finden konnten. Bis ich eines Tages die Hecke betrachtete, als sei sie einer meiner Patienten. Aha, dachte ich, ich habe das Offensichtliche übersehen. Ich muss unter die Oberfläche schauen und die Wurzeln überprüfen. Tatsächlich entdeckte ich nach einigem vorsichtigem Herumstochern, dass eine Gruppe hungriger Erdhörnchen ihre Tunnel bis hin zu der kranken Hecke gegraben und die im Boden verborgenen Wurzeln angeknabbert hatte. Da ihre Wurzeln ständig angegriffen wurden, konnte die arme Hecke weder Nährstoffe aus dem Boden noch ausreichend Wasser aufnehmen. Außerdem war die Schutzfunktion ihrer Rhizosphäre – der komplexen und vielfältigen Bakteriengemeinschaft, die die Wurzeln umgibt – verloren gegangen. Das Immunsystem und die Wurzeln der Hecke waren stark geschwächt und sie war nicht nur unterernährt, sondern konnte auch den pathogenen Bakterien und Pilzen, die im Boden koexistieren, keinen Widerstand mehr leisten.

Das unterscheidet sich nicht allzu sehr von dem, was in Ihrem Inneren vor sich geht – abgesehen von den Erdhörnchen, hoffe ich. Verborgen in der unsichtbaren Welt Ihres Darms verfügen Sie über ein kompliziertes System von Darm-»Wurzeln«, die Nährstoffe aufnehmen und Immunreaktionen auslösen. Dieses riesige System – Sie werden überrascht sein, wie groß es tatsächlich ist – ist brillant konstruiert, kann aber auch leicht beschädigt werden. Eine der Voraussetzungen dafür, dass es seine Aufgaben erfüllen kann?

Jede Menge gesunde Erde in jedem Winkel. Sie haben richtig gelesen – Erde! Sie haben natürlich keine lehmhaltige »Erde« in Ihrem Darm, aber ein außergewöhnliches Ökosystem von Mikroben, darunter mindestens 100 Billionen Bakterien, die in dem Raum unmittelbar um Ihre Wurzeln leben und direkt mit Ihrer Energie und Gesundheit verbunden sind. Und genau wie ich bei meiner Hecke herausgefunden habe: Wenn der Gärtner (oder der US-Senat) die Wurzeln und den Boden nicht pflegt oder verkommen lässt, beginnen die Pflanzen, wie Sie selbst, zu erschlaffen, ihre Kraft zu verlieren und schließlich zu verfallen.

Im Fall meiner Hecke war das Problem schnell gelöst. Sobald wir die Ursache erkannt hatten, brauchte es nur ein wenig schweißtreibendes Umgraben, eine Rolle Maschendraht, die tief in die Erde versenkt wurde, und den Wiederaufbau des Bodens mithilfe von zusätzlichem Kompost – und voilà: Die lästigen Nager waren überlistet, der Boden wurde reichhaltiger und konnte die Hecke besser schützen, die sich dann auch bald zu erholen begann.

Diese Lektion aus dem Pflanzenreich ist wichtig. Sie unterscheiden sich nämlich gar nicht so sehr von Ihren pflanzlichen Freunden, denn wie diese sind Sie darauf angewiesen, dass in Ihrem »unterirdischen« Ökosystem, Ihrem Boden, die richtigen Bedingungen herrschen, damit Sie wachsen und gedeihen können. In diesem Kapitel werden Sie lernen, sich selbst als eine Art Pflanze zu sehen (wenn auch eine Pflanze, die gehen kann – Sie müssen nicht an einem Ort verwurzelt sein). Sie werden die Mikrovilli Ihres Darms entdecken, die wortwörtlich wurzelartigen Ausstülpungen, die die Oberfläche Ihrer Darmwand dramatisch vergrößern. Und Sie werden lernen, den Boden, in den sie eingebettet sind, liebevoll zu pflegen: Das ist die reichhaltige organische Substanz, die von den Mikroben, die in Ihrem Darm leben, und der Nahrung, die Sie zu sich nehmen (nennen wir sie Ihren Mulch), gebildet wird. Zusammen ergeben sie eine Mischung, die sich täglich verändert.

Darmfreunde: Die Superorganismen Ihres Bodens

Jahrzehntelang dachten die meisten Ärzte, der Verdauungstrakt sei nur ein hohler Schlauch mit einer ziemlich banalen Aufgabe: Er nimmt Proteine, Fette und Kohlenhydrate auf, verdaut und absorbiert sie, und dann kommen die Abfallprodukte aus Ihrem Hinterteil. (Nur nebenbei bemerkt: Diese Denkweise förderte den inzwischen überholten, aber immer noch hartnäckigen Glauben an »Kalorienzufuhr = Kalorienverbrauch« und bildete die Grundlage für die nutzlose Abnehmstrategie »weniger essen, mehr bewegen«).

Mittlerweile wissen wir es besser – Ihr Magen-Darm-System ist keineswegs banal oder leer, sondern enthält ein blühendes Universum von Spezies, die sich in diesem ruhigen, geschützten Zuhause niedergelassen haben und jeden Tag daran arbeiten, dass Ihr Körper (ihr Zuhause) optimal funktioniert. Diese vielfältige Ansammlung von vielen Billionen winziger mikrobieller Organismen – Bakterien, Viren, Hefen und andere Pilze, Protozoen und sogar Würmer! – bilden zusammen Ihr Holobiom (der Begriff Mikrobiom wird oft als Synonym dafür verwendet). Diese Mikroorganismen leben, von Ihnen kaum bemerkt, an allen Stellen, an denen Ihr Körper mit der Außenwelt in Berührung kommt: nicht nur in Ihrem Darmtrakt, sondern auch in Ihrem Mund und Ihrer Nase, auf Ihrer Haut, in Ihrem Urogenitaltrakt und, wenn Sie eine Frau sind, in Ihrem Vaginalkanal und Ihren Brustgängen. Einige von ihnen besetzen sogar den unmittelbaren Luftraum um Sie herum und bilden eine Art unsichtbare Wolke um Ihren Körper (Stellen Sie sich Pig-Pen in den Peanuts-Cartoons vor!) Alles in allem beträgt die Gesamtmasse Ihres Holobioms etwa fünf Pfund, was es zu dem macht, was manche ein »virtuelles Organ« nennen.

Warum virtuell, fragen Sie sich vielleicht? Weil dieser sehr wichtige Teil Ihrer Physiologie erstaunlicherweise nicht aus Ihren eigenen Zellen oder Genen besteht. Es handelt sich vielmehr um eine riesige Gemeinschaft von Organismen, die ihre eigene DNA haben und in einer symbiotischen Beziehung mit Ihren Zellen und Genen zusammenarbeiten. Das verleiht ihnen so etwas wie einen »Heiligenstatus« in Bezug auf Ihre Physiologie. Mit seiner außergewöhnlichen Menge an unterschiedlichen mikrobiellen Arten und Stämmen ist das Genom Ihres Holobioms in seiner Gesamtheit tatsächlich viel größer und aktiver als Ihr eigenes, relativ mickriges menschliches Genom – aber nichts für ungut. Tatsächlich wird das Holobiom heute weithin als ein »zweites Genom« angesehen, das die Arbeit des ersten Genoms (Ihres Genoms) verbessert und enorm verstärkt. Ich stelle es mir als einen stets verfügbaren »Cloud-Computer« vor, der Informationen aus Ihrer Umgebung und Ihrem Körper sendet und empfängt, ständig Daten darüber verarbeitet, was vor sich geht, was sich verändert und was zum Überleben benötigt wird, und Nachrichten an Ihre menschlichen Zellen zurücksendet. So seltsam es auch klingen mag, Ihr Holobiom ist der Ort, an dem ein Großteil der wirklichen Aktion stattfindet, wenn es um Ihre Energie und Ihre Gesundheit geht.

Von allen Mikroben, die das Holobiom ausmachen, wissen wir am meisten über Bakterien. Dank des Human Microbiome Projects, einer Initiative der National Institutes of Health, die sich der Erforschung des Bioms und seiner Rolle bei Gesundheit und Krankheit widmen, konnten wir etwa 100 Billionen »Bazillen« identifizieren, darunter allein 10 000 verschiedene Bakterienarten. Das sind eine Menge Bazillen! Die meisten von ihnen – bis zu 70 Prozent – leben in Ihrem Darm, und am meisten wissen wir über die Bakterien im Dickdarm (Kolon). (Forscher können die mikrobielle Zusammensetzung des Dickdarms untersuchen, weil Stuhlproben relativ leicht zu beschaffen sind. Der Zugang zu den Mikroben im Dünndarm, der eine Stufe weiter oben liegt, ist dagegen nicht annähernd so einfach, weshalb man hier eine Art Grenzlinie ziehen kann). Diese Bazillen bilden das Ökosystem, das üblicherweise als Darmmikrobiom bezeichnet wird – dessen Wohlergehen, wie wir bereits gesehen haben, für Ihre Gesundheit und Ihre Energieproduktion von größter Bedeutung ist.

Abhängige Beziehungen (der guten Art)

Die Bakterien- und Pilzstämme, die in Ihrem Darm zu Hause sind, brauchen einander – genau wie diejenigen im Boden Ihres Gartens. Sie koexistieren in einem komplizierten Ökosystem, das wahrscheinlich weitaus komplexer ist als selbst der üppigste Regenwald der Erde, wobei die Aktivitäten einer Art die Aktivitäten einer anderen unterstützen. Wenn Ihr Mikrobiom gesund ist, nehmen die Stämme, die den größten Nutzen für Sie haben – Ihre Darmfreunde – den größten Teil der Darmwand ein, eingebettet in eine Schleimschicht, mit der die Wand ausgekleidet ist. Wenn Ihre hilfreichen Darmbewohner gut gedeihen, ist gewährleistet, dass andere Darmbewohner, die Ihnen schaden können – wie der Hefepilz Candida oder Bakterien, die schwere oder sogar tödliche Infektionen verursachen können, wie zum Beispiel *Clostridium difficile* –, in Schach gehalten werden. Es ist ja nicht so, als ob die Bakterien und Pilze in Ihrem Mikrobiom von Natur aus darauf aus wären, Ihnen zu schaden. Die meisten Mikroben im Darm erfüllen einen Zweck und haben daher einen Platz in unserem System. Aber um eine sinnvolle Ordnung aufrechtzuerhalten, sollten die hilfreichsten – Ihre Darmfreunde – in der Lage sein, weniger hilfreiche Stämme zu verdrängen, damit diese nur eine kleine Nische im Ganzen besetzen. Auf diese Weise wird sichergestellt, dass die potenziell problematischen Mitglieder der Gemeinschaft nicht dominant werden oder Ihren Darm in Geiselhaft nehmen, die Kontrolle übernehmen und Chaos anrichten können. Für Sie als »Wirtsorganismus« bedeutet das: Wenn Sie die Bedingungen aufrechterhalten, die Ihr Mikrobiom braucht, revanchiert sich dieses komplexe mikrobielle Ökosystem, indem es gut für Sie sorgt.

Probleme entstehen, wenn Sie Ihren Teil der Abmachung nicht einhalten. Wenn Sie diesem Ökosystem die Nährstoffe entziehen, die es braucht, oder es mit Dingen bombardieren, die es nicht braucht (zum Beispiel die Energiestörer auf Seite 127), können dieselben winzigen Kreaturen, die früher dafür sorgten, dass es Ihnen gut geht, anfangen, ihre Kraft zu verlieren. Selbst subtile Verschiebungen im Verhältnis der Mikrobenarten können Ihre Gesundheit beeinträchtigen. Die Forschung hat gezeigt, dass sich Veränderungen im Verhältnis zweier vorherrschender Bakterienstämme (*Firmicutes* zu *Bacteroides*) negativ auf den Stoffwechsel auswirken und zu Symptomen von Typ-1- und Typ-2-Diabetes, Kolitis und Fettleibigkeit führen können.[11] Und wenn das Gleichgewicht Ihres Ökosystems völlig aus den Fugen gerät und die weniger erwünschten Bakterien die Oberhand gewinnen, entsteht ein wahres Chaos. Ihre Darmbakterien produzieren zum Beispiel Stoffwechselprodukte, die als Succinate bezeichnet werden und eine wichtige Rolle bei der Energieproduktion spielen.[12] Wenn die weniger erwünschten Bakterien das Sagen haben, wechseln die Succinate in gewisser Weise die Mannschaft – sie werden destruktiv. Sie werden im Übermaß produziert und beginnen, gegen den Körper zu arbeiten, indem sie dem Immunsystem signalisieren, dass es entzündet bleiben soll, und gleichzeitig die Fettspeicherung fördern.

Wenn Sie sich diese vielen, vielen Stämme vorstellen, die alle in Ihrem Darm interagieren, ist es einfacher zu verstehen, warum Wissenschaftler, die den Rückgang der Gesundheit – und des Energieniveaus – in den Industrieländern in den letzten Jahrzehnten untersuchen, über den Verlust der natürlichen Vielfalt unseres Mikrobioms zutiefst besorgt sind. (Dasselbe gilt für Forscher, die sich mit unseren Ackerböden und der globalen Nahrungsmittelversorgung befassen, da der Verlust eines vielfältigen und vitalen Bodenmikrobioms ehemals fruchtbare Erde in »toten« Dreck verwandelt.) Wie wir von allen möglichen Arten von Ökosystemen wissen, führt der Verlust einer Spezies dazu, dass eine andere Spezies das verliert, was sie zum Überleben braucht. Die Auswirkungen dieses Welleneffekts sind verheerend. Die Hadza und andere Jäger und Sammler, die erforscht wurden, verkörpern das perfekte Gleichgewicht des Mikrobioms: Ihr inneres Ökosystem ist nachweislich äußerst vielfältig und »dynamisch«, das heißt, das Biom ändert seine Zusammensetzung in Abhängigkeit von den Umständen, zum Beispiel als Reaktion auf die unterschiedlichen Nahrungsangebote der verschiedenen Jahreszeiten. Im Gegensatz dazu ist das durchschnittliche westliche Mikrobiom, das mit industriell verarbeiteten Lebensmitteln aufgewachsen ist, denen die für die Gesundheit unserer Darmbakterien so wichtigen Ballaststoffe fehlen und das durch Chemikalien und Stress belastet ist, so karg und inaktiv wie eine Wüste![13]

Ihre Darmfreunde und Sie: eine langjährige Liebesgeschichte

Vielleicht wissen Sie ja schon, wie es dazu kam, dass wir Menschen Kolonien von mikrobiellen Freunden beherbergen – wir haben gewissermaßen eine gemeinsame Entstehungsgeschichte. Falls nicht, hier eine kurze Zusammenfassung: Vor etwa zwei Milliarden Jahren begannen verschiedene Organismen, bestimmte Bakterien (ganz) zu verschlingen, die dann im Austausch gegen Nahrung Energie in Form von Adenosintriphosphat (ATP) produzierten. Diese verschlungenen Bakterien entwickelten sich zu Mitochondrien. Daraus entstand die eukaryotische Zelle – die Grundlage allen pflanzlichen und tierischen Lebens.

Spulen wir nun ein paar Milliarden Jahre vor, zu einer Zeit, als sich auf der Erde eine sauerstoffreiche Atmosphäre entwickelte. Viele Bakterien sind obligate Anaerobier, das heißt, sie vertragen Sauerstoff nicht. (Denken Sie an Vampire, die kein Sonnenlicht vertragen.) Eine Zeit lang fuhren diese Bakterien »per Anhalter« mit uns und allen anderen Tieren mit, bis schließlich ein Pakt geschlossen wurde. Als Gegenleistung für ein komfortables, sicheres Zuhause in unserem Dickdarm – eine Umgebung, die so sauerstofffrei ist, wie man es sich nur vorstellen kann – und einen ständigen Nachschub an nährstoffreicher Nahrung boten sie uns eine ganze Reihe von Vorteilen an, die unsere Gesundheit und Langlebigkeit fördern. Unsere Beziehung zu diesen Mikroben basiert also auf einer Symbiose.

In den zehn kurzen Jahren, in denen die Mikrobiomforschung einen enormen Aufschwung erlebt hat – in der wissenschaftlichen Welt nicht mehr als eine Millisekunde –, haben wir eine Fülle von Aktivitäten entdeckt, die durch das Darmmikrobiom vermittelt werden. Eine vollständige Beschreibung all dieser Aktivitäten würde mehrere Bücher füllen. Konzentrieren wir uns also auf die wenigen Funktionen, die für Ihr Energieniveau und Ihr allgemeines Wohlbefinden am wichtigsten sind.

Da Sie bereits wissen, wo Ihre Darmfreunde leben – nomen est omen –, werden Sie zurecht vermuten, dass sie eine wichtige Rolle bei der Verdauung spielen. Ein wichtiger Beitrag, den sie leisten, ist die Aufspaltung von Lebensmitteln, die Ihr Verdauungssystem allein nicht bewältigen kann, darunter die Fasern bestimmter Pflanzen. Unglaublicherweise können nur Mikroben die starre äußere Zellwand von Pflanzen verdauen, die in rohen Blattpflanzen und Gemüse enthalten ist; Ihre eigenen Verdauungsenzyme können dieses scheinbar einfache Kunststück nicht vollbringen. (Wie ich gern erzähle, können Termiten

Holz nicht selbst verdauen; dazu brauchen sie ihr eigenes Mikrobiom!) Ihre fleißigen Darmbewohner helfen auch dabei, wertvolle Energie aus der Nahrung zu gewinnen, und unterstützen uns bei der Gewinnung und Herstellung von Vitaminen wie K_2, Folsäure und B_{12}. Ihre Aktivitäten senken auch den pH-Wert im Darm, wodurch die Löslichkeit und Absorption wichtiger Mineralien wie Kalzium, Eisen und Magnesium verbessert wird.

Neben all dieser beeindruckenden Verdauungsarbeit regulieren Ihre Mikroben auch die Hormonproduktion und stellen Substrate (Baustoffe) dafür bereit. Sie verstoffwechseln Aminosäuren wie Tryptophan, die Sie mit der Nahrung zu sich nehmen, zu einer Substanz, die eine Vorstufe des Hormons Serotonin ist. Serotonin ist ein Neurotransmitter, der zur Regulierung von Stimmung und Wohlbefinden beiträgt. Darüber hinaus können Ihre Darmfreunde dabei helfen, Umweltschadstoffe und Arzneimittel abzubauen, aber leider sind sie mit dieser Aufgabe angesichts der Unmenge an Chemikalien, die wir wissentlich oder unwissentlich zu uns nehmen, für gewöhnlich hoffnungslos überfordert.[14] Als letztes Beispiel für die vielen Wohltaten, die uns unsere Darmfreunde erweisen, möchte ich noch Folgendes erwähnen: Wenn Ihre Darmwand ältere Zellen abstößt, helfen sie dabei, Proteine aus diesen zu gewinnen, die Ihr Körper ein zweites Mal zum Aufbau von Geweben verwenden kann – das ist wirklich das Nonplusultra an Effizienz!

Eine der beeindruckendsten und wichtigsten Aufgaben, die Ihre Darmfreunde erfüllen, ist die Bildung von Verdauungsnebenprodukten, den sogenannten Postbiotika, die dazu dienen, Informationen zwischen den verschiedenen Körpersystemen zu übermitteln. Postbiotika sind so etwas wie die SMS des Mikrobioms, und die aktuellen Forschungsergebnisse über diese aus dem Darm stammenden Signalstoffe sind ziemlich beeindruckend. Postbiotika beeinflussen Ihren Hormonspiegel, Ihren Appetit, Ihre Stimmung; Ihre Gehirnstruktur, -funktion und -entwicklung; ob Sie zunehmen oder nicht abnehmen können; wie gut Sie schlafen und ob Sie unter Angstzuständen leiden oder unter schwerwiegenderen psychologischen Problemen – im wahrsten Sinne des Wortes die gesamte Bandbreite menschlicher Erfahrungen! Mit unserem Wissen darüber, wie unser Holobiom Aktivitäten in unserem gesamten Körper steuert, kratzen wir zwar erst an der Oberfläche, aber wir wissen immerhin, dass unsere Darmfreunde über die von ihnen hergestellten Verbindungen (einschließlich der Postbiotika) ständig alle möglichen wichtigen Daten mit unseren Zellen austauschen und sogar Anweisungen an Ihre energieproduzierenden Mitochondrien erteilen.

Ein weiterer wichtiger Aspekt ist, dass Ihre Darmfreunde auch die Expression der DNA in Ihren Zellen beeinflussen. Wie wir aus der epigenetischen Forschung (ein Fachgebiet der Biologie, das zurzeit große Fortschritte macht) wissen, ist unser genetischer Code nicht unser Schicksal. Tatsächlich werden unsere Gene stark von ihrer Umgebung beeinflusst, was bedeutet, dass wir alle einen gewissen Einfluss darauf haben, ob gesundheitsfördernde oder krankmachende Gene aktiviert werden. Vom Mikrobiom produzierte

Botschaften steuern einen großen Teil der Genexpression – und die schiere Menge an Botschaften, die sie senden, übersteigt unser Vorstellungsvermögen. Einer meiner Kollegen aus der Mikrobiomforschung erzählte mir kürzlich, dass sein Unternehmen Gusto Global einen Supercomputer einsetzt, um die Aktivität von Mikroben in Stuhlproben zu verfolgen – bei dieser Vorstellung kann es einem ganz schwummerig im Kopf werden! Um festzustellen, welche Mikroben welche Signale erzeugen – und welche Gene dadurch an- oder abgeschaltet werden –, braucht man Mathematik auf höchstem Niveau und eine außergewöhnliche Rechenleistung. Die Komplexität dieses Vorhabens steht der Weltraumforschung in nichts nach.[15]

Wir stehen noch ganz am Anfang, wenn es darum geht, den »Code« für den unbemerkten Datenaustausch zwischen unserem Biom und unseren Genen zu knacken, aber wir wissen, dass bei einer Schädigung des Bioms die Fähigkeit, Daten zu verarbeiten, abnimmt, Signale durcheinandergeraten und essenzielle Verbindungen nicht gebildet werden – der Ausgangspunkt für Müdigkeit, Krankheit und Alterung. Und der Ausgangspunkt für diese heimtückische Schädigung führt uns geradewegs an genau die Orte zurück, wo Treibstoff absorbiert wird und oft Energie verloren geht – zu unseren Wurzeln und unserem Boden.

Zurück zu den eigenen Wurzeln

Keesha, eine meiner Patientinnen, ist überzeugte Veganerin, lehnt Fertigprodukte und Essen aus Konservendosen entschieden ab, kocht jeden Tag mit frischen Zutaten und achtet insgesamt sehr auf ihre Ernährung. Aber als sie zum ersten Mal in meine Sprechstunde kam, konnte sie sich nicht erklären, warum sie sich trotzdem so ausgepowert fühlte. Sie war erst in ihren 20ern, sah aber aus wie 50 und fühlte sich auch so, war dünner, als sie sein wollte, und litt an stumpfer Haut und trockenem Haar. Ihre Bluttests zeigten Entzündungen, einen durchlässigen Darm und eine Schilddrüsenunterfunktion. Kein Wunder, dass sie erschöpft war! Keeshas Darm stand, wie der der meisten Menschen heute, in Flammen.

Wie Sie sich vielleicht aus dem letzten Kapitel erinnern, ist ein durchlässiger Darm eine der Hauptursachen für systemische Entzündungen im Körper. In Anbetracht der Tatsache, wie viel Energie eine Entzündung verbraucht, ist die Reparatur und Heilung der Darmwand ein wichtiger Schwerpunkt des Energie-Paradox-Programms. Das bedeutet nicht, dass nichts mehr die Darmwand durchdringen kann – Sie würden verhungern, wenn das der Fall wäre. Es bedeutet, dass Schwachstellen ausgebessert werden, sodass Sie vor Unheilstiftern gut geschützt sind. Eine starke Darmwand lässt »genehmigte« Stoffe – Nahrungsmoleküle, mikrobielle Signale und Wasser – in den Blutkreislauf gelangen, hält aber unerwünschte Stoffe, die Ihr Immunsystem in den Angriffsmodus versetzen könnten, zurück. Mit anderen Worten: Sie lässt Nährstoffe in den Körper, die Ihre Zellen als Brennstoff (sowie zum Wachstum, zur Reparatur und zum Aufbau von Geweben) verwenden, während sie alles blockiert, was Entzündungen und Müdigkeit auslöst. Sie ist eine Eintrittspforte und eine Schutzbarriere zugleich, der ultimative Zollkontrollpunkt, wenn Sie so wollen, an dem alle einreisenden Personen überprüft werden, bevor sie die Grenze überschreiten.

Hier kommen die »Wurzeln« ins Spiel. Die Innenwand des Darmtrakts hat eine ungewöhnliche Oberfläche, die nicht flach und glatt ist wie die Auskleidung Ihrer Arterien, sondern kleine fingerförmige Ausstülpungen bildet, die als Villi oder Zotten bezeichnet werden und ihrerseits mit feinsten Filamenten – Ihren Mikrovilli oder Mikrozotten – umhüllt sind, die in den dunklen, mit »Erde« gefüllten Hohlraum Ihres Darms hineinragen und dessen primäre Absorptionsfläche erheblich vergrößern. (Denken Sie daran, dass »Erde« in diesem Zusammenhang der Inhalt der den Darm durchquerenden Nahrung plus die Fülle der dort lebenden Mikroben ist.) In den ersten sechs Metern des Dünndarms, wo der größte Teil der Nahrungsabsorption stattfindet, sind die Mikrovilli am stärksten ausgeprägt. Stellen Sie sich die Mikrovilli als die unzähligen Zotteln eines 1970er-Flokatiteppichs vor, die von der Darmwand abstehen. In den letzten etwa eineinhalb Metern des Darmtrakts – dem Dickdarm, der auch als Kolon bezeichnet wird und in dem weniger Nahrung, aber viel Wasser absorbiert wird – sind die Ausstülpungen weniger ausgeprägt und ähneln eher einem Kurzhaarteppich. Aufgrund dieser Form hat Ihr etwa sieben Meter langer Darm eine Oberfläche, die ungefähr einem Tennisplatz entspricht.

Am Boden jeder »Wurzel« oder Villi befindet sich eine kleine Vertiefung, die als Krypte bezeichnet wird und etwas ganz Besonderes beherbergt – Darmstammzellen, die bei Bedarf die Vermehrung der Zellen, die die Darmwand auskleiden, unterstützen, sowie einen kleinen Vorrat an hilfreichen Mikroben. Warum ist das so bemerkenswert? Nun, das Gewebe Ihrer Darmschleimhaut hat einen relativ kurzen Lebenszyklus – Ihre gesamte Darmschleimhaut regeneriert sich wöchentlich –, und wenn eine Zelle stirbt und ersetzt werden muss, teilt sich eine Stammzelle aus der Krypte buchstäblich von den anderen ab und »krabbelt« die Mikrovilli hinauf. Ihre Darmwand ist von Natur aus darauf ausgelegt, sich zu regenerieren und zu entwickeln. Die Stammzellen reagieren besonders empfindlich auf Vitamin D, das sie dazu anregt, sich aktiv in eine Darmwandzelle zu verwandeln. Ich bin immer wieder erstaunt darüber, dass ausreichende Mengen an Vitamin D_3 (die Form dieses Vitamins, die Ihr Körper mithilfe des Sonnenlichts auf der Haut produziert, das aber auch in manchen tierischen Lebensmitteln enthalten ist und in Form von Nahrungsergänzungsmitteln aufgenommen werden kann) so etwas wie »Superkräfte« haben, wenn es darum geht, Müdigkeit und Erschöpfung rückgängig zu machen.[16] Hm, Autoimmunerkrankungen verbessern sich, die allgemeine Müdigkeit nimmt ab – könnte das daran liegen, dass Vitamin D_3 die Heilung eines durchlässigen Darms unterstützt und so den Krieg gegen die Entzündungen abschwächt? Ich glaube, dass das zutrifft, und meine Untersuchungen haben gezeigt, dass ich damit wahrscheinlich recht habe. Eine adäquate Vitamin-D_3-Supplementierung ist daher eine Schlüsselkomponente des Energie-Paradox-Programms.

Halt! Wer da?

Zoomen wir nun eine Vergrößerungsstufe weiter hinein. Die gesamte Oberfläche der Mikrovilli-Wurzeln ist mit einer lückenlosen Schicht von Enterozyten bedeckt – das sind die Zellen, die die Darmauskleidung bilden, durch die Nahrungsmoleküle in den Blutkreislauf absorbiert werden. Da die Darmwand nur eine Zelle dick ist, ist jeder Enterozyt durch eine als Schlussleiste (oder *Zonula occludens*) bezeichnete Struktur mit seinem Nachbarn verbunden, die dafür sorgt, dass sich nichts Unerwünschtes – zum Beispiel Krankheitserreger, schädliche Chemikalien, die Sie zu sich genommen haben, große Proteine oder abtrünnige Mikrobiombewohner – unerlaubt zwischen ihnen hindurchschleichen kann. Wenn diese Verbindungsstellen zu schwächeln beginnen und die Wand durchlässig wird, ist Vorsicht geboten! Die fremde Substanz erlebt eine böse Überraschung: Immunzellen, die über die gesamte Auskleidung verstreut sind und eine Gewebeschicht direkt unterhalb der Oberfläche bilden, treten in Aktion. Dies sind die bereits erwähnten und beeindruckenden 70 Prozent Ihres Immunsystems, die sich in Ihrem Darm befinden. Dazu gehören T-Zellen und Treg-Zellen (regulatorische T-Zellen), natürliche Killerzellen, Makrophagen und B-Zellen, von denen viele mit den scannerartigen WKR (»winzig kleine Radargeräte«) ausgestattet sind, die Sie im letzten Kapitel kennengelernt haben. Erinnern Sie sich daran, dass ich sagte, diese nähmen ihre Aufgabe sehr ernst? Wenn sie bemerken, dass ein Außenseiter versucht, sich seinen Weg durch die Darmwand zu bahnen, schlagen sie sofort Alarm.

Lassen Sie uns noch einmal über das zweite »L« der Entzündung – die Lektine – nachdenken, um herauszufinden, warum selbst eine scheinbar gesunde Vollwertkost zu einem durchlässigen Darm und einer überaktiven Immunreaktion beitragen kann und warum die richtigen Ernährungs- und Lebensstilentscheidungen so große Auswirkungen auf Ihre Darmfreunde haben. Lektine – die klebrigen Proteine, die in den meisten Getreidesorten, Hülsenfrüchten und Bohnen sowie in einigen Obst- und Gemüseschalen und -samen enthalten sind – haben die unheimliche Fähigkeit, die Produktion eines Proteins namens Zonulin in den Darmwandzellen auszulösen. Zonulin wiederum aktiviert einen Schalter, der die engen Schlussleisten zwischen den Enterozyten aufbricht und so den Darm durchlässig macht. Dies öffnet unerwünschten Stoffen wie Lektinen und sogar lebenden Bakterien »Tür und Tor«, um über die Grenze zu schlüpfen und Entzündungen auszulösen. Aber bevor sie dies tun können, müssen sie erst vier Verteidigungsbarrieren überwinden: den Speichel und Schleim im Mund, die Magensäure, die Darmbakterien im Mikrobiom, die sie aufspalten und fressen können, und den Darmschleim, der die Darmwand auskleidet und die Lektine einfangen und sie daran hindern kann, die Aktivierung von Zonulin auszulösen. Je dichter der Schleim ist, desto besser kann der Körper die in Ihrer Nahrung enthaltenen Lektine zurückhalten und einfangen, und deshalb stellen sie für Menschen mit einer guten Darmgesundheit auch kein großes Problem dar.

Dichter klebriger Schleim bietet einen weiteren Vorteil: Er verhindert nicht nur die Produktion von Zonulin, sondern lädt auch die Darmbakterien, die entzündungshemmende Nebenprodukte produzieren (Postbiotika), dazu ein, es sich in der Nähe der Darmwand gemütlich zu machen, was zu einem ruhigeren und weniger entzündeten Darmmilieu beiträgt. Was hilft den Darmzellen dabei, reichlich Schleim abzusondern? Das Vorhandensein einer bestimmten Art von Darmbakterien namens *Akkermansia muciniphila.* Stellen Sie sich die Darmschleimhaut als Teil eines sehr ausgeklügelten Firewall–Systems vor. Als perfektes Beispiel für die Symbiose von »Wurzeln und Boden« hilft Ihnen eine gesunde, aktive Darmökologie, mehr von diesem Schleim zu produzieren, der wiederum dazu beiträgt, dass Ihre Wurzeln und Ihr Boden koexistieren und stark bleiben.

Leider zwingt die heutige Ernährung mit ihren vielen Vollkornprodukten und anderen lektinhaltigen Lebensmitteln (die nicht mehr so verarbeitet werden, dass die Lektine weniger schädlich gemacht werden) diesen schützenden Schleim dazu, Überstunden zu machen und verzweifelt zu versuchen, die Lektine zu binden. Wenn die Produktion des Schleims nicht mit der ernährungsbedingten Nachfrage mithalten kann, wird die Darmwand angreifbar, was zu beschädigten Schlussleisten und mehr Entzündungen führt. Hinzu kommt das Sammelsurium an Chemikalien, das die meisten modernen Menschen zu sich nehmen, von Pestiziden bis hin zu rezeptfrei erhältlichen nicht steroidalen Entzündungshemmern (zum Beispiel Ibuprofen), die ebenfalls die Darmwand zerstören. Viele von uns befolgen das Rezept für einen durchlässigen Darm wirklich sehr genau.

Wenn es Ihnen so geht wie Keesha und vielen anderen meiner cleveren Patienten, fällt es Ihnen vielleicht schwer zu akzeptieren, dass traditionelle Lebensmittel wie Bulgur, Hafer und Bohnen zu einem durchlässigen Darm und damit zur Erschöpfung durch Entzündungen beitragen könnten. Wie ich Keesha sagte, sind die intakten Abwehrsysteme, die ihre Vorfahren vor den zonulinauslösenden Lektinen schützten, durch die ständigen Angriffe unserer modernen Ernährung und Lebensweise geschwächt worden, so ungerecht das auch sein mag. Aber es gibt einen Weg zurück zu dem, was verloren gegangen ist. Nachdem sie sich von Lektinen befreit und ihre Darmwand und ihr Mikrobiom repariert hatte (in Teil 2 erfahren Sie, wie das geht), erlebte Keesha einen großen Umschwung. Innerhalb weniger Monate kehrte ihre Energie mit ganzer Kraft zurück, sie erreichte ein gesundes Körpergewicht, da sich ihre Darmabsorption verbesserte, und obwohl sie auf einige ihrer Lieblingsspeisen verzichten musste, teilte sie eine Meinung, die ich von vielen Patienten gehört habe: »Sich wohlfühlen hat noch nie so gut geschmeckt!«

Vielleicht fragen Sie sich nun, was all dieses endlose Gerede über Mikroben und schleimbedeckte Wurzeln mit unserer Epidemie der Erschöpfung und Entzündung zu tun hat. Die Antwort lautet: eine ganze Menge.

Ihre Darmfreunde und Ihr Immunsystem: Verbündete an der Front

Die Vielfalt Ihres mikrobiellen Ökosystems spielt eine wichtige Rolle für die Gesundheit Ihres Immunsystems. Ein vielfältiges und dynamisches Darmbiom enthält mehrere Bakterienstämme, die dem Immunsystem buchstäblich beibringen, die mikrobiellen »Fremden«, die in der Nähe der Darmwand leben, nicht nur zu tolerieren, sondern auch den Signalen und Botschaften zu vertrauen, die sie über die Entwicklung der Dinge in der Außenwelt senden. (Denken Sie daran, sie sind Ihr Cloud-Computer, der in Echtzeit Daten über Veränderungen und mögliche Gefahren in Ihrer Umgebung sendet.) Wenn hingegen das Gleichgewicht in Ihrem Biom aufgrund von Ernährung, Lebensstil und Stress kippt und weniger gesundheitsförderliche Stämme die Oberhand gewinnen, dann wird diese Kommunikation unterdrückt oder übertönt. Die WKR auf den weißen Blutkörperchen und Makrophagen spüren die Anwesenheit dieser bösartigeren Mikroben, und – Bingo! – ein entzündungsfördernder Kampf beginnt. Wenn Ihre Schleimhaut dünn und Ihr Darm bereits durchlässig ist, haben Sie ein doppeltes Problem: Ihre Immunzellen entdecken fremde Eindringlinge, schicken Soldaten zur Darmwand, und bei dem Versuch, die Eindringlinge zu töten, töten diese gleichzeitig Ihre eigenen Zellen. Dies führt zu einem schwächeren und noch durchlässigeren Darm, was bedeutet, dass mehr entzündliche mikrobielle Partikel (LPS) und sogar lebende Bakterien und Pilze über den Blutkreislauf zu entfernten Organen gelangen und Entzündungen im ganzen Körper auslösen können. Die entweichenden Mikroben gelangen in Ihr Fettgewebe (und entzünden es, wodurch Sie noch mehr Fett ansetzen), in Ihre Leber und Ihr Herz (was zu Problemen wie Fettleber und Kardiomyopathien führt) und sogar in Ihr Gehirn (was zu kognitiven Beeinträchtigungen führt). Es ist wirklich bemerkenswert, wie eine einfache Veränderung der Darmbakterien Sie von einem mit reichlich Energie ausgestatteten Ort des Friedens und der Ruhe in einen ausgewachsenen Waldbrand führen kann, der Sie völlig erschöpft!

Da sie »Wange an Wange« leben, ist es nicht verwunderlich, dass Ihre Darmfreunde in einer Art ständigem Tanz mit Ihrem Immunsystem interagieren.[17] Die Darmfreunde bringen den Immunzellen bei, wie sie reagieren sollen, wenn sie mit einer fremden Substanz oder sogar mit den Mikroben selbst konfrontiert werden. (In der Fachsprache heißt das, dass sie den »Ton« der Immunantwort vorgeben.) Im Gegenzug trägt das Immunsystem zu einem stabilen Mikrobiom bei, indem es dessen Vielfalt fördert und selektiv entscheidet, welche Mikroben es tolerieren will und welche nicht, obwohl all diese Mikroben mit ihrer körperfremden DNA kein Teil von »Ihnen« sind.[18] Dieser Tanz ist seit Ihrer Geburt in Bewegung; genauer gesagt hat er sogar schon früher begonnen, nämlich als Sie noch im Uterus Ihrer Mutter lebten. Ihr Mikrobiom hat sogar zur Entwicklung Ihrer Immunzellen beigetragen, denn schon im Fötusalter hat es Ihrem sich entwickelnden Immunsystem Anweisungen gegeben. Und bei denjenigen unter Ihnen, die durch den Geburtskanal Ihrer Mutter auf die Welt gekommen sind und mit Muttermilch aufgezogen wurden, haben die mütterlichen Mikroben an der Feineinstellung der Art und Weise, wie Ihre Immunzellen auf potenzielle Bedrohungen reagieren, mitgewirkt. Und mit potenziellen Bedrohungen ist hier das gesamte Spektrum von Baumpollen über Erdnüsse bis hin zu Viren gemeint. Ihr Mikrobiom hat Ihr Immunsystem quasi »eingearbeitet«, während es sich entwickelte, sodass es nun nicht bei jeder kleinen Unstimmigkeit loslegt und weiß, wann es die Ruhe bewahren muss.

Vielleicht haben Sie gerade einen oder sogar mehrere Aha-Momente: Ach so, das ist also der Grund, warum Mütter ermutigt werden, ihre Säuglinge zu stillen! (Muttermilch ist voller Bakterien und Pilze und enthält genau die Zuckerarten, die die Darmfreunde eines Babys brauchen, um zu gedeihen und zu wachsen.) Und das ist auch der Grund, warum es kein Problem ist, wenn kleine Kinder im Dreck spielen oder etwas essen, das kurz auf dem Boden gelegen hat (zumindest war das bis vor Kurzem so) – in den ersten drei Lebensjahren geht das Darmimmunsystem sozusagen in die Lehre, und je mehr Input es aus der Natur erhält, desto besser. Es lernt Schritt für Schritt, bis es schließlich über ein umfangreiches Archiv verfügt, das ihm sagt, was »gut« und was »schlecht« ist.

Das Absolvieren einer »Lehre« und der Aufbau eines Archivs sind das ideale Szenario. Ihr Biom, das wächst und seine Vielfalt entwickelt, möchte in ständiger Kommunikation mit Ihrem Immunsystem und Ihren Mitochondrien stehen, in einem ständigen Informationsaustausch, der als *trans-kingdom*-Kommunikation bezeichnet wird (das klingt sehr nach *Star Wars*, oder?). Das Problem ist, dass heute diese Kommunikation häufig nicht mehr störungsfrei verläuft. Aufgrund von Beeinträchtigungen des Mikrobioms und Schäden an der Darmwand – sowie Veränderungen in der Art und Weise, wie wir auf die Welt kommen und unsere frühe Kindheit verbringen – werden Botschaften nicht immer so gesendet oder empfangen, wie sie sollten. Es kommt zu Missverständnissen! Wenn das Mikrobiom Probleme hat, entzündungshemmende Signale auszusenden, erhält das Immunsystem zu viele Botschaften, die es als Aufruf zum Angriff interpretiert, und nicht annähernd genug Botschaften, die ihm empfehlen, sich zurückzuhalten. (Ein bedauerliches Beispiel für diese schlechte Kommunikation ist die jüngste, dramatische Zunahme von Allergien gegen Erdnüsse und Bienenstiche.) Schlimmer noch ist, und darauf werden wir gleich noch eingehen, dass Ihr verwirrtes Immunsystem beginnen kann, genau das anzugreifen, was es für die Energieproduktion braucht: Ihre Mitochondrien! Wie kann das sein? Nun, Ihre Mitochondrien sind im Grunde uralte Bakterien. Und wenn ein hyperaktiviertes Immunsystem Bakterien begegnet, greift es sie an, ohne sie vorher nach ihrem Ausweis zu fragen.

Gestutzte Wurzeln: Ein sicherer Weg zur Erschöpfung

Wenn die Darmwand ständig entzündet ist, wird sie so beschädigt, dass die Wurzeln gestutzt werden. Und das ist nicht nur als Metapher zu verstehen. Wenn eine Entzündung außer Kontrolle gerät, können die Zotten, die aus der Darmwand herausragen, verkümmern, was eine erhebliche Verringerung der Oberfläche zur Folge hat, die Ihrem Darm für die Aufnahme von Proteinen, Zucker, Fettsäuren, Mineralien und Vitaminen – all die Dinge, die in Ihr Energieproduktionssystem einfließen – zur Verfügung steht. Nun ist Ihr Körper schlau: Er stiehlt Eiweiß aus Ihren Muskeln, um diesen Bedarf zu decken. Wenn dies jedoch zur Norm wird, zehrt es an Ihrem Muskelgewebe und führt zu Muskelschwund – nicht die Art von »schlank«, die Sie sich wünschen. Diese Kombination aus Muskelschwund und völliger Erschöpfung ist typisch für Menschen mit Zöliakie und entzündlichen Darmerkrankungen wie Morbus Crohn, und der Grund dafür ist diese Beschädigung der primären Absorptionsoberfläche des Darms.

Wenn zu Ihrer Erschöpfung noch Symptome wie Muskelschwund oder unerklärlicher Gewichtsverlust hinzukommen, sollten Sie unbedingt einen Arzt aufsuchen, da Sie möglicherweise an einer ernsthaften Darmerkrankung leiden. Die gute Nachricht ist, dass ich in den letzten zwei Jahrzehnten viele Patienten mit genau diesen Problemen mit meinen Paradox-Programmen behandelt habe, und ich freue mich sagen zu können, dass 94 Prozent von ihnen wieder gesund geworden sind. Ihre Wurzeln heilen, sie beginnen, Nährstoffe zu absorbieren, die Muskeln werden geschont und die Energie kehrt zurück. Das ist wirklich ein beeindruckender Beweis für die Fähigkeit des Körpers, sich selbst zu heilen – die *viriditas* des Hippokrates in Aktion! Wenn Sie also schon etwas älter sind und man Ihnen gesagt hat, Ihre Proteinproduktion sei zu niedrig und Ihre Muskeln würden schwächer werden – oder wenn Sie noch jung sind und man Ihnen gesagt hat, Sie sollten mehr Proteine essen, um Ihrem Gewichtsverlust entgegenzuwirken –, dann habe ich Neuigkeiten für Sie: Sie brauchen nicht mehr Eiweiß, sondern Sie müssen neue Wurzeln schlagen und aufhören, die vorhandenen zu beschädigen!

Das Ballaststoff-Paradox

Unsere fünf Pfund probiotische Bakterien müssen essen, genau wie wir – und ihre Lieblingsspeise sind präbiotische Lebensmittel. Ihre Darmfreunde »kompostieren« diese Lebensmittel für Sie und erzeugen dabei spezielle Arten von Fettsäuren und (wie wir jetzt herausgefunden haben) Gase, die Informationen von Ihrem Mikrobiom an Ihre Zellen und die Mitochondrien in ihnen übermitteln. Man muss schon hinterm Mond gelebt haben, um in der heutigen Zeit nichts über Probiotika zu wissen, aber eigentlich sind es die beiden anderen »P«, die ins Rampenlicht gerückt werden sollten, denn die Probiotika an sich nutzen Ihnen nicht viel, wenn sie nicht mit den Präbiotika gefüttert werden, die sie brauchen, um diese außerordentlich wichtigen Verbindungen herzustellen.

Was also ist die beste Quelle für diese wichtigen präbiotischen Lebensmittel, die die Produktion von Postbiotika fördern? Mit einem Wort: Ballaststoffe. Ich habe festgestellt, dass dieser Nährstoff in der amerikanischen Ernährung stark unterschätzt wird – die meisten meiner Patienten haben keine Ahnung, wie viele Ballaststoffe sie am Tag zu sich nehmen. Viele von ihnen wissen nicht einmal, welche Lebensmittel Ballaststoffe enthalten! (Wenn Sie es wissen, herzlichen Glückwunsch, aber glauben Sie mir, die meisten Menschen wissen es nicht.)

Der Begriff »Ballaststoffe« bezieht sich auf eine Vielzahl komplexer Kohlenhydrate einschließlich resistenter Stärken und anderer unverdaulicher Zucker, die sich dem Abbau im Dünndarm »widersetzen«. Der Dünndarm verfügt zwar über Enzyme zur Verdauung einfacher Stärken (die aus vielen aneinandergereihten Zuckermolekülen bestehen), doch fehlen ihm die Enzyme, um die komplexen, fest gebundenen Zuckermoleküle der resistenten Stärken oder die intakten Zellwände oder beides aufzuspalten; daher können diese Ballaststoffe relativ unbeschadet den Darm passieren. Wenn Sie »unverdauliche« Kohlenhydrate essen, nehmen Sie sie in der Regel zusammen mit verdaulichen Proteinen, Fetten und einfachen Zuckern zu sich. Die unverdauliche Mischung aus Pflanzenfasern, die aus Ihrem Salat, Sauerkraut oder Spargel stammt, verlangsamt den Transport der anderen Nahrungsmittel und sorgt dafür, dass die Absorption von Einfachzucker allmählich und gleichmäßig erfolgt, sodass Ihr Körper – und vor allem Ihre energieproduzierenden Mitochondrien – die Nährstoffe langsam und gleichmäßig aufnehmen können. Während die Bestandteile der verdauten Nahrung in den Blutkreislauf gelangen, um die Zellen mit Energie zu versorgen, werden die Ballaststoffe in den Dickdarm transportiert, wo eine bestimmte Untergruppe von ihnen, die als lösliche Ballaststoffe bekannt ist, auf ihren Schöpfer trifft – Ihr Mikrobiom.

Nun, hier ist eine etwas schockierende Statistik. Die Ernährung unserer Vorfahren, die als Jäger und Sammler lebten, enthielt etwa 150 Gramm Ballaststoffe pro Tag (die Hadza haben heute eine ähnliche Ballaststoffaufnahme). Die durchschnittliche moderne amerikanische Ernährung enthält etwa 20 bis 25 Gramm Ballaststoffe.[19] (Selbst bei einem ziemlich hohen Gemüse- und Pflanzenkonsum liegt der Höchstwert bei 60 Gramm.) Und wenn Sie eine Keto-Diät machen, nehmen Sie vielleicht fast überhaupt keine Ballaststoffe zu sich. Wir leben in einem Zeitalter des Ballaststoffmangels, und je weniger Ballaststoffe wir essen, desto kränker werden wir[20] – und umgekehrt. Wenn Ihre Darmfreunde nicht mit den Nahrungsmitteln gefüttert werden, die sie benötigen, um entzündungshemmende, energieproduzierende Signalmoleküle (Postbiotika) zu bilden, ist es wahrscheinlich, dass ungezügelte Entzündungen und Erschöpfung die Oberhand gewinnen. Und wenn man am Ende des Tages hundemüde ist, ist es viel verlockender, zu einer Tüte Chips zu greifen, als sich von der Couch zu erheben und sich einen Salat zu machen.

»Okay, Doc, ich hab's verstanden!«, denken Sie jetzt vielleicht. »Ich werde mehr Ballaststoffe essen! Ich kaufe ein paar ballaststoffreiche Müslis oder backe eine Ladung Kleiemuffins, und schon ist das Problem aus der Welt geschafft.« Ich freue mich zwar, dass Sie bereit sind, Ihre Darmfreunde zu unterstützen und Ihre Ernährung zu ändern, aber ich fürchte, dass diese Änderungen genau die falschen sind.

Wenn Sie eine Schale ballaststoffreiches Kleiemüsli oder einen Kleiemuffin essen, ernähren Sie Ihr Biom nicht auf die von mir beschriebene Weise und die gesundheitsfördernde Wirkung, die Sie wahrscheinlich von diesen Lebensmitteln erwarten, bleibt aus. Die Tatsache, dass eine ganze Generation von Menschen mit der Vorstellung aufgewachsen ist, es sei eine gute Idee, zum Frühstück eine Menge »guter« Vollkornprodukte zu essen, beruht auf einem grundlegenden Missverständnis (einer Lüge?) über die Funktionsweise von Ballaststoffen. Das ist eine lange Geschichte, aber es genügt zu sagen, dass die Pioniere der Ballaststoffforschung die Bedeutung von Vollkornfasern überbetont haben, ohne sich ihrer negativen Auswirkungen bewusst zu sein, die auf den Lektingehalt von Vollkornprodukten zurückzuführen sind. Ein auf Getreide basierendes Lebensmittelsystem übernahm dieses Konzept und voilà: ein nicht auszurottender Irrglaube, der eine ganze Industrie ins Leben gerufen hat, die mit Mehrkornbroten, kleiehaltigen Müslis, Ballaststoffriegeln und Ähnlichem massive Profite erzielt.

In den letzten 25 Jahren wurden auf dem Gebiet der Ballaststoffforschung enorme Fortschritte gemacht. Heute wissen wir, dass eine ausgewogene und energiefördernde ballaststoffreiche Ernährung viele lösliche und nicht lösliche Fasern enthält, die eher aus den Blättern, Stängeln, Knollen und Wurzeln von Pflanzen stammen sollten als aus den Schalen von Getreiden. Das sind die Fasern, die von den Bakterien in Ihrem Darmmikrobiom »gefressen« werden, nicht von Ihnen. Da es ziemlich viele Arten von Ballaststoffen gibt, wollen wir das Thema vereinfachen, um die Integration von Präbiotika in Ihre Ernährung zu erleichtern – wie ein guter Gärtner möchte ich, dass Sie sich wohlfühlen, wenn Sie mit einer Kombination aus verschiedenen Mulchsorten für Ihren Boden arbeiten.

Wir können Ballaststoffe grob in zwei Gruppen einteilen: lösliche Ballaststoffe (das heißt, sie lösen sich in Wasser auf) und nicht lösliche Ballaststoffe (die sich nicht in Wasser auflösen, zum Beispiel Weizenkleie). Lösliche Ballaststoffe können von Ihren Darmfreunden fermentiert werden, um aus ihnen Energie zu gewinnen, die es ihnen ermöglicht, sich zu vermehren und Postbiotika zu produzieren. Einige nicht lösliche Ballaststoffe wie zum Beispiel Zellulose können ebenfalls von den Darmbewohnern verzehrt werden. Deshalb ist eine pflanzliche Ernährung so wichtig für die Verbesserung der Gesundheit und der Energiegewinnung, denn die meisten pflanzlichen Lebensmittel enthalten beide Arten von Ballaststoffen in unterschiedlichen Anteilen. Andere nicht lösliche Ballaststoffe wie Weizenkleie reizen die Darmwand jedoch stark.[21] Kein Wunder also, dass sie Ihre Verdauung anregen!

Was lösliche Ballaststoffe betrifft, wissen Sie vielleicht schon, dass einige Früchte gute Quellen sind, wie knackige Birnen (knackig, nicht überreif, um den Fruktosegehalt niedrig zu halten) und Avocados. Was unsere Darmfreunde jedoch wirklich lieben, sind die Ballaststoffe, die beim Fermentieren besonders viel Energie liefern, zum Beispiel Inulin, Oligofruktose und Fruktooligosaccharide (FOS) sowie die übrigen Fruktane. Topinambur, Chicoréewurzeln, Zwiebeln, Lauch, Knoblauch, grüne Bananen, Löwenzahnwurzeln und Spargel enthalten große Mengen dieser Ballaststoffe. Inulin ist einer der am besten untersuchten präbiotischen Ballaststoffe, der in Tausenden von Pflanzen vorkommt – wie etwa in der Chicoréewurzel und der Familie der Chicoréegemüse, von denen viele wahrscheinlich auch auf dem Jäger-und-Sammler-Speiseplan unserer Vorfahren gestanden haben! Forscher, die die vertrockneten Ablagerungen in nordmexikanischen Höhlen untersuchten, kamen zu dem Ergebnis, dass die frühen Menschen ihren Bedarf an Ballaststoffen vor allem mit Inulin aus Wüstenpflanzen deckten (bis zu 135 Gramm pro Tag).[22] Das klingt nach einem absoluten Festmahl für ihre Darmfreunde. Doch in der heutigen Ernährung macht Inulin nur ein paar Gramm der täglichen Ballaststoffaufnahme aus – wenn überhaupt.

In eine mit dem Inulin verwandte Ballaststoffgruppe fallen die resistenten Stärken, die in Nahrungsmitteln vorkommen, mit denen Sie vielleicht schon vertraut sind – Hirse, Pastinaken, Rüben, Süßkartoffeln und Yamswurzeln, grüne Papaya und Steckrüben sowie grüne Kochbananen, Maniok, Yambohnen, Tarowurzeln und Erdmandeln. (Wissenswertes: Gekochte Stärke, die gekühlt und dann wieder aufgewärmt wird, enthält mehr resistente Stärke als Stärke, die frisch aus dem Ofen oder vom Herd kommt.) Wie Sie sich erinnern werden, »widerstehen« resistente Stärken teilweise den Verdauungsenzymen im Dünndarm und gelangen relativ unversehrt in den Dickdarm. Da dort eine sauerstofffreie Umgebung herrscht, werden resistente Stärken durch Gärung abgebaut. Die Bier– und Weinliebhaber unter Ihnen wissen vielleicht, dass Gärung ein anaerober (ohne Sauerstoff auskommender) Prozess namens Glykolyse ist, bei dem Zucker oder Aminosäuren zur Erzeugung von ATP verwendet werden. Dasselbe geschieht in Ihrem Darm, wenn Sie resistente Stärke essen: Wenn Ihre probiotischen Bakterien die Stärke fermentieren, wird Energie freigesetzt, die ihnen den Treibstoff für ihre Vermehrung liefert, was wiederum ihre Vielfalt und Menge erhöht, sodass sie mehr Postbiotika produzieren können.

Wenn Sie sich ballaststoffarm ernähren – das heißt mit hochraffinierten Kohlenhydraten, denen die natürlich vorkommenden Ballaststoffe entzogen wurden – oder viel mehr Fett und Eiweiß als pflanzliche Stoffe zu sich nehmen, findet die Absorption von Zucker, Fetten und Eiweiß größtenteils bereits im oberen Teil des Dünndarms statt. Das ist aus drei wichtigen Gründen ein Problem:

Erstens werden diese Lebensmittel fast sofort in Ihrem Dünndarm absorbiert – Ihr Körper muss keine wirkliche Arbeit leisten, um sie zu verwerten. Das bedeutet, dass Sie bei der Verdauung dieser Lebensmittel nicht annähernd so viele Kalorien verbrennen wie bei der Verdauung von ballaststoffreichen Lebensmitteln, für deren Abbau viel Energie benötigt wird.[23] (Der Fachausdruck für den erhöhten Energieverbrauch bei der Verdauung lautet postprandiale Thermogenese.) Und da der Vorteil der Verbrennung von Kalorien während der Verdauung verloren geht, nimmt die Nettozufuhr von Kalorien zu und damit auch die Taille und das Gewicht. Stellen Sie sich das so vor: Je stärker Ihre Nahrung verarbeitet ist, desto weniger »Arbeit« muss geleistet werden, um sie in absorbierbare Bestandteile zu zerlegen, und desto mehr Nettokalorien nehmen Sie zu sich. Autsch.

Zweitens tragen Mahlzeiten, die vor allem aus raffinierten Lebensmitteln bestehen, zu einer Rushhour bei, bei der Ihre Energiefabriken, die Mitochondrien, mit zu vielen Zuckern, Fetten und Proteinen auf einmal belastet werden. Dies überfordert die Fähigkeit der Mitochondrien, effizient und sicher mit Brennstoffquellen umzugehen, und ist, auch wenn darüber selten gesprochen wird, der Kern der modernen mitochondrialen Dysfunktion und eine der Hauptursachen für Erschöpfung und Insulinresistenz. Im nächsten Kapitel werden Sie darüber noch einiges mehr erfahren.

Drittens entzieht, wie Sie sich wahrscheinlich schon gedacht haben, eine ballaststoffarme Ernährung ihren Freunden im Dickdarm, diesen Superorganismen in Ihrer Erde mit ihrer unglaublichen Verarbeitungskraft, die Rohstoffe, die sie für ihre wichtige Arbeit benötigen – die Steuerung des Schiffs, um es einmal so auszudrücken. Dieser scheinbar eher unbedeutende Punkt hat in Wirklichkeit enorme Konsequenzen. Da verarbeitete Lebensmittel und Fast Food in der westlichen Welt zunehmend die Vollwertkost ersetzt haben, leiden unsere Darmmikroben an Hunger. Neue Forschungsergebnisse deuten sogar darauf hin, dass das Hungergefühl, das wir empfinden, von unseren Mikroben herrührt, die unserem Gehirn die Botschaft übermitteln, dass sie gefüttert werden müssen! Wir lassen das lebenswichtige »virtuelle Organ«, das wir für unsere Gesundheit brauchen, buchstäblich verhungern, und der Preis, den wir dafür zahlen, sind chronische Krankheiten und ein dauerhaft niedriges Energieniveau.[24]

Wenn Sie die richtige Menge an Ballaststoffen zu sich nehmen, werden Sie es wissen – es wird eindeutige Beweise dafür geben. Meine gute Freundin und Kollegin Dr. Terry Wahls, die ihre MS durch die Einhaltung eines integrativen Protokolls, das den Verzehr von neun Tassen Gemüse pro Tag (was etwas mehr als einem Kilogramm entspricht) beinhaltete, rückgängig machen konnte, beschreibt die enorme Menge an Ausscheidungen, die eine ballaststoffreiche Ernährung mit sich bringt. Der Grund dafür sind die riesigen Mengen an Bakterien, die in Ihrem Darm wachsen und sich an den Zuckern der Ballaststoffe gütlich getan haben. Wenn Sie auf eine in erster Linie pflanzliche und ballaststoffreiche Ernährung umgestiegen sind, haben Sie diesen Beweis wahrscheinlich schon selbst erbracht – vielleicht waren Sie überrascht von Ihrem plötzlich viel umfangreicheren Stuhlgang. Der ist jedoch kein Grund zur Beunruhigung, sondern ein Zeichen dafür, dass Ihre Darmfreunde gut gefüttert wurden, sich zahlreich vermehrt haben und daher in der Lage waren, viele leistungsstarke postbiotische Verbindungen für Ihren Körper herzustellen – und nun, da ihre Arbeit getan ist, zieht diese Generation von Freunden aus.

Falls Sie das noch nicht überzeugt, habe ich noch ein weiteres Argument, das Ihnen sicherlich gefallen wird: Für jedes Pfund dieser Ballaststoffe, die Sie essen, bilden Sie ein drittel Pfund neue Bakterien. Das heißt, wenn Sie die richtigen Lebensmittel essen, wird ein Drittel der potenziellen Kalorien, die Sie zu sich nehmen, verwendet, um Ihre Bakterien – und nicht Sie selbst – zu ernähren. Das heißt, Sie können 30 Prozent mehr essen, ohne ein Gramm zuzunehmen! Noch wichtiger ist, dass Sie im Gegenzug für die Fütterung Ihrer Bakterien eine enorme Verbesserung der Darmgesundheit und des allgemeinen Energieniveaus erfahren, da viele der postbiotischen Verbindungen, die sie produzieren, zur Heilung des Darms beitragen und die Gesundheit der Mitochondrien fördern. Ganz recht, sie helfen einer durchlässigen Darmwand, starke neue Zellen zu bilden, was Entzündungen reduziert, was die Müdigkeit verringert ... und das alles durch die richtige Ernährung Ihrer Darmfreunde.[25] Ein letzter Gedanke dazu, bevor wir fortfahren: Wissen Sie, was die häufigste Beschwerde bei einer Atkins-, Keto- oder »Fleischfresser«-Diät ist? Wenn Sie auf Verstopfung getippt haben, dann liegen Sie richtig: kein geeignetes »Futter« für die Darmfreunde, keine neuen kleinen Darmfreunde–Babys. Und wieder eine gute Nachricht: Zwei der Vorteile meines Ernährungsprogramms sind reichhaltiger Stuhlgang und mehr Energie!

Was passiert also, wenn Sie Ihren Darmfreunden das geben, wonach sie sich sehnen, und ihnen ein Zuhause schaffen, in dem sie sich wohlfühlen? Sie leisten die enorm wichtige Arbeit, »Textnachrichten« zu erzeugen, die allen möglichen Aktivitäten in Ihrem Körper signalisieren, sich ein- oder auszuschalten. Diese biotischen Botschaften haben viele Formen. (Ich glaube, es sind unendlich viel mehr, als wir derzeit wissen.) Um die Dinge (relativ) einfach zu halten, unterteilen wir sie in die beiden Kategorien, von denen bekannt ist, dass sie die meisten Auswirkungen auf Ihre Energie und Ihr Wohlbefinden haben: die gut untersuchten kurzkettigen Fettsäuren und die neu entdeckten Gasotransmitter.

Kurzkettige Fettsäuren: Die heilenden und energiespendenden KKFS

Kurzkettige Fettsäuren (KKFS) sind die wahren Superstars unter den Postbiotika. Ihre Darmfreunde produzieren drei kurzkettige Fettsäuren, aber die wichtigste, wenn es um die Energieproduktion geht, ist Butyrat, das etwa zehn Prozent zu Ihrer systemweiten Energieproduktion beiträgt. Es ist besonders wichtig für die Energieproduktion im Darm, denn die Zellen des Dickdarms nutzen Butyrat als primäre Brennstoffquelle.[26,27] Sie leben buchstäblich von diesem Stoff!

Darüber hinaus ist Butyrat ein wichtiger Signalgeber, der die Produktion entzündungshemmender Hormone ankurbelt, und zwar in dem Tanz von »Wange zu Wange«, den Ihr Körper und Ihr Immunsystem aufführen. Die friedensstiftenden Botschaften dieser Fettsäure werden auch direkt an die Darmmakrophagen weitergeleitet, damit diese die freundlichen Bakterien im Darm nicht mit Feinden verwechseln.[28] Um das Ganze abzurunden, trägt Butyrat auch zur Regulierung des Zellwachstums und der Zelldifferenzierung bei, was dabei hilft, dass Dickdarmzellen nicht krebsartig werden.[29] Darüber hinaus hat sich gezeigt, dass ein Mangel an KKFS eine wichtige Rolle bei der Entstehung von Fettleibigkeit und metabolischem Syndrom sowie von Darmerkrankungen (wie Kolitis und Morbus Crohn) und bestimmten Krebsarten spielt.[30,31]

Das ist aber noch nicht alles. Das Butyrat, das im Darm nicht verbraucht wird, gelangt in das Lymphsystem und den Blutkreislauf und zirkuliert zu all Ihren Zellen, wo es sich an den Zellmembranen festsetzt, um Informationen zu übermitteln. Das Butyrat wandert dann noch tiefer ins Innere der Zellen zur Mitochondrienmembran, wo es Ihren Energiearbeitern die Nachricht übermittelt, dass im Maschinenraum alles nach Plan verläuft, also: »Produziert weiter Energie!« Dieser postbiotische *cross talk* (wie er offiziell genannt wird) kann auch Ihre Gene instruieren und schickt Echtzeit-Updates an Systeme in Ihrem Körper. Ihr Körper ist so gut entwickelt, dass er, wenn er diese bestätigenden postbiotischen Botschaften nicht erhält, spürt, dass etwas nicht stimmt – und bis die Ursache herausgefunden ist, drosselt er als Vorsichtsmaßnahme die Energieproduktion. Das ist in etwa so, als würde eine Fehlerleuchte auftauchen, die Probleme mit der Kraftstoffleitung Ihres Autos anzeigt. Anstatt das Gaspedal durchzudrücken, werden Sie langsamer fahren, um Ihren Spritverbrauch zu senken.

Gas geben für mehr Energie

Hier ist ein Paradox, das Sie wahrscheinlich nicht in diesem Buch erwartet haben: Darmgase sind gut für Ihre Gesundheit. Die meiste Zeit Ihres Lebens haben Sie wahrscheinlich alles getan, um Blähungen zu vermeiden, oder Sie haben sich über ihr Auftreten geärgert. Vielleicht haben Sie sogar zeitweise unter schmerzhaften Gasansammlungen gelitten, einem häufigen Symptom von Erkrankungen wie dem Reizdarmsyndrom (RDS) und der bakteriellen Überwucherung des Dünndarms (BÜD). Doch der schlechte Ruf, den Darmgase in unserer Kultur erhalten haben, ist nicht ganz gerechtfertigt. Neue Forschungsergebnisse zeigen, dass postbiotische Gase, wenn sie in den richtigen Mengen produziert werden, mehrere wichtige Aufgaben im Körper erfüllen. Unter anderem fungieren sie als leistungsstarke Signalstoffe und stellen damit eine Art »Zweitbesetzung« für die kurzkettigen Fettsäuren dar. Auf diese Weise beeinflussen postbiotische Gase auf unsichtbare Weise unendlich viele Körperfunktionen, einschließlich des Entzündungsniveaus, der Klarheit des Gehirns und der mitochondrialen Energieproduktion. Und auch wenn man in Gesellschaft nicht über sie spricht, sind die Gasotransmitter möglicherweise sogar noch wichtiger für Ihre Energie als die kurzkettigen Fettsäuren. Also lüften wir mal gut durch!

Die im menschlichen Körper am häufigsten vorkommenden Darmgase sind Stickstoff und Kohlendioxid. Sie stammen in erster Linie aus eingeatmeter und dann heruntergeschluckter Luft. Tatsächlich ist es so, dass die meisten Menschen, die unter »Blähungen und Völlegefühl« leiden, beim Sprechen und Atmen Luft verschlucken. Einige Gase werden jedoch durch bakterielle Gärung erzeugt wie Wasserstoff, Methan und Schwefelwasserstoff sowie das bereits erwähnte CO_2. Diese haben sich erst vor Kurzem in die Liga der Gasotransmitter eingereiht, die vom Stickstoffmonoxid angeführt wird – dem ersten Gasotransmitter, von dem entdeckt wurde, dass er nicht nur ein Vasodilatator ist, sondern auch ein Signalmolekül, das vom Mikrobiom zur Beeinflussung einer breiten Palette von Körperfunktionen eingesetzt wird.[32] Diese bahnbrechende Entdeckung wurde 1998 mit dem Nobelpreis gewürdigt.[33] Wer hätte je gedacht, dass unsere Darmgase nobelpreiswürdig sein könnten?

Okay, Sie produzieren also Gase. Sie lassen einen peinlichen Furz ab, der nach faulen Eiern riecht (das ist Schwefelwasserstoff), Sie spielen den alten Pfadfindertrick, ihn mit einem Feuerzeug anzuzünden (das ist hochentzündliches Hydrogengas, denken Sie an die Hindenburg) oder Sie tragen wie die Kühe zu den Treibhausgasen bei (das ist Methangas). Keine große Sache, denken Sie vielleicht, das sind nur die Kosten für die Verdauung. Aber diese vom Biom erzeugten Gase, die, wie sich herausgestellt hat, alle ständig Signale an die Zellen in Ihrem Körper senden, sind eine wirklich große Sache. So wurde die Signalfunktion von Stickstoffmonoxid nicht nur mit dem Nobelpreis ausgezeichnet, sondern erhielt 2019 sogar eine noch größere Anerkennung, als Forscher erklärten, dass es sich dabei um ein bisher unerkanntes, ausgeklügeltes System handelt, das »mithilfe einer chemischen Sprache anstelle einzelner Wörter mit der DNA des Wirtsorganismus kommuniziert und sie steuert«.[34] Ist das nicht beeindruckend? Und Methan, das von allen Gasen wegen seiner negativen Auswirkungen auf das Klima wohl am meisten verschrien ist, ist sowohl für die ordnungsgemäße Funktion der Mitochondrien entscheidend als auch ein wichtiger Modulator von Entzündungen.[35] Die im Darm produzierten Gasotransmitter spielen eine unglaublich wichtige Rolle in unserem inneren Ökosystem, denn sie dienen als primäre

Sprache der *trans-kingdom-* oder Interspezies-Kommunikation: mit anderen Worten, als *cross talk* oder »Betriebssystem« zwischen den Bakterien in Ihrem Mikrobiom und den Zellen Ihres Körpers.

Zu viel Gas

Es lässt sich nicht leugnen, dass Erkrankungen wie das Reizdarmsyndrom und die bakterielle Überwucherung des Dünndarms mit erheblichen Beschwerden verbunden sind, die durch eine Überproduktion von Gasen im Darm verursacht werden. Und jedes Mal, wenn Sie sich chronisch aufgebläht und schlapp fühlen, verlieren Sie Ihr Get-up-and-go. Aus diesem Grund gibt es eine Art »Anti-Gas-Vendetta«, bei der ganze Bewegungen und Bücher darauf abzielen, jeglichen fermentierbaren Zucker aus der Ernährung zu eliminieren, um die Beschwerden zu lindern (wie die berühmte GAPS-Diät und die spezifische Kohlenhydratdiät, um nur zwei zu nennen). Es gibt sogar Hinweise darauf, dass die Symptome der Glutenunverträglichkeit nicht durch die Proteine der Glutenfamilie verursacht werden, die die Schlussleisten des Darms öffnen und Entzündungen auslösen, sondern durch die FODMAP im Getreide (FODMAP steht für fermentierbare Oligo-, Di-, Monosaccharide und Polyole).

Viele meiner Patienten haben eine dieser Diäten gemacht oder machen sie gerade, wenn sie zum ersten Mal zu mir kommen, und bei einigen haben diese Programme zu einer symptomatischen Verbesserung geführt. Es stimmt zwar, dass die Fermentierung verschiedener Zucker durch Bakterien – aber eher durch Hefepilze wie Candida – Gase erzeugt, und einige Gase blähen den Darm auf und verursachen Blähungen und/oder Schmerzen und Krämpfe, aber das ist kein Grund, alle gaserzeugenden Lebensmittel aus der Ernährung zu streichen. Das Energie-Paradox-Programm sorgt dafür, dass Ihre Darmfreunde die richtige Menge der richtigen Ballaststoffe bekommen, um genau die richtige Menge dieser wichtigen Gasotransmitter zu produzieren und nicht mehr.

Die im Körper vorhandene Menge an Gasotransmittern sollte, wie es schon in *Goldlöckchen und die drei Bären* heißt, »genau richtig« sein – nicht zu viel und nicht zu wenig. (In einer weniger märchenhaften Sprache heißt das, sie sollten einer hormetischen Kurve folgen; mehr über Hormesis erfahren Sie in Kapitel 6). In meiner langjährigen Arbeit mit Patienten habe ich fast immer festgestellt, dass sich die Beschwerden bessern, wenn ein Patient meinem Paradox-Programm folgt, selbst wenn er mit einer Diagnose wie Reizdarmsyndrom, BÜD oder Candida und der daraus resultierenden chronischen Erschöpfung zu mir kommt. Wenn es um Ihre Energiegleichung geht, sind drei der von Ihren Darmfreunden erzeugten Gasotransmitter besonders wichtig. An erster Stelle steht Wasserstoff. Das kleinste Molekül im Universum kann die Darmwand schnell durchdringen und in Ihre Zellen diffundieren, wo es schädliche Moleküle, die sogenannten Oxidantien, abwehrt. Wir wissen heute, dass Wasserstoff von vielen Darmmikroben produziert wird, und in den letzten zehn Jahren haben wir entdeckt, dass er sowohl ein starkes Antioxidans als auch ein Signalmolekül ist. Auch wenn die Bildung von zu viel Wasserstoffgas Sie zusammenzucken lassen kann, aktiviert es, wenn es in der richtigen Menge produziert wird, den Nrf2-Keap1-Signalweg, der Hunderte von Schutzproteinen und -enzymen reguliert, die am entscheidenden Zellschutz, der sogenannten Antioxidation, und den ebenso wichtigen Entgiftungsprozessen beteiligt sind. Darüber hinaus kann Wasserstoff Entzündungen buchstäblich »abschalten«, indem er einen anderen Signalweg herunterreguliert. Weniger Entzündung bedeutet weniger verschwendete Energie und damit mehr Energie für Sie! Wie ich Ihnen gesagt habe – Ihre Gase verdienen mehr Respekt.

Wasserstoffgas kann auch als therapeutisches Mittel eingesetzt werden, insbesondere, wenn es zusammen mit Trinkwasser verabreicht wird. Vielleicht haben Sie in meinem Podcast oder anderswo von diesem neuen Trend des »Wasserstoffwassers« gehört oder vielleicht haben Sie es irgendwo gesehen und sich gefragt, ob man Ihnen einfach nur überteuertes normales H_2O andrehen will – ich kann Ihnen versichern, dass es sich dabei keineswegs um einen Werbegag handelt. Es hat sich gezeigt, dass in Trinkwasser aufgelöster Wasserstoff den schädlichen Stress, der im Inneren Ihrer Zellen auftritt (den sogenannten oxidativen Stress), durch die Beseitigung reaktiver Sauerstoffspezies (darüber werden Sie in Kürze mehr erfahren) reduzieren kann, was zur Folge hat, dass sich die Symptome von Krankheiten wie Fettleibigkeit, metabolisches Syndrom und Parkinson abschwächen.[36] Die Tatsache, dass Parkinson-Patienten in ihrem Mikrobiom eine dramatisch geringere Menge an wasserstoffproduzierenden Bakterien aufweisen, deutet darauf hin, dass der im Darm produzierte Wasserstoff einen Einfluss auf die Prävention dieser schrecklichen neurodegenerativen Krankheit haben könnte.[37, 38] Moment mal, lesen Sie das noch einmal: Parkinson-Patienten haben weniger wasserstoffproduzierende Bakterienarten als normal. Wurden ihren Gehirnzellen die Signaldaten vorenthalten, die sie brauchen, um ihre Arbeit richtig zu machen? Oder wurden ihnen die schützenden Antioxidantien vorenthalten, die sie zum Gedeihen brauchen, oder beides? Die Evidenz deutet auf beides hin. Zeit für eine gründliche Überprüfung unseres »Bauchgefühls«, oder? Tatsächlich haben über 1500 Studien gezeigt, dass Wasserstoff Krankheiten lindert und die Behandlungsergebnisse bei einer Vielzahl von pathologischen Zuständen verbessert.[39]

Nachdem eine Gruppe von Darmbewohnern Wasserstoff produziert hat, wandelt eine andere Gruppe von Mikroben den Wasserstoff in weitere Gase wie Schwefelwasserstoff und Methan um, und zwar in einem Prozess, der als Kreuzfütterung bezeichnet wird. In diesem Fall wird Schwefel (der teilweise aus Kreuzblütlern stammt) mit Wasserstoff gekreuzt, um weitere gasförmige Botenstoffe zu erzeugen. Dies ist ein perfektes Beispiel für die Interdependenz von Ökosystemen: Die verschiedenen Bakterienstämme in Ihrem Darm ernähren sich von den Resten der jeweils anderen und können so zur Gesundheit des gesamten Ökosystems, einschließlich Ihrer selbst, beitragen.

Schwefelwasserstoff ist nichts, in das man gern seine Nase stecken würde – schließlich ist dieses nach faulen Eiern riechende Gas schon lange als hochgiftig bekannt. Als es im 17. Jahrhundert von einem deutschen Wissenschaftler entdeckt wurde, nahm man an, dass es aus der Kanalisation stamme, und machte es verantwortlich für eine schmerzhafte entzündliche Augenkrankheit bei Kanalarbeitern. Eine große Ansammlung von Schwefelwasserstoff im Gewebe ist zwar absolut giftig und schädlich, auch für die Mitochondrien und ihre Energieproduktion, aber was wir lange Zeit nicht wussten, ist, dass es in den richtigen Mengen nicht nur nicht toxisch ist, sondern auch äußerst wichtig für das Funktionieren unserer Zellen.[40] Außerdem wissen wir jetzt, dass es hilft, die Integrität der Darmschleimhaut aufrechtzuerhalten und so einen durchlässigen Darm zu verhindern.

Schwefelwasserstoff ist auch ein Neurotransmitter und Neuromodulator, der dem Gehirn helfen kann, besser zu lernen und Erinnerungen zu bewahren, und der gleichzeitig vor neurodegenerativen Krankheiten schützt. (Tatsächlich erleichtern alle wichtigen Gasotransmitter die Kommunikation zwischen den Neuronen, sodass Ihr Gehirn optimal funktionieren kann.)[41] Zusätzlich zu seinen gehirnfördernden Kräften scheint Schwefelwasserstoff eine bedeutende Rolle bei der kardiovaskulären Gesundheit zu spielen, indem er vor einem hohen Cholesterinspiegel und hohem Blutdruck schützt.[42] Interessanterweise kann dieser schützende Effekt jedoch durch eine falsche Ernährung zunichtegemacht werden. Es hat sich gezeigt, dass eine fettreiche Ernährung die Metabolisierung von Schwefelwasserstoff verringert und atherosklerotische Herzerkrankungen sogar begünstigt.[43, 44] Und wissen Sie noch, was ich über steife Blutgefäße und fehlende Energie gesagt habe? Das Gleiche gilt für die Energieproduktion des Herzens. Denken Sie darüber nach: Eine fettreiche Ernährung kann Herzkrankheiten verursachen, und zwar nicht, weil das Fett von Natur aus schlecht für Sie ist, sondern weil Ihre Darmfreunde nicht die richtigen Nährstoffe hatten, um genügend Schwefelwasserstoff zum Schutz Ihrer Blutgefäße zu produzieren. SMS an Ihren Kardiologen: »Setzen Sie die Statine ab und verschreiben Sie Brokkoli!«[45] Schwefelwasserstoff ist so wichtig, dass er nicht nur im Darm gebildet wird, sondern auch in den Zellen, wo er eine Rolle in der mitochondrialen Energiekette spielt; er kann notfalls sogar als Energiesubstrat für die Mitochondrien dienen, wenn die Zeiten hart sind. Und ich versichere Ihnen, wenn Sie wenig Energie haben, dann sind die Zeiten hart für Ihre Mitochondrien!

Leider ist das Gegenteil der Fall – und ein fast völlig unbekannter Grund für die tägliche Müdigkeit. Wenn Ihr Körper das Fehlen dieser essenziellen Gase aufgrund eines unterversorgten und auf sich selbst gestellten Mikrobioms feststellt, kann er in den Energiesparmodus wechseln: Besser, es vorsichtshalber etwas langsamer angehen zu lassen; irgendetwas ist im Busch.[46, 47, 48]

Allmählich verstehen Sie wahrscheinlich, warum die Menschen, die immer noch als Jäger und Sammler von ihrem Land leben – wie die Hadza, die anscheinend in der Lage sind, aus derselben Menge Kalorien mehr Energie zu gewinnen als sitzende Büroangestellte –, in der Lage sind, dies zu bewerkstelligen. Ihr Darmbiom ist gut genährt und produziert reichlich Postbiotika, die gewährleisten, dass Entzündungen gelindert und unter Kontrolle gehalten werden, und – wie Sie gleich sehen werden – ihre Darmfreunde arbeiten für ihr Energieproduktionssystem, indem sie bei Bedarf Energiesubstrate schicken, vor allem, wenn zwischen gejagten und gesammelten Mahlzeiten viel Zeit vergeht! Auch wenn die Vorstellung, dass Ihr Darm der Ort ist, von dem so vieles ausgeht, was dazu führt, dass Sie sich energiegeladen, klar und konzentriert fühlen, beängstigend erscheinen mag, so ist sie in Wirklichkeit ermutigend. Studien zeigen, dass Sie Ihr Mikrobiom innerhalb weniger Tage zum Positiven verändern können, wenn Sie auf das verzichten, was der Darmwand und den Darmfreunden schadet, und ihnen das geben, was sie brauchen.[49]

Das Universum der Bakterien in Ihrem Körper steuert einen großen Teil unserer Gesundheit; und Sie als Mensch haben einen großen Einfluss darauf, wie gut sie ihre Arbeit machen, denn der größte Teil dieser Kommunikation hängt von Ihren täglichen Entscheidungen ab. Dazu gehören die Lebensmittel, die Sie essen, die Chemikalien, mit denen Sie täglich in Berührung kommen, und sogar die Art und Weise, wie Sie sich Ihre Mahlzeiten einteilen (mehr dazu in Kapitel 6). Alles beginnt mit Ihrer Achtsamkeit gegenüber Ihren Wurzeln und Ihrem Boden. Versuchen Sie, mit abgestorbener Erde, einem Mangel an Kompost und einem ständigen Strom von synthetischen Chemikalien einen vitalen, robusten Organismus zu kultivieren? Viele von uns sind praktisch wie wandelnde Pflanzen in einem überzüchteten, monokulturell bewirtschafteten Feld; auf Krücken gestützt, innerlich schwach und mit einem inneren Ökosystem, das ständigen Angriffen ausgesetzt ist. Zum Glück für Sie kann sich das jetzt zum Besseren wenden. Doch bevor Sie lernen, wie das geht, müssen wir uns dem zweiten »M« der Energiegleichung zuwenden: Ihren Mitochondrien.

Energiemythos #3: Herr Doktor, ich leide an Nebennierenermüdung!

Es herrscht große Verwirrung darüber, wie Stress, die Nebennierenfunktion und Erschöpfung miteinander interagieren. Meine Praxis wird von müden, an Hirnnebel leidenden und insgesamt schlecht funktionierenden Patienten überschwemmt, denen (entweder von einem gutmeinenden Arzt oder von Dr. Google) gesagt wurde, sie hätten eine »Nebennierenermüdung«. Andere kommen mit einem

»hohen Cortisolspiegel«, den sie selbst diagnostiziert haben, und machen diesen für ihre hartnäckige Gewichtszunahme oder ihren schlechten Schlaf verantwortlich. Häufig geben meine Typ-A-Patienten (als die Perfektionisten, die sie sind) sich selbst die Schuld für das, was sie für ein Nebennieren-Cortisol-Chaos halten. »Ich habe meine Nebennieren ausgebrannt, weil ich zu viel gearbeitet, zu viel Kaffee getrunken und nicht zum Yoga gegangen bin«, sagen sie vielleicht, wahrscheinlich inspiriert durch die zahlreichen Mythen, die durch das Internet geistern. Andere haben ein kleines Vermögen für Nahrungsergänzungsmittel ausgegeben, um diese verdammten kaputten Nebennieren zu »reparieren«.

Liebe Leserin, lieber Leser, wenn »Nebennierenermüdung« ein Begriff ist, der in letzter Zeit immer wieder in Ihrem erschöpften und schlecht funktionierenden Geist aufgetaucht ist, sollten Sie eines verstehen: Sie haben zwar insofern recht, als dass chronischer Stress die Dinge aus dem Gleichgewicht bringt, aber es ist höchst unwahrscheinlich, dass Ihre Nebennieren das Maximum ihrer Leistungskraft erreicht und aufgegeben haben oder dass Sie Ihren Körper mit einer ungeheuren Menge an Cortisol überfluten. Wahrscheinlicher ist, dass Ihre Nebennieren, wie bei 95 Prozent meiner erschöpften Patienten, völlig in Ordnung sind. Ja, Sie haben richtig gelesen – von den Tausenden von Patienten, die ich behandelt habe, hatten weniger als zehn morgens einen abnorm niedrigen Cortisolspiegel. So wie Ihre Zellen insulinresistent werden können, wenn die Insulinrezeptoren durch Ceramide blockiert werden, können auch die Rezeptoren Ihrer Nebennierenhormone blockiert werden, sodass Sie die Botschaften, die diese Hormone Ihnen schicken wollen, nicht mehr empfangen können, was wiederum zu mehr Entzündung führt – und möglicherweise ist das genau das, was Sie so müde macht. Lassen Sie mich das erklären.

Ihre Nebennieren produzieren die Hormone Cortisol, Adrenalin und Noradrenalin, die anregende und blutzuckersteigernde Hormone sind. Diese Hormone sorgen unter anderem dafür, dass Sie morgens in Schwung kommen. (Man könnte sie auch als »Get-up-and-go«-Hormone bezeichnen.) Im Laufe eines 24-stündigen Zyklus schwanken die Werte natürlich. Bei den meisten meiner Patienten, auch bei denjenigen, die sich als »müde und aufgekratzt« bezeichnen, liegt der tatsächliche Cortisolspiegel im Blut im Bereich normaler Werte. (Unbehandelt ist ein chronisch erhöhter Cortisolspiegel wirklich besorgniserregend, weil er den Hippocampus, das Gedächtniszentrum des Gehirns, schädigen kann; meiner Erfahrung nach ist das jedoch eher selten der Fall.) Chronischer Stress bedeutet vielmehr, dass Sie so viel Noradrenalin, Adrenalin und Cortisol produzieren, dass Ihre Zellrezeptoren dafür weniger empfindlich geworden sind. Das ist an sich schon ein Problem: Es scheint, dass dauerhafter Stress eine Glukokortikoidrezeptor-Resistenz

(GKR) verursacht, die dann die angemessene Regulierung der Entzündung durch die Hypothalamus-Hypophysen-Achse stört.[50] Wenn die Rezeptoren durcheinander sind, können Entzündungen nicht aufgehalten werden. Und das macht Sie so richtig müde!

Ihre Zellen haben elegante Methoden, um sich gegen ein »Zuviel des Guten« zu schützen. So wie sich die Mitochondrien vor dem Ansturm von zu vielen Kalorien, insbesondere Zucker, schützen, indem sie dagegen resistent werden, so schützen sich auch die Zellen vor der chronischen Überstimulation durch Nebennieren- und Cortisolhormone, indem sie dagegen resistent werden. (Das ist so ähnlich wie die Fähigkeit von Teenagern, die Stimmen ihrer Eltern einfach auszublenden.) Ihre Nebennieren sind also völlig in Ordnung, Ihre Zellen haben nur aufgehört, ihnen zuzuhören. Anstatt Ihr Erspartes für Nebennierenpräparate und -tinkturen auszugeben oder sich wegen Ihres morgendlichen Kaffees Vorwürfe zu machen, möchte ich Sie ermutigen, an dem größeren Projekt der Entzündungsreduzierung zu arbeiten und das Programm zur Verbesserung des zirkadianen Rhythmus in Angriff zu nehmen, der das »C^2« in der Gleichung $E = M^2C^2$ ist.

Kapitel 4

Ihre mächtigen Mitochondrien sind völlig durcheinander

Der Kern der Energiekrise des 21. Jahrhunderts liegt in der Überschrift dieses Kapitels. Wenn Sie eine Müdigkeit verspüren, die Sie einfach nicht abschütteln können, würde ich wetten, dass sich das Szenario, das ich gleich beschreiben werde, in all Ihren Zellen abspielt. Das ist eine gewagte Behauptung, das ist mir klar. Aber die große Mehrheit der Menschen bombardiert ihr zelluläres Energiesystem unbeabsichtigt mit zu viel Brennstoff. Und das ist der Widerspruch, der den Kern des Energie-Paradoxes ausmacht: Sie sind überversorgt, aber gleichzeitig unterversorgt. Das liegt daran, dass ein Missverhältnis besteht zwischen den Bedingungen, die Ihre vier Billiarden Energiearbeiter – auch bekannt als Ihre Mitochondrien – benötigen, und der Nahrung, die sie von Ihnen erhalten. Da ihnen die Rohstoffe fehlen, die sie zur Energieerzeugung brauchen, sie aber mit buchstäblich tonnenweise minderwertigem Treibstoff bombardiert werden, sind sie gezwungen, einige verzweifelte Maßnahmen zu ergreifen, um die Energieproduktion aufrechtzuerhalten.

Ich kann Ihnen versichern, dass die mitochondriale Dysfunktion nicht nur die Ursache der weitverbreiteten Erschöpfung ist, sondern auch für viele der Krankheiten verantwortlich ist, von denen heute Millionen Menschen betroffen sind, zum Beispiel Herzerkrankungen, Kardiomyopathien, Diabetes, das metabolische Syndrom, Krebs, Fettleibigkeit, Autoimmunerkrankungen und neurodegenerative Erkrankungen.[51] Tatsächlich ist ständige Müdigkeit ein Warnzeichen dafür, dass Ihre Mitochondrien überfordert und unterversorgt sind und möglicherweise kurz vor einem Streik stehen. Aus offensichtlichen Gründen möchten Sie nicht, dass Ihre lebenswichtigen Arbeiter ihre Bemühungen einschränken oder die Fließbänder stilllegen, wodurch Ihren Zellen, Geweben und Organen die Energie entzogen würde, die sie zum Funktionieren benötigen. In gewisser Weise könnte man sagen, dass alle Krankheiten eine Funktion eines Energiedefizits sind. Der Mensch wird krank, wenn seine mächtigen Mitochondrien krank sind.

Sie sind klein, aber sie sind viele

Ich stelle mir Mitochondrien immer als kleine Klone von Mighty Mouse vor – der Hauptfigur einer Zeichentrickserie aus den 1950er-Jahren, die ich als Kind so gern gesehen habe (und ja, mir ist bewusst, dass ich nicht mehr der Jüngste bin). Mighty Mouse war ein mächtiger, aber winziger Superheld, der wirklich, wie der Titelsong versprach, »kam, um den Tag zu retten« – genau wie Ihre Mitochondrien im wirklichen Leben. Diese winzigen stäbchenförmigen Organellen befinden sich in fast jeder Zelle Ihres Körpers, wo sie in großer Zahl leben – in manchen Zellen können es Tausende sein. Besonders zahlreich sind sie in den Zellen von Geweben und Organen, die viel Energie benötigen, wie Muskeln, Gehirn, Herz und Leber. So winzig sie auch sein mögen, sie spielen eine entscheidende Rolle, um Sie am Leben zu erhalten, indem sie die täglich aufgenommene Nahrung – die in Glukose aus Kohlenhydraten, Aminosäuren aus Proteinen und Fettsäuren aus Fetten aufgespalten wird – in die Energiewährung umwandeln, die Ihre Zellen tatsächlich ausgeben können: ATP.

Wahrscheinlich denken Sie nicht oft über diese unsichtbare Tätigkeit nach. Doch die Leistung der Mitochondrien ist gigantisch. Der Energiebedarf Ihres Körpers ist ziemlich schwindelerregend. Ein durchschnittlich großer Mensch bei guter Gesundheit erzeugt täglich etwa 140 Pfund ATP.[52] Richtig gelesen: 140 Pfund. Da Sie nach einer recht konservativen Schätzung etwa dreieinhalb Pfund Nahrung pro Tag essen, ist das eine enorme Investitionsrendite. Und wenn Sie jetzt denken: »Ich wiege kaum 140 Pfund, wo um alles in der Welt steckt das ganze ATP?«, lautet die Antwort: Sie haben es verbraucht! (Und das gilt nur für den Ruhezustand. Wenn Sie aktiv sind, ist Ihr Energieverbrauch noch viel höher.) Kein Wunder also, dass die Gesundheit Ihrer Mitochondrien so wichtig für Ihr Wohlbefinden ist!

In Kapitel 3 haben Sie gelesen, dass diese Kraftwerke eine faszinierende Entstehungsgeschichte haben: Sie entwickelten sich aus Bakterien, die von den Vorläufern der eukaryotischen Zellen verschlungen wurden, die die Grundlage für den größten Teil des Lebens auf der Erde bilden. Die Transformation dieser Urbakterien (oder Protomitochondrien) in die heutigen Mitochondrien war für die Evolution des Lebens von grundlegender Bedeutung.[53] Vor fast eineinhalb Milliarden Jahren entwickelten sich diese uralten Bakterien in einer an Schwefelwasserstoff reichen Umgebung – bevor sich die heutige sauerstoffreiche Atmosphäre bildete –, die ihnen bei der Energiegewinnung half, eine Fähigkeit, über die sie auch heute noch in ihrem neuen Zuhause in unseren Zellen verfügen. Die Bakterien nutzten nicht nur den Schwefelwasserstoff, sondern halfen den frühen Zellen auch bei der Atmung, das heißt bei der Verwendung von Sauerstoff zur Energiegewinnung; im Gegenzug gaben die Zellen ihnen ein Zuhause. Im Laufe der Zeit entwickelte sich das Mitochondrium zu einem wesentlichen Bestandteil der Zelle. Es behielt jedoch viele seiner ursprünglichen bakteriellen Eigenschaften bei; Mitochondrien haben nicht nur eine einzigartige Doppelmembran, die sie vom restlichen Zellinhalt trennt, sondern sie haben auch ihre eigene DNA, genau wie Ihre Darmfreunde. Das bedeutet, dass sie sich zur selben Zeit teilen können wie ihre Wirtszellen, sich aber auch jederzeit unabhängig von der Zellteilung durch einen Prozess namens Mitogenese teilen können. Die Tatsache, dass sie sich innerhalb ihrer Wirtszelle selbst vermehren können, ist von entscheidender Bedeutung, wenn die Energieproduktion erhöht werden muss – mehr Energiearbeiter können mehr Energie erzeugen.

Ich erzähle Ihnen diese alte Geschichte aus zwei Gründen. Erstens, weil Ihr Mikrobiom und Ihre Mitochondrien immer noch in einer Art »Schwesternschaft« leben, verbunden durch ihre gemeinsame bakterielle Vergangenheit. So wie Sie die erste Kolonie von Mikroben vom Körper Ihrer Mutter mitbekommen haben, so haben Sie auch Ihre Mitochondrien von Ihrer Mutter geerbt. Und wie gute Schwestern kommunizieren diese oft miteinander und tauschen über die Postbiotika Signale aus. Ihre Darmmikroben unterhalten sich ständig mit Ihren Mitochondrien und teilen ihnen mit, ob alles in Ordnung ist und ob sie weiterhin Energie produzieren sollen oder ob etwas nicht stimmt und die Energieproduktion gedrosselt werden sollte.

Der zweite Grund ist folgender: Da Ihre Mitochondrien bakterieller Natur sind, können sie von Ihrem stets wachsamen Immunsystem unter die Lupe genommen werden. Sollte mit Ihren Mitochondrien etwas schiefgehen, können beschädigte oder sogar abgestorbene Mitochondrien aus den Zellen in den Blutkreislauf gelangen, wo sie vom Immunsystem gescannt und möglicherweise als Bedrohung eingestuft werden. Dieses Szenario ist in der Tat ein Paradox: Ihre Energiefabriken können tatsächlich zu energieraubenden Entzündungen beitragen.

Die Funktion der Mitochondrien beschränkt sich nicht nur auf die Herstellung von ATP, sondern sie beeinflussen auch das Schicksal der Zellen, in denen sie leben, indem sie eine wichtige Rolle bei der Regulierung der zellulären Homöostase spielen, zu der auch der Ausgleich des zellulären Kalziumspiegels gehört (ein scheinbar kleines Detail mit großer Wirkung). Darüber hinaus steuern sie einen Großteil der Kommunikation, die innerhalb der Zellen stattfindet (eine Funktion, die als intrazelluläre Signalgebung bezeichnet wird). Mit anderen Worten: Sie sagen der DNA und anderen Organellen Ihrer Zellen, was sie zu tun haben. Sie spielen auch eine Schlüsselrolle bei der Produktion mehrerer Steroidhormone, darunter die Sexualhormone Östrogen und Testosteron, und sie sind an der Synthese von Häm beteiligt, das für den Sauerstofftransport im Körper und einen angemessenen Sauerstoffgehalt im Blut unerlässlich ist.[54] Moment mal, Hormonmangel und »eisenarmes Blut« können die Folge von gestörten Mitochondrien sein? Da ihr Wohlbefinden so entscheidend für Ihre Energie und Ihre allgemeine Gesundheit ist, müssen sie unbedingt in einem guten Zustand sein.

Wie Energie erzeugt wird

Wie spielt sich all diese »Magie« ab – wie genau funktionieren Ihre Mitochondrien? Der Fachbegriff für den Prozess, durch den sie Energie gewinnen – also die Umwandlung von Nahrung und Sauerstoff in Energie – lautet Zellatmung. Die Zellatmung läuft in jedem einzelnen Mitochondrium wie eine Art Fließbandarbeit ab, bei der mehrere Prozesse aufeinanderfolgen. Sie beginnt mit Kohlenstoff: Auf der elementarsten Ebene – die *Star-Trek*-Fans unter Ihnen werden das lieben – sind Sie eine auf Kohlenstoff basierende Lebensform. Die gesamte Nahrung, die Sie zu sich nehmen, wird letzten Endes in einen Haufen Kohlenstoffmoleküle (Zucker, Aminosäuren und Fette) zerlegt, die in Ihre Zellen und dann in Ihre Mitochondrien gelangen. Dort durchlaufen diese Moleküle eine Reihe von Reaktionen, die als Krebszyklus bezeichnet werden. (Das entspricht dem Fließband in unserem Vergleich.) Zunächst werden sie in geladene (oder elektrifizierte) Teilchen umgewandelt, die dann durch eine Reihe chemischer Reaktionen durch die innere Mitochondrienmembran befördert werden. Während dieses Prozesses werden die Moleküle zunehmend angeregt oder »aufgeladen«. Die geladenen Teilchen sind wie heiße Kartoffeln, die immer heißer werden, während sie von einer Ladungsstufe zur nächsten springen. Im letzten Schritt des Krebszyklus wird ein positives Wasserstoffion von den Enzymen abgezogen und mit einem wartenden Sauerstoffmolekül zu dem energiereichen Molekül ATP kombiniert.

Wie bei den meisten Formen der Energieerzeugung entstehen bei diesem Prozess Nebenprodukte, darunter Kohlendioxid, Wasser, Wärme und einige unangenehme Schadstoffe, die als reaktive Sauerstoffspezies (ROS) bezeichnet werden und so etwas wie die Abgase aus dem Motor Ihres Autos sind. Wie Ihr Auto haben auch die Mitochondrien ihre eigenen »Katalysatoren«, die die bei der Verbrennung entstehenden giftigen Produkte in weniger schädliche Verbindungen umwandeln. Wenn »bösartige« Elektronen (negativ geladene Moleküle) am Fließband der Zellatmung auf Sauerstoff treffen, werden ROS ausgestoßen, unter anderem die sogenannten freien Radikale, von denen Sie wahrscheinlich schon gehört haben. ROS, einschließlich der freien Radikale, sind die Übeltäter, die das oft erwähnte Phänomen des oxidativen Stresses antreiben. Oxidativer Stress führt zu einer Zellschädigung, die darauf zurückzuführen ist, dass die Menge der ROS die antioxidative Kapazität der Zellen übersteigt, und wird häufig mit dem Altern und chronischen Krankheiten in Verbindung gebracht.

Obwohl sie tatsächlich schädlich sein können, verdienen die ROS ihren Ruf als »Bösewichte« nicht ganz. Wenn sie in geringen Mengen vorhanden sind, spielen sie eine positive Rolle und dienen als Signalmoleküle, die zur Erhaltung der Zellgesundheit beitragen. Erst wenn sie im Übermaß produziert werden, weil die Energiefabriken viel zu hart arbeiten müssen oder ein Teil des »Automotors« nicht richtig funktioniert, richten sie Schaden an. Eine Überproduktion von ROS schädigt die Mitochondrien und kann schließlich zur

Apoptose führen, einer Form des Zelltods, bei der die Zelle oder Zellbestandteile buchstäblich explodieren. Ein Übermaß an geschädigten Mitochondrien und zerplatzten Zellen ist nicht wünschenswert, denn dann können Zellfragmente in den Kreislauf gelangen und weitere Entzündungen hervorrufen und sogar die Gehirnfunktion beeinträchtigen. Wie kann man also verhindern, dass die ROS alles zerstören? Glücklicherweise verfügen Ihre Mitochondrien in der Regel über reichlich Antioxidantien, die es ihnen ermöglichen, die ROS im Gleichgewicht zu halten – genug von ihnen, um ihre Signalfunktionen zu erfüllen, aber nicht zu viele, um Schaden anzurichten. Wenn jedoch ein Teil der mitochondrialen Versorgungskette durcheinandergerät – indem die falschen Stoffe zur falschen Zeit an das Fließband geliefert werden oder zu viel von den »richtigen« Stoffen, wodurch das Fließband überlastet werden kann –, können diese »Kraftwerke der Zelle« zu »Kraftwerken der Krankheit« werden.

Ihre Mitochondrien sind außerordentlich flexibel

Vielleicht hat Sie unser kurzer Überblick über den Krebszyklus für einen Moment in den Biologieunterricht in der Schule zurückversetzt und Sie haben sich an die Grundformel erinnert, dass Nahrungsmoleküle (aus dem Essen) in Verbindung mit Sauerstoff (aus der Atmung) Energie ergeben. Das ist zwar im Großen und Ganzen richtig, aber ein bisschen zu einfach gedacht, denn Ihr Energiefließband zeichnet sich durch eine Besonderheit aus, die man Ihnen in der Schule wahrscheinlich nicht beigebracht hat.

Mitochondrien haben die Fähigkeit, verschiedene Brennstoffe auf leicht unterschiedliche Weise zu verarbeiten, um ATP zu erzeugen. Jedes Mitochondrium kann drei verschiedene Brennstoffsubstrate verarbeiten, die alle Kohlenstoffatome enthalten: Glukose oder andere Einfachzucker aus Kohlenhydraten, Aminosäuren aus Proteinen oder Fettsäuren und/oder Ketonkörper aus Fetten. Um noch einmal das Beispiel Ihres Automotors heranzuziehen: In einem Auto gibt es ein eindeutiges Entweder-oder. Er läuft entweder mit Benzin oder mit Diesel, und der unglückliche Fahrer, der die beiden Kraftstoffe an der Zapfsäule verwechselt, kann einem leidtun! Aber Ihre Mitochondrien haben eine besondere Gabe: Sie sind flexibel und können mehrere Kraftstoffe verwenden.

Ihr Verdauungssystem ist brillant konstruiert, und zwar so, dass all diese Brennstoffquellen in einer bestimmten Reihenfolge verarbeitet werden. Stellen Sie sich einen Teller mit Lachs (Eiweiß und etwas Fett), etwas Spinat (Glukose und Ballaststoffe) und Süßkartoffeln (Glukose aus Stärke plus Ballaststoffe) vor, die alle mit Olivenöl (Fett) beträufelt sind. Alle drei Arten von Brennstoff müssen schließlich auf das Fließband der Energieerzeugung gelangen, aber sie kommen nicht gleichzeitig dort an. Die einfachen Kohlenhydrate werden am schnellsten aufgespalten. Die Aufspaltung von Stärke, einem komplexeren Kohlenhydrat, dauert etwas länger, aber beide werden zu Glukose umgewandelt. Von allen Brennstoffen ist Glukose derjenige, der am schnellsten absorbiert wird, weshalb er normalerweise als Erstes von Mitochondrien verarbeitet wird. Proteine müssen verdaut und in Aminosäuren aufgespalten werden, bevor sie aus dem Darm aufgenommen werden können. Sie gelangen also erst später zur Verarbeitung in die Zellen, und selbst dann müssen sie erst über einen als Glykolyse bekannten Prozess in Glukose oder eine andere Verbindung namens Pyruvat umgewandelt werden, bevor sic auf das Energiefließband gelangen können. Die mit der Nahrung aufgenommenen Fette kommen in der Regel zuletzt an, da sie auf eine völlig andere Weise durch die Darmwand absorbiert werden: Sie gelangen erst in das Lymphsystem und nehmen einen Umweg durch den Körper, bis sie schließlich im Blutkreislauf und dann in den Zellen landen. Da dieses Beispiel einer »idealen« Mahlzeit aus nährstoffreichen, unverarbeiteten Zutaten mit intakten Ballaststoffen besteht (Spinat und Süßkartoffeln), erfolgt die Verdauung und Absorption der verschiedenen Bestandteile langsam, sodass Ihre Mitochondrien nicht von zu vielen auf einmal eintreffenden Brennstoffen überwältigt werden. Die »Vollwertigkeit« dieser Nahrungsmittel, deren Aufspaltung in ihre verschiedenen Bestandteile viel Arbeit erfordert, übernimmt die Funktion einer Ampel und einer Tempohemmschwelle, wenn die Nahrungsmoleküle darum wetteifern, auf die Autobahnauffahrt und dann auf die Energieautobahn Ihrer Mitochondrien zu gelangen. Diese Funktion sorgt dafür, dass sie sich nach und nach in den Verkehr einfädeln können.

Diese Fähigkeit der Mitochondrien, problemlos zwischen verschiedenen Brennstoffquellen zu wechseln, um ATP zu erzeugen, wird als metabolische Flexibilität bezeichnet. Stoffwechselflexibilität ist der Grundstein für ein gesundes Energiesystem und damit ganz allgemein für Gesundheit und Langlebigkeit: ohne sie kann Ihre Energieproduktion zusammenbrechen. Die metabolische Flexibilität stellt sicher, dass Ihre Mitochondrien Ihren Körper und Ihr Gehirn auch dann mit Energie versorgen können, wenn eine Brennstoffart zur Neige geht, zum Beispiel, wenn die Glukosevorräte niedrig sind, oder nachts, wenn Sie schlafen und nichts essen. Ihre Mitochondrien sind so konzipiert, dass sie nachts auf Sparflamme laufen, Reparaturarbeiten durchführen und sich ausruhen, wie es sich jeder Arbeiter nach einem anstrengenden Tag wünschen würde. Da keine neue Nahrung verarbeitet wird, verwenden sie dazu normalerweise überschüssigen Brennstoff, der in Ihren Fettzellen gespeichert wurde. Wenn keine Nahrung zugeführt wird (Hoffentlich essen Sie nicht im Schlaf!), werden diese gespeicherten Fette in Form von freien Fettsäuren in den Blutkreislauf freigesetzt – sie sind sozusagen Ihr »Sparflammentreibstoff«. Unter bestimmten Bedingungen können Ihre Mitochondrien auch Ketone verbrennen, eine spezielle Art von Fett, das in Ihrer Leber aus Fettsäuren hergestellt wird, wenn die Zuckervorräte über einen längeren Zeitraum sehr niedrig bleiben, zum Beispiel, wenn Sie keine Kohlenhydrate zu sich genommen haben, etwa zwölf Stunden lang nichts gegessen haben oder durch intensive körperliche Anstrengung Ihren gesamten gespeicherten Zucker (Glykogen) verbraucht haben. Wie Sie bald erfahren werden, sind Ketone auch für die Gesundheit der Mitochondrien und die geistige Klarheit sehr hilfreich, aber nicht so, wie Sie wahrscheinlich denken.

Man könnte dieses flexible Treibstoffsystem mit einem Hybridauto vergleichen. Während es mit Benzin (Glukose) betrieben wird, wird die Batterie aufgeladen (Fettspeicher) und die gespeicherte elektrische Energie steht zur Verfügung, sobald das Benzin verbraucht oder der Benzinmotor ausgeschaltet ist. In ähnlicher Weise zapfen die Mitochondrien nachts, wenn Sie nicht essen, Ihre »Batterie« an und verwenden freie Fettsäuren (FFS) und/oder Ketone, um ATP zu erzeugen.

Die Fähigkeit, eine breite Palette von Brennstoffquellen zu nutzen, bietet eine Reihe von Vorteilen. Erstens bedeutet es, dass Sie nicht umkippen, wenn Sie am Ende des Tages nichts mehr essen – Ihr Körper verbrennt einfach den gespeicherten Brennstoff. Zweitens bedeutet es, dass Ihr Gehirn, das normalerweise ein ziemlicher Glukosefresser ist, auch unter schwierigen Umständen noch funktionieren kann, da Sie in »harten Zeiten« Ketone herstellen, um Ihre Gehirnneuronen am Leben zu erhalten – und Sie tun dies ausschließlich zu diesem Zweck. Wir werden immer wieder auf diesen subtilen, aber sehr wichtigen Punkt zurückkommen. Sie stellen Ketone für Ihre Gehirnneuronen her, wenn Glukose knapp wird. Im Gegensatz zu allen anderen Zellen in unserem Körper (mit Ausnahme der roten Blutkörperchen) kann unser Gehirn keine freien Fettsäuren zur Energiegewinnung nutzen (sie können nicht so leicht und rechtzeitig ins Gehirn gelangen), aber es kann sowohl Ketone als auch von Ihren Darmfreunden hergestelltes Butyrat zur ATP-Produktion nutzen.[55]

Drittens ermöglicht die mitochondriale Flexibilität Ihrem Energiesystem, sich an periodische Veränderungen des Nahrungsangebots und seine aktuelle Verfügbarkeit anzupassen. Denken Sie an Ihre Vorfahren, die Jäger und Sammler, aus denen Sie sich entwickelt haben. Nach einer erfolgreichen Jagd oder Futtersuche, vielleicht nach einigen harten und hungrigen Tagen, haben sie nicht nur ein wenig genascht, sondern sich richtig satt gegessen. Sie waren in der Lage, große Mengen einer bestimmten Art von Brennstoff zu verarbeiten – zum Beispiel Proteine aus Wildtieren oder Kohlenhydrate aus Wildbeeren oder Bienenhonig – und sich dann in kürzester Zeit auf einen anderen Brennstoff einzustellen, zum Beispiel, um in den unvermeidlich folgenden mageren Zeiten die gespeicherten Fette zu verbrennen. Diese Fähigkeit der metabolischen Flexibilität ist den Mitochondrien angeboren, kann aber verloren gehen, wenn man zu häufig raffinierte und ultraverarbeitete Lebensmittel zu sich nimmt – und schlimmer noch, wenn man dies mit einer sitzenden Lebensweise kombiniert. Die Wiederherstellung der Mitochondrienfunktion ist der Schlüssel zur Wiederherstellung dieser Flexibilität und zur Verbesserung der Energieproduktion.

Von flexibel bis festgefahren

Vergleichen wir nun unsere »vollwertige« Mahlzeit aus Lachs, Süßkartoffeln und Spinat mit den Lebensmitteln, die wir im Rahmen unserer modernen Ernährung häufig zu uns nehmen. Unsere heutige Ernährung besteht oft aus »lebensmittelähnlicher Nahrung«, der die Ballaststoffe während des Herstellungsprozesses entzogen wurden und die in Form einfacher Zucker, Fette und Proteine »vorverdaut« auf unseren Tellern landet – ein Begriff, den auch Dr. David Kessler in seinem Buch *Fast Carbs, Slow Carbs* verwendet hat. (Funfact: Der Begriff »vorverdaut« wurde erstmals von der Firma Kelloggs verwendet, um ihre Cornflakes als die erste vorverdaute Mahlzeit der Welt zu beschreiben.) Durch diese Verarbeitung können unterschiedliche Brennstoffquellen in einer Art »Hyperabsorption« gleichzeitig verarbeitet werden, was für Ihren Blutkreislauf und Ihre Leber eine plötzliche Rushhour bedeutet. Erschwerend kommt hinzu, dass unsere Ernährung ziemlich viel Fruktose enthält. Fruktose ist der Zucker in Früchten, Mais und Rüben, und obwohl sich das gut und schön anhört (Diese Dinge sind doch alle total natürlich, oder?), ist unser Körper nicht darauf eingerichtet, sie in großen Mengen zu konsumieren. (Fruktose ist auch in Form von Maissirup mit hohem Fruchtzuckergehalt in unserer Nahrung allgegenwärtig.) Im Gegensatz zu Glukose, die direkt in den Blutkreislauf aufgenommen wird, gelangt Fruktose, nachdem sie im Darm absorbiert wurde, auf direktem Weg in die Leber, wo sie in die Fettsäure Palmitat umgewandelt wird, die dann sofort in den Blutkreislauf abgegeben wird. Jetzt kommen also freie Fettsäuren und Glukose gleichzeitig in Ihren Mitochondrien an, was normalerweise nicht der Fall wäre – denken Sie daran, dass Fette, die Sie essen, immer den »langen Weg nach Hause« nehmen, indem sie, bevor sie in den Blutkreislauf gelangen, im Lymphsystem durch den Körper zirkulieren, nachdem sie über Fetttransportmoleküle – die sogenannten Chylomikronen – aus dem Darm aufgenommen wurden. Wenn Sie jedoch viel Fruktose zu sich nehmen, aus der Palmitat entsteht, kommen freie Fettsäuren und Glukose gleichzeitig in Ihren Mitochondrien an.

Da Fette auf eine andere Weise in ATP umgewandelt werden als Glukose, gerät das Fließband ins Stocken, noch bevor andere Brennstoffquellen (wie Proteine) eintreffen. Das Ergebnis: ein mitochondrialer Verkehrsstau.[56]

Bis vor 100 Jahren war dieser Stau kein Problem, da man »vollwertige Lebensmittel«, nun ja, voll und ganz verzehrte, was den Mitochondrien Zeit gab, jede einzelne Brennstoffquelle effizient zu verarbeiten. Unser moderner Verkehrsstau hat ganz reale Auswirkungen auf die Energieproduktion – wenn alle gleichzeitig versuchen, sich auf die mitochondriale Autobahn zu drängeln, kommt es zu Blechschäden und aggressivem Fahren (diese ROS-Typen, also die reaktive Sauerstoffspezies, von der schon auf Seite 65 die Rede war) und es wird wenig bis gar keine Energie produziert. Kein Wunder, dass Ihre Energie nach dem Verzehr von Fast Food, einem Power-Smoothie oder einer typisch westlichen Mahlzeit mit ihrem hohen Fett-, Eiweiß- und Kohlenhydratgehalt zusammenbricht – es gibt buchstäblich mehrere Unfälle auf Ihrer energieproduzierenden Autobahn! Multiplizieren Sie dieses Problem nun mit der Tatsache, dass die meisten von uns bis zu 16 Stunden täglich mit der Verdauung und Verarbeitung von Nahrung beschäftigt sind – die Straße hat nie eine Chance, frei zu werden.

Das Paradox der Monodiäten

Ich habe mich im Laufe der Jahre viel mit diesem Rätsel beschäftigt und über die Bedingungen nachgedacht und geschrieben, die unsere Mitochondrien brauchen, um ihre Arbeit bestmöglich zu erledigen. Dabei ist mir vor allem ein Paradox aufgefallen, das wirklich seltsam ist: Die von Ernährungswissenschaftlern empfohlene »ausgewogene Ernährung« führt häufig zu Gewichtszunahme und Energieverlust, während extremere Ernährungsprotokolle anscheinend erfolgreichere Ergebnisse liefern. Lassen Sie mich das kurz erklären: Wenn Sie meine Bücher gelesen und meine Äußerungen in anderen Medien verfolgt haben, wissen Sie, dass ich mich intensiv mit den Vor- und Nachteilen von Diätprogrammen beschäftigt habe. Im Laufe meiner Karriere habe ich eine ganze Reihe von Diäten kennengelernt, deren Befürworter schwören, sie seien der einzige Weg, um gesund, energiegeladen und schlank zu werden. Hier nur eine kleine Auswahl: die Duke-Reis-Diät (ja, man isst im Grunde nur Reis); die Eierdiät (Sie haben es erraten); die Kohlsuppendiät; die Atkins-Diät in ihrer ursprünglichen Form (viel Fett und wenig Kohlenhydrate); die jüngere karnivore Fleischesserdiät (die eigentlich eine modifizierte Atkins-Diät ist – viel Protein, wenig Kohlenhydrate); vegane Diäten wie *Eat to Live* oder *Forks Over Knives* (viel Kohlenhydrate, wenig Protein und Fett), die Keto-Diät (80 Prozent Fett, extrem wenig Kohlenhydrate und Protein) und die Okinawa-Diät (85 Prozent Süßkartoffeln). Die Sache ist die: Sie alle funktionieren. Das tun sie wirklich. (Machen Sie sich ruhig auf Twitter über mich lustig! Ich kann das verkraften.) All diese Diäten führen zu einer Gewichtsabnahme bei übergewichtigen und fettleibigen Personen, sie alle können Diabetes rückgängig machen und machen im Allgemeinen wieder fit, wenn auch manche schneller oder langsamer als andere. Sie sind alle völlig unterschiedlich, kommen aber zu denselben Ergebnissen.

Was ist also los? Ich behaupte, dass der Erfolg dieser Diäten darauf beruht, dass sie es den Mitochondrien wirklich leicht machen. Sie entscheiden sich für ein Substrat und bleiben dabei und Ihre Mitochondrien können ihre Arbeit praktisch auf Autopilot erledigen – man nennt sie nicht umsonst Monodiäten. Zusätzlich zur Fokussierung auf ein bestimmtes Brennstoffsubstrat essen Sie nach einem vorhersehbaren Zeitplan – denn schließlich sind Sie ja auf Diät, nicht wahr? Ganz gleich, welche Kalorienquelle Sie wählen – reine Kohlenhydrate, reines Eiweiß oder reines Fett – diese Form der Diät funktioniert kurzfristig fast immer. Außerdem wird durch die Monotonie, die durch die ausschließliche Ernährung mit einer bestimmten Art von Lebensmitteln entsteht, in der Regel auch der Konsum dieser Lebensmittel reduziert, weil sie einem langweilig werden und man mit der Zeit weniger isst, wodurch man abnimmt. (Das Phänomen, dass sehr unterschiedliche Diäten ähnliche Wirkungen haben, wurde sogar in dem Buch *The Gluten Lie: And Other Myths About What You Eat* von Alan Levinovitz auf humorvolle Weise dargestellt, der die Lobeshymnen anderer Autoren über ihre eigenen, sehr unterschiedlichen Diäten aufgriff und eine fiktive Diät, die UNpacked-Diät, erfand).

Leider scheitern diese Diäten fast immer auf lange Sicht. Es ist fast unmöglich, die Zwänge einer Monodiät über längere Zeit aufrechtzuerhalten; und sobald man wieder anfängt, die Mitochondrien zu zwingen, eine Mischung aus unterschiedlichen Brennstoffen zu verarbeiten – denn irgendwann kommt die Langeweile oder man möchte einfach wieder zur Normalität zurückkehren –, nimmt das Gewicht wieder zu und das Energieniveau wieder ab. Und warum? Ich behaupte, dass Monodiäten die mitochondriale Flexibilität weder fördern noch hervorbringen. In meiner eigenen Praxis habe ich beobachtet, dass sich bei den Anhängern aller vorher genannten Monodiäten häufig eine Insulinresistenz, Prädiabetes und/oder Diabetes entwickeln. Dieses Phänomen tritt mit der Zuverlässigkeit einer guten Uhr auf (und zwar so zuverlässig, dass man sich fragen muss, ob es dieses Phänomen ist, dass unsere Suche nach Diätlebensmitteln und Ernährungstricks antreibt?).

Obwohl ich nicht empfehle, eine dieser Diäten langfristig zu befolgen, können wir eine wertvolle Lektion von ihnen lernen: Zumindest während der Anfangsphase einer Ernährungsumstellung ist es so, dass Ihre Mitochondrien ihre Funktion umso besser wiederherstellen können, je leichter Sie es ihnen machen und je weniger sie mit unterschiedlichen Brennstoffen herumjonglieren müssen. Bleiben Sie dran, denn in Teil 2 wird dieses Prinzip zu einem festen Bestandteil Ihres Umstellungsplans. Doch zunächst möchte ich Ihnen ein wenig mehr über die optimalen Bedingungen für die mitochondriale Energieproduktion verraten.

Lernen Sie Ihre Mitspieler kennen

Wie in einer hochmodernen Fabrik sind die Fließbänder in Ihren Mitochondrien präzise abgestimmt. Für die Herstellung eines hochwertigen Produkts (ATP) ist eine Menge nötig, und wenn es in der Versorgungskette zu eklatanten Unterbrechungen kommt, sinkt das Produktionsniveau. Ihre Mitochondrien sind sehr mächtig, aber sie sind auch sehr empfindlich! Sie benötigen nicht nur die richtigen Rohstoffe aus der Nahrung, um ATP herzustellen, sondern es müssen auch noch andere Bedingungen erfüllt sein, damit die Anlage auf eine Art und Weise Energie produzieren kann, bei der Sie sich gut fühlen und optimal funktionieren. Auch wenn dieser Punkt im Biologieunterricht ausgelassen wurde (Weil wir das damals nicht wussten! Verdammt, selbst vor wenigen Jahren wussten wir das noch nicht!), ist ein robustes und gut genährtes Mikrobiom eine dieser Bedingungen.

Ihre Darmfreunde senden postbiotische Botschaften in Form von Butyrat, Wasserstoff, Schwefelwasserstoff und anderen Stoffen, die auf die eine oder andere Weise die Funktion der Mitochondrien positiv beeinflussen. Genauer gesagt »spendet« Wasserstoff Protonen für den Prozess der »heißen Kartoffel« (Seite 65), wodurch der Energieaufbau verstärkt und gleichzeitig die Mitochondrien geschützt werden. Butyrat, wie wir gleich sehen werden, signalisiert Ihren Mitochondrien, dass sie in hohem Maße funktionstüchtig bleiben sollen. Postbiotische Verbindungen wie Wasserstoff und Schwefelwasserstoff können im

Notfall sogar Treibstoff liefern. Kurz gesagt, es ist wichtig, dass die Kommunikationslinien zwischen Ihren Darmfreunden und ihren Mitochondrien offen bleiben.

Es gibt drei weitere wichtige Glieder in der Versorgungskette, die für eine optimale Energieproduktion vorhanden sein müssen, die aber in unserem modernen Lebensstil oft fehlen. Das erste ist das Vollspektrumlicht. Dr. Gerald Pollack, Professor an der Universität Washington, geht davon aus, dass natürliches Licht teilkristallines Wasser in den Zellen »anregt«, fast so, als würde man eine Flüssigkeitsbatterie aufladen. Für unsere Zwecke ist es zwar nicht notwendig, jede biochemische Leitungsbahn der Energieproduktion in den Mitochondrien zu verstehen, aber dies deckt sich mit anderen Forschungsergebnissen, die beschreiben, wie annähernd infrarotes Licht (das für das Auge unsichtbar ist, aber 40 Prozent des natürlichen Lichtspektrums ausmacht) und sichtbares rotes Licht (das Licht, das man bei Sonnenaufgang und -untergang sieht) tatsächlich die ATP-Produktion steuern, indem sie die Wasserbewegung in den Mitochondrien mithilfe der Quantenmechanik verändern![57] Andere Forscher auf dem Gebiet der Fotobiomodulation (Verwendung bestimmter Lichtwellenlängen zur Herbeiführung biologischer Wirkungen) haben gezeigt, dass infrarotes und rotes Licht überschüssiges Stickoxid abbauen, das andernfalls die ATP-Produktion behindern würde.[58] Das ist zum Teil der Grund, warum die Rotlichttherapie so beliebt geworden ist; es ist auch der Grund, warum man sich so gut fühlt, wenn man bei Sonnenaufgang oder -untergang am Strand spazieren geht. Wie Sie in Kapitel 6 erfahren werden, übermittelt das Sonnenlicht wichtige Daten, die Ihren Mitochondrien mitteilen, wie spät es ist und wann sie welche Aufgaben zu erledigen haben; es ist das wichtigste Signal für die zirkadiane Uhr in Ihrem Körper, die viele Ihrer Funktionen, einschließlich der Energieproduktion, regelt. Wenn Licht auf Ihre Augen trifft, kommuniziert ein Protein in Ihrer Netzhaut namens Melanopsin mit einem Teil Ihres Gehirns, dem sogenannten suprachiasmatischen Nukleus, der Hauptuhr, die Ihren zirkadianen Rhythmus reguliert. Wenn das Sonnenlicht auf Ihre Haut trifft, wandelt Melanin (das komplexe Polymer, in das das Tyrosin, das Ihrer Haut ihre Farbe verleiht, umgewandelt wird) die Lichtenergie in ATP um, ähnlich wie das Chlorophyll in einer Pflanze.[59] Das Ende vom Lied: Je mehr Sie Ihre Augen und Ihre Haut im Laufe des Tages natürlichem Licht aussetzen, desto besser kann Ihr Energiesystem arbeiten.

Nach dem Licht ist die zweite Voraussetzung für die Mitochondrien eine solide Infrastruktur. So wie eine gute Produktionsanlage ein gut konstruiertes Gebäude benötigt, brauchen Ihre Mitochondrien gesunde Membranen, um ihre Arbeit bestmöglich zu erledigen. Die äußeren Mitochondrienmembranen lassen die Brennstoffquellen herein und die inneren sind die Leinwand, durch die die Elektronen reibungslos von einem Energieniveau zum nächsten fließen. Die Membranen bestehen aus einer Vielzahl von Lipiden, großmolekularen Fetten, und die wichtigsten davon sind die Phospholipide. Phospholipide verleihen den Membranen ihre Integrität – eine Art flexibler Festigkeit, die dafür sorgt, dass sie den Inhalt innerhalb der Organelle schützen und gleichzeitig den problemlosen Austausch von Nährstoffen und Informationen ermöglichen können.[60, 61]

Das wichtigste aller mitochondrialen Membranlipide ist Cardiolipin; es ist für die Bildung und Funktion der inneren Membran der Mitochondrien unerlässlich. Um es zu bilden, benötigen Sie eine ausreichende Menge einer essenziellen kurzkettigen Omega-6-Fettsäure namens Linolsäure. (Das Wort »essenziell« bedeutet in diesem Zusammenhang, dass der Körper sie nicht selbst herstellen kann; sie muss mit der Nahrung aufgenommen werden). Leider hat die Verbreitung von industriell veränderten Fetten, den sogenannten Transfetten, in der typischen modernen Ernährung zu einer großen Störung in diesem Produktionszyklus geführt. Diese Fette, die durch Hydrierung von Ölen aus Pflanzensamen hergestellt werden, sodass sie bei Raumtemperatur fest sind, sind technisch gesehen in verarbeiteten Lebensmitteln verboten, gelangen aber durch ein Schlupfloch in die meisten verpackten Lebensmittel und sind immer noch in Fast Food und den meisten von Restaurantketten verwendeten Speiseölen enthalten. Wenn man sie isst (und das ist kaum zu vermeiden, denn Mengen unter einem halben Gramm pro Portion müssen laut Gesetz auf Lebensmitteletiketten angegeben werden, und das gilt auch für die meisten Fertiggerichte, die in Schulen, Kantinen und anderen Einrichtungen angeboten werden), machen sie die Membranen nicht nur unnachgiebig und steif, sie verdrängen auch das Cardiolipin und besetzen bis zu 20 Prozent seines lipiden Grundbesitzes![62] Wenn 20 Prozent der Membranfläche und -funktion von Transfetten übernommen werden, ist es kein Wunder, dass eine Ernährung mit verarbeiteten Lebensmitteln und Fast Food Sie so erschöpft zurücklässt. Allein durch den Verzehr der falschen Fette haben Sie Ihre Energieproduktionskapazität um 20 Prozent reduziert. Und als ob das nicht schon genug wäre, ist unsere moderne Ernährung auch noch voller Linolsäure, die vor allem in Speiseölen aus Mais-, Raps- und Sojasamen enthalten ist. Aber genau die sollte Ihnen doch helfen, mehr Cardiolipin zu bilden, oder? Leider gilt auch hier die Goldlöckchenregel: Nichts ist schlecht, etwas ist toll, mehr ist schrecklich. Zu viel Linolsäure legt den gesamten Prozess der Cardiolipinbildung lahm. Aber keine Panik. Da die Membranen ständig repariert werden, können Sie diese Bösewichte von der Straße drängen, indem Sie die richtigen Fette in der richtigen Menge und in der richtigen Kombination essen.

Okay, wir haben Licht, wir haben Membranlipide, jetzt brauchen wir nur noch eine weitere wichtige Zutat, um die Arbeit unserer Mitochondrien zu unterstützen: das Hauptantioxidans Melatonin. Obwohl dieses Hormon vor allem für seine sehr wichtige schlaffördernde Wirkung bekannt ist, geht sein Aufgabenbereich weit darüber hinaus; es ist das wichtigste Schutzhormon für die Mitochondrien, vielleicht sogar der zentrale Akteur in dem ausgeklügelten Schutzsystem von Antioxidantien, die die ROS in Schach halten.[63] Melatonin wird zwar in der Zirbeldrüse im Gehirn synthetisiert und bei entsprechenden Lichtsignalen an den Hauptregulator der zirkadianen Uhr, den suprachiasmatischen Nukleus, ausgeschüttet, aber es befindet sich auch viel subzelluläres Melatonin in den Mitochondrien, die über Melatoninrezeptoren verfügen. Dort flickt es die schädlichen Lecks, damit Ihre Mitochondrien nicht an Effizienz verlieren, und es hilft, unnötigen mitochondrialen Tod zu verhindern. Es ist sozusagen der beste Freund Ihrer Mitochondrien. Man nimmt an, dass dieses subzelluläre Melatonin als Reaktion auf die annähernd infraroten Photonen des natürlichen Sonnenlichts produziert wird, ein weiterer Grund dafür, dass Tageslicht so wichtig ist.[64] Wenn Sie in einer Stadt oder in einem nördlichen Klima leben, kann es frustrierend schwer sein, so viel Zeit im Freien zu verbringen, wie Sie vielleicht brauchen. Die gute Nachricht ist, dass wir Melatonin durch den Verzehr von Pflanzen gewinnen können. Ja, Pflanzen stellen Melatonin her!

Sie werden sich vielleicht fragen: »Wozu zum Teufel produziert eine Pflanze Melatonin? Sie muss doch nicht schlafen!« Wie sich herausgestellt hat, verwenden Pflanzen Melatonin, um die Mitochondrien ihrer Samen und Blätter unter stressigen Bedingungen zu schützen. Bioverfügbares Melatonin wird von Ihren Zellen aufgenommen, wenn Sie sich an Pilzen (je dunkler, desto besser!) satt essen oder Rotwein trinken. Übrigens ist es das Melatonin im Wein und nicht das viel gerühmte Polyphenol Resveratrol, das dem Rotwein seine gesundheitlichen Vorteile verleiht. In den letzten zehn Jahren haben wir alle das Resveratrol als den Brunnen der Gesundheit gefeiert – aber vielleicht ist es tatsächlich das Melatonin in ihrer Ernährung, das die Franzosen so lange in beneidenswerter Form gehalten hat!

Darüber hinaus enthalten mehrere Grundnahrungsmittel der mediterranen Ernährung wie Olivenöl, Oliven, Portulak (ja, das Unkraut, das auch als Burzelkraut bekannt ist und wahrscheinlich gerade auf dem Bürgersteig vor Ihrem Haus wächst) und Pistazien erhebliche Mengen an Melatonin. Die Lektion? Ertränken Sie Ihr Gemüse in 100-prozentigem Olivenöl, essen Sie häufig Pilze, garnieren Sie Ihre Salate mit Pistazien, und wenn Sie Rotwein lieben, dann nur in Maßen – so schützen Sie Ihre Mitochondrien vor dem schädlichen oxidativen Stress, der durch ihre ermüdende Überlastung entsteht.

Ihr Körper ist perfekt darauf ausgerichtet, große Mengen an Energie zu erzeugen, wenn die richtigen Materialien und Bedingungen vorhanden sind. Leider ist genau das bei so vielen Menschen nicht der Fall. Und es gibt ein letztes Dilemma, das unserer Energieproduktion mehr schadet als alle anderen. Es macht keinen Unterschied zwischen den verschiedenen Ernährungsgewohnheiten und -ideologien, sondern ist fast überall anzutreffen. Es ist ein Zustand der Überforderung, der sich in der Fabrikhalle abspielt, und folglich werden von den wichtigsten Arbeitern – Ihren Mitochondrien – verzweifelte Maßnahmen ergriffen, um sich vor ihm zu schützen. Liebe Leserin, lieber Leser, hier kommt die Antwort auf das Rätsel von Überernährung und Unterversorgung.

Mitochondrialer Stillstand: ein Rezept für Erschöpfung

Während ich dieses Kapitel schrieb, rief ich einen meiner neueren Patienten an, Peter, der einige Monate zuvor von meiner Assistentin Mitsu behandelt worden war. In seinen mehr als 70 Lebensjahren hatte er schon viel erlebt und überlebt. Er hatte sich einer dreifachen

Bypass-Operation unterziehen müssen, hatte Prostatakrebs überlebt und zwei Autoimmunkrankheitsmarker für Lupus und rheumatoide Arthritis, ganz zu schweigen von einem stark erhöhten Nüchterninsulinspiegel, Bluthochdruck, hohem Cholesterinspiegel, erhöhtem hsCRP. Ich könnte noch viel mehr aufzählen. Mitsu setzte ihn auf das Energie-Paradox-Programm. Vier Monate später waren seine Autoimmunmarker verschwunden, sein hsCRP normalisierte sich, sein Nüchterninsulinspiegel sank rapide, er nahm seine Statine und Bluthochdruckmedikamente nicht mehr ein und er verlor 15 Pfund. Wow, dachte ich – das ist großartig! Aber ehrlich gesagt, war ich nicht völlig überwältigt. Seine Ergebnisse stimmten nämlich ziemlich exakt mit meinen Erwartungen überein.

Meine Aufmerksamkeit wurde jedoch geweckt, als Peter mir erzählte, dass er und seine Frau auf die Farm ihres Sohnes in Indiana gezogen waren, um dort auszuhelfen. Sie waren im Wesentlichen Landarbeiter – sie standen im Morgengrauen auf, arbeiteten den ganzen Tag, schleppten Heuballen, Sie verstehen schon. Ich hatte erwartet, dass sich dieser über 70-Jährige über den anstrengenden Lebensstil beklagen würde, den er ertragen musste, aber die Geschichte, die er mir an diesem Tag am Telefon erzählte, war das genaue Gegenteil: Er fühlte sich großartig. Er konnte mehr leisten als sein Sohn und stundenlang körperlich anstrengende Arbeiten verrichten, ohne sich auszuruhen. Ja, er freute sich über seine Laborergebnisse, aber alles, worüber er sprechen konnte, war seine neu gewonnene Energie. Er konnte mein Gesicht nicht sehen, aber ich grinste von Ohr zu Ohr. Ein 73-jähriges Kind. Das ist es, was ich mir für Sie wünsche!

Wie Peter haben 80 Prozent meiner Patienten wenig bis gar keine Energie, wenn sie das erste Mal in meine Praxis kommen. Wenn wir das Problem an der Wurzel packen – und das ist wichtiger als alles andere –, stelle ich immer wieder fest, dass es ihnen durchweg an der metabolischen Muskulatur – sozusagen an flexibler Kraft – fehlt, um ihre Brennstoffversorgung einen Gang höher zu schalten. Sie sind festgefahren und eingerostet; sie haben die mitochondriale Flexibilität verloren, die ihr Geburtsrecht ist. Und wenn man diese Flexibilität verliert, kann man einfach nicht auf effektive Weise Energie produzieren, teilweise weil man insulinresistent ist, was bedeutet, dass man nicht nur Probleme hat, Zucker richtig zu verbrennen, sondern auch freie Fettsäuren nicht als Brennstoff nutzen kann. Ich möchte Ihnen ein Beispiel dafür geben. Eine Studie der Stanford University aus dem Jahr 2020 bringt Licht in dieses Dilemma, indem sie es durch die Brille von Bewegung und Fitness betrachtet. Bewegung ist doch für jeden gut, oder? Und Bewegung hilft, die Insulinresistenz rückgängig zu machen, richtig? Laut dieser Studie ist das jedoch nicht der Fall. Studienteilnehmer, die insulinresistent, also stoffwechselmäßig unflexibel waren, waren nicht in der Lage, von Trainingsprogrammen zu profitieren oder epigenetische Veränderungen in Genen zu bewirken, die der Gesundheit förderlich sind; nur die nicht insulinresistenten Personen profitierten vom Training.[65] Und jetzt kommt der Knackpunkt: Viele der Menschen, die ich in der gleichen Situation sehe, ernähren sich nach dem Ernährungsdogma unserer Zeit ziemlich »ausgewogen«. Was also ist hier los?

Um diese Frage zu beantworten, müssen wir tiefer in die Blockade eintauchen, die möglicherweise gerade in Ihren Mitochondrien herrscht. Haben Sie sich jemals gefragt, warum Ihnen gegen zehn Uhr morgens oder mittags nach einem Fast-Food-Frühstück oder -Mittagessen die Energie auszugehen scheint? Ich weiß, dass Ihnen jeder Diät-Guru und jeder Ernährungsberater im Internet gesagt hat, dass der Schuldige die »Entzündung« durch Weizen, Milchprodukte oder frittierte Fette ist, die in diesen Mahlzeiten enthalten waren, richtig? Falsch! Diese entzündlichen Lebensmittel haben Sie nicht kurz nach dem Essen schläfrig gemacht; eine Entzündung setzt nicht so schnell ein. Und auch die Transfette in den Lebensmitteln haben nicht sofort alle Ihre Mitochondrienmembranen versteift. Sicher, LPS können auf das Fett, das Sie gerade gegessen haben, aufspringen und eine Verlangsamung der Mitochondrien bewirken, aber auch diese Wirkung tritt erst nach einiger Zeit ein. Es ist vielmehr die langsame Zunahme von Entzündungen im System über Tage, Wochen, Monate oder Jahre, die sich stärker auswirkt als jede einzelne Mahlzeit. Wie ich bereits erwähnt habe, hat die akute Müdigkeit, die Sie nach dem Verzehr Ihrer Fast-Food-Mahlzeit, Ihrer »gesunden amerikanischen Mahlzeit« oder Ihres Power-Smoothies verspüren, eine andere Ursache: Sie haben einen Stau in Ihren mitochondrialen Fabriken verursacht. Sie haben es übertrieben. Sie haben ihnen zu viel zu tun gegeben. Und die Organellen, schlau, wie sie sind, haben sich selbst geschützt und sind zum Stillstand gekommen.

Die verzweifelten Maßnahmen Ihrer Mitochondrien

Bleiben wir bei unserer Autobahnanalogie, um unter realen Bedingungen zu zeigen, wie ein Stau Ihre Energieproduktion behindert. Nehmen wir an, Sie essen normalerweise drei Mahlzeiten und zwei Zwischenmahlzeiten am Tag. Jede dieser Mahlzeiten und Zwischenmahlzeiten wird in Zucker, Proteine und Fette aufgespalten, die alle in Ihren Mitochondrien ankommen und dort zu Energie verarbeitet werden. Nach dem Frühstück herrscht zwei bis drei Stunden lang Hochbetrieb in Ihrem eigenen inneren Autobahnsystem, da die Nahrungsmoleküle Ihre Mitochondrien bombardieren und der Verkehr (Ihre Energieproduktion) dementsprechend ins Stocken gerät. Aber dann lässt die Rushhour ein wenig nach, der Verkehr setzt sich wieder in Bewegung – und schon kommt der nächste Ansturm: der 10-Uhr-Snack! Ups. Sie haben gerade noch mehr Autos auf die Autobahn gelassen. Jetzt sind sogar die Auffahrten verstopft, und raten Sie mal, was passiert? Der Verkehr verlangsamt sich wieder, die Autos bewegen sich wieder im Schneckentempo. Und gerade als sich der Stau aufzulösen beginnt, ist es Mittagszeit und der Verkehr kommt erneut zum Erliegen. Kein Wunder, dass Sie um 15 Uhr schon schlappmachen! Natürlich neigen Sie dazu, zwischendurch noch eine Kleinigkeit zu essen, vielleicht etwas Süßes, und fügen dem Stau noch ein paar Autos hinzu, und dann ist es auch schon wieder Zeit für das Abendessen. Auf der Couch vor dem Schlafengehen fühlen Sie sich immer noch träge.

»Jetzt kommt es auch nicht mehr drauf an«, sagen Sie sich und beenden den Tag mit einer letzten kleinen Leckerei. In Ihren Mitochondrien herrschte die letzten 16 Stunden Hochbetrieb. Jetzt wissen Sie, wie es ist, in Los Angeles zu leben! Es gibt viel zu tun, aber keine Möglichkeit, sein Ziel schnell zu erreichen.

Einen anderen Blickwinkel auf diesen Energiestau können wir durch einen mittlerweile klassischen Clip aus der TV-Serie *I Love Lucy* bekommen, in dem Lucy und ihre beste Freundin Ethel in einer Süßwarenfabrik arbeiten. (Sie können ihn auf YouTube finden. Schauen Sie ihn sich jetzt an, ich warte. Irrsinnig lustig, nicht wahr?) Lucys und Ethels Aufgabe ist es, die Pralinen, die von einem Fließband transportiert werden, einzeln einzupacken und dann in eine Schachtel zu legen. (Genauso wie Ihre Mitochondrien jedes eintreffende Kohlenstoffmolekül aus der Nahrung verarbeiten und in ATP umwandeln müssen; in dieser Analogie sind Lucy und ihre Freundin Ihre Mitochondrien). Ihr Boss sagt ihnen zu Beginn der Schicht, dass sie gefeuert werden, wenn sie auch nur eine einzige Praline unverpackt an sich vorbeikommen lassen. Zunächst bewegt sich das Band ziemlich langsam; die Pralinen kommen in einem gleichmäßigen Tempo heran und Lucy und Ethel können problemlos mithalten. Es ist eine leichte Arbeit, doch dann wird das Band plötzlich schneller. Die Pralinen strömen eimerweise heran und beginnen, an ihnen vorbeizulaufen. Sie sind verzweifelt! Sie versuchen, sie zu essen oder sie in ihre Hüte und Blusen zu stopfen; sie müssen sie verstecken, und das gelingt ihnen auch – gerade so. Der Boss kommt zurück, die beiden Arbeiterinnen sehen aus wie die Katze, die den Kanarienvogel gefressen hat; aber die Situation scheint unter Kontrolle zu sein (mehr oder weniger). Der Boss schaut sich um, er sieht keine unverpackten Pralinen und sagt: »Ihr macht das großartig«. Dann ruft er dem Arbeiter zu, der das Fließband bedient: »Lass es schneller laufen!«. Lucy und Ethel blicken entgeistert drein.

Dieser legendäre TV-Clip ist eine einprägsame Metapher für das, was mit Ihren Mitochondrien geschieht. Ihre Fließbandarbeiter, die Mitochondrien, versuchen verzweifelt, mit all der Nahrung, die Sie zu sich nehmen, Schritt zu halten und sie in Energie umzuwandeln, aber sie sind einfach nicht schnell genug. Wie Lucy und Ethel, die die überschüssigen Süßigkeiten in ihre Blusen stopfen, verlagern Ihre Mitochondrien alle zusätzlichen Kalorien in die Fettzellen. Das ist ihr »erster Puffer« gegen diese Überlastung. Wir verstecken sie, wo immer wir können, und kommen später zurück, um sie in Energie umzuwandeln. Das Ergebnis? Während wir versuchen, Energieproduktion und -speicherung gleichzeitig zu bewältigen und auch noch unsere Zellen vor zu vielen ROS zu schützen, nimmt die Energieproduktion ab und die Energiespeicherung (Fettablagerungen) zu. Kommt Ihnen das bekannt vor? Sie fühlen sich müde und fett.

Wenn das Fließband nur gelegentlich überlastet wird, ist das keine große Sache. Schließlich haben auch Ihre Vorfahren, die Jäger und Sammler waren, manchmal ein großes Festmahl gefeiert. Ihr Körper kann das von Zeit zu Zeit verkraften. Aber wenn das Tempo Tag für Tag ununterbrochen hochgehalten wird, können Sie sich vorstellen, wie anstrengend das für die Arbeitnehmer sein kann. Und vergessen Sie nicht, dass die meisten von uns im wirklichen Leben nicht nur ein einziges Brennstoffsubstrat zu sich nehmen, zum Beispiel ein großes Stück Bisonfleisch (hauptsächlich Eiweiß) oder einen ganzen Strauch reife Beeren (Kohlenhydrate), wie es unsere Vorfahren taten. Wir essen sie alle auf einmal und ständig, was das Ganze noch schlimmer macht. Stellen Sie sich vor, der Boss zwingt die ohnehin schon überarbeiteten Lucy und Ethel, drei verschiedene Pralinensorten zu verpacken, die von drei Fließbändern kommen, die zu einem einzigen Band zusammenlaufen. Puh, jetzt müssen sie in der ohnehin schon knappen Zeit, die ihnen zur Verfügung steht, nicht nur Pralinen verpacken, sondern auch sortieren und sich danach richten, in welcher Reihenfolge sie ankommen. Jede Praline bekommt eine etwas andere Verpackung, die eine bestimmte Verpackungstechnik erfordert, und das bringt sie an den Rand ihrer Kräfte. Lassen sie den Job sausen oder finden sie eine Lösung, bevor sie völlig zusammenbrechen? Ihre Mitochondrien, die mit einer riesigen Menge an unterschiedlichen Nahrungsmittelsubstraten konfrontiert sind, von denen jedes eine etwas andere Behandlung im Krebszyklus erfordert, müssen eine ähnliche Entscheidung treffen. Es gibt nur eine begrenzte Anzahl von Orten, an denen all die Pralinen versteckt werden können, die später verpackt werden sollen.

Die Lage ist ernst. Denn so wie die Blusen von Lucy und Ethel an ihre Grenzen stoßen, tun das auch Ihre Fettzellen. Sie haben nämlich nur eine begrenzte Anzahl von Fettzellen (Wussten Sie das?), und die können nur eine bestimmte Menge Fett aufnehmen, sonst platzen sie buchstäblich. Ja, ich habe »platzen« gesagt. Und wenn Fettzellen platzen, verteilen sie Trümmer und Mitochondrien in ihrer Umgebung, was, Sie ahnen es, Entzündungen auslöst. Die Fettzellen bis zum Platzen vollzustopfen ist auf lange Sicht eindeutig kein guter Plan, zumal der Nahrungsansturm nicht aufhört. Angesichts eines solchen Dilemmas ziehen Ihre Mitochondrien die Notbremse.

Überall Kraftstoff … aber kein Tropfen zu trinken

Wenn ständige Nahrungszufuhr zu einem Energiestau führt und die Fettzellen gefährlich überfüllt sind, ergreifen die Mitochondrien ihre nächste Verteidigungsmaßnahme, um nicht überfordert zu werden: Sie bilden wachsartige, komplexe Lipide, die Ceramide, um die Fettzellwände so gut wie möglich zu stärken. Sie haben vielleicht schon gesehen, dass Ceramide von Kosmetikmarken angepriesen werden; sie werden in Hautcremes verwendet, um Ihre Gesichtszüge aufzupolstern und Falten verschwinden zu lassen. Wie erreichen sie diese wundersame Wirkung? Sie verdicken die Zellwände der Fettzellen, sodass diese nicht platzen, wenn sie mehr Fett aufnehmen. (So wie Lucy die Nähte ihrer Bluse verstärkt, damit sie nicht reißen.) Das ist tatsächlich ein guter Abwehrmechanismus für den gelegentlichen Gebrauch – zum Beispiel nach dem oben erwähnten Schlemmen an Beerensträuchern während der Blütezeit, wie es Ihre Vorfahren taten.

In unserer modernen Zeit hat dieses Szenario jedoch eine grausame Wendung genommen. Es gibt verschiedene Arten von Ceramiden; einige sind ziemlich gut, andere schrecklich. Die schrecklichen Ceramide werden aus einem Fett namens Palmitat oder Palmitinsäure hergestellt. (Die Nomenklatur lautet C:16.) Die Hauptquelle für Palmitat in unserer Ernährung ist, wie bereits erwähnt, Fruktose, die dominante Zuckerart in Obst, Honig und Maissirup mit hohem Fruktosegehalt, die auch 50 Prozent des guten alten Haushaltszuckers ausmacht. Da sich Fruktose in übermäßigen Mengen in die durchschnittliche westliche Ernährung eingeschlichen hat, hat Ihre Leber jede Menge Palmitat für Sie vorbereitet, das im Falle einer Überlastung zu Ihren armen, überlasteten Mitochondrien geschickt wird, um ihnen zu helfen.[66]

Die Verstärkung der Wände der Fettzellen durch Ceramide hat auch zur Folge, dass die Rohstoffe, die auf dem Fließband verarbeitet werden sollen, langsamer eintreffen. Klingt nach einer guten Idee, oder? Die Fließbänder laufen über, es droht ein totaler Stau, also sorgen wir dafür, dass die Rohstoffe mit großer Verzögerung in der Fabrikhalle ankommen, damit die Arbeiter (zumindest theoretisch) die Chance haben, den Rückstand aufzuholen! Hier kommt nun das Hormon Insulin ins Spiel.

Das von der Bauchspeicheldrüse produzierte Insulin ist der Schlüssel, der die Zellmembran »aufschließt«, damit Zucker und Proteine aus dem Blutkreislauf in die Zelle gelangen können. Wie ich meinen Patienten erkläre, ist Insulin ein Verkäufer, der Zucker und Proteine an seine Kunden – die Zellen – verkauft; er muss diesen Zucker aus dem Blutkreislauf herausbringen, sonst wird er nicht bezahlt. (Fettsäuren hingegen brauchen kein Insulin, um in die Zelle zu gelangen.) Insulin, der Verkäufer, klingelt also an den Türen Ihrer Zellen. Aber die Ceramide blockieren die Fähigkeit der Insulinrezeptoren auf Ihren Zellen, das Insulin draußen zu erkennen. Sie können die Türklingel nicht hören. Das ist ein Problem, denn wenn sie dieses Signal nicht wahrnehmen, können sie nicht die »Tür« öffnen, um Zucker und Proteine zur Verarbeitung hereinzulassen.

Das scheint angesichts der Überlastung eine gute Sache zu sein, oder? Eine kleine Pause gibt Ihren Mitochondrien Zeit, den Rückstand aufzuholen. Das mag in Ordnung sein, gelegentlich (da ist dieses Wort wieder), aber was passiert, wenn Sie weiter essen und die Nahrung weiterhin in Ihren Blutkreislauf gelangt? Sie können nicht verhindern, dass die Nahrung am Fabriktor ankommt. Stattdessen schüttet Ihre Bauchspeicheldrüse mehr Insulin (mehr Verkäufer) in den Blutkreislauf und versucht so, Ihren Zellen immer lauter zu signalisieren, dass sie ihre Türen öffnen sollen. Allerdings ist die Ceramid-Dämmung so stark, dass Ihre Zellen die Türklingel immer noch nicht hören können, egal wie stark und wie oft sie geläutet wird. Das Ergebnis ist ein Zustand, der als Insulinresistenz bekannt ist. Erst vor kurzer Zeit hat eine ganze Reihe von Untersuchungen gezeigt, dass der Körper umso mehr Insulin produziert, um Zucker und Proteine in die Zellen zu schleusen, je dicker der Ceramidspiegel in den Zellwänden ist (was wir durch die Messung des Ceramidspiegels in unserem Blut feststellen können). Da weniger Brennstoff in die Zellen gelangt, verlangsamt sich die Energieproduktion und beginnt zu stottern ... während die Blutzucker- und Insulinspiegel weiter ansteigen. Obwohl es verschiedene Arten von Ceramiden gibt, ist das C:16, das aus der Umwandlung von Fruktose in Palmitat entsteht, der eigentliche Übeltäter, der die Zellen aushungert.[67, 68, 69, 70]

Aber das Problem wird noch schlimmer. Wenn Sie gut aufgepasst haben, fragen Sie sich jetzt vielleicht, ob nicht freie Fettsäuren in die Zelle gebracht werden könnten – sie brauchen dafür ja kein Insulin –, um die Energieproduktion wieder in Gang zu bringen? Schließlich warten in den Fettspeichern Unmengen von ihnen. Aber jetzt kommt der grausame Schlag in die Magengrube (Bitte entschuldigen Sie das Wortspiel!): Das Vorhandensein von Insulin im Blutkreislauf weist Ihre Fettzellen an, keine Fette freizusetzen. Auch dafür gibt es einen evolutionären Präzedenzfall: Wenn Sie ein Festmahl aus Bisonfleisch oder Beeren zu sich genommen haben, würde ein Insulinschub diese Zucker und Proteine in die Fettzellen leiten, um sie für einen regnerischen Tag zu speichern, indem er das fettspeichernde Enzym Lipoproteinlipase wieder aktiviert und das fettfreisetzende Enzym hormonsensitive Lipase blockiert, sodass die Fettfreisetzung pausiert. Denken Sie darüber nach: Wenn der Insulinspiegel hoch ist, ist es an der Zeit, Fett zu speichern, und nicht, es zu verbrauchen – und Sie können auch nicht beides gleichzeitig machen. Mit anderen Worten: Insulin hindert Sie daran, gespeichertes Fett zu verbrennen, während es gleichzeitig die Fettspeicherung fördert.

In einem normal funktionierenden System mit metabolischer Flexibilität würde, wenn kein Zucker und keine Proteine in Ihren Blutkreislauf gelangen, weil Sie aufgehört haben zu essen, Ihr Insulinspiegel sinken, das fettfreisetzende Enzym hormonsensitive Lipase würde ausgeschüttet werden (technisch gesehen würde die Ausschüttung durch den sinkenden Insulinspiegel ausgelöst werden), freie Fettsäuren würden aus Ihren Fettzellen zu anderen Zellen fließen, die Brennstoff benötigen, Sie würden in Ihrer Leber ein paar Ketone aus denselben Fetten nur für Ihr Gehirn herstellen; und dann, etwa zwölf Stunden später, kommt das Frühstück und das System geht wieder an den Start. Das ist metabolische Flexibilität. Wenn Sie chronisch müde sind, was höchstwahrscheinlich der Grund ist, warum Sie dieses Buch lesen, kann ich Ihnen versichern, dass diese metabolische Flexibilität in Ihren Zellen nicht stattfindet. Jetzt stecken Sie in einem Dilemma: Sie haben jede Menge gespeicherte Fette, die Sie als Brennstoff verwenden könnten, aber keine Möglichkeit, an diese heranzukommen, weil der hohe Insulinspiegel Sie nicht lässt. Wasser, Wasser überall und kein Tropfen zu trinken! Das bedeutet, dass Sie sich müde, träge und hungrig fühlen und deshalb schlechte Laune haben. Es bedeutet auch, dass Sie zunehmend insulinresistenter werden, was bald zur Diagnose »Prädiabetes« führen wird, der wiederum zu Diabetes führt. (Sie als Prädiabetikerin zu bezeichnen, ist übrigens so, als ob Sie, liebe Leserinnen, »ein bisschen schwanger« wären.)

Dieser Mechanismus erklärt übrigens auch, warum man sich bei extrem kohlenhydratarmen und/oder fettreichen Diäten im Allgemeinen zunächst eine Zeit lang schlecht fühlt.

Nennen Sie es die Keto-Grippe oder den Atkins-Blues – Ihr Energielevel sinkt, Ihr Gehirn hört auf zu funktionieren und Sie fühlen sich, nun ja, beschissen. Chronisch hohe Insulinspiegel ändern sich nicht von heute auf morgen, und Ihre Fettzellen werden durch den hohen Insulinwert daran gehindert, freie Fettsäuren freizusetzen, die Sie verbrennen und in Ketone umwandeln können – obwohl in allen Büchern steht, dass genau das passieren sollte. Sie haben nicht berücksichtigt, dass Insulin diese Wirkung blockiert. Es kann Wochen dauern, bis der Insulinspiegel so weit gesunken ist, dass man sich normal fühlt, geschweige denn mehr Energie hat. Diese demoralisierende Erfahrung ist daher auch einer der Hauptgründe, warum viele Menschen diese Diäten nicht lange genug durchhalten.

Ich habe ein Geheimnis für Sie: Selbst mit diesem Problem der Insulinresistenz können Sie den Übergang zur Fettverbrennung relativ schmerzlos vollziehen. Erinnern Sie sich noch daran, dass ich sagte, Ihre Darmfreunde könnten dabei helfen, Treibstoff für Ihre Mitochondrien zu produzieren, wenn es nötig ist? Wenn Sie Ihrem Mikrobiom das gegeben hätten, was es braucht, hätte es Butyrat, Wasserstoff, Schwefelwasserstoff und Methan hergestellt, die Ihre Mitochondrien und Ihr Gehirn während dieser Umstellung als alternativen Brennstoff hätten nutzen können. Aber das haben Sie nicht getan, oder? Darüber hinaus können ein paar kleine Änderungen in Ihrer Ernährung dazu beitragen, Sie vor den schädlichen Auswirkungen von Ceramiden zu schützen. Olivenöl sowie DHA und EPA (langkettige Fettsäuren aus Fischöl) schützen Ihren Körper vor der Bildung von Ceramiden und tragen zur Wiederherstellung der Mitochondrienfunktion bei,[71, 72] während das aus Butyrat hergestellte Keton BHB den Ceramidspiegel senken kann.[73] In Kürze werde ich Ihnen zeigen, wie Sie sämtliche Lieblingsnahrungsmittel Ihrer Darmfreunde in Ihre Ernährung aufnehmen können.

Entkopplung: ein letzter Ausweg

Okay, bevor wir weitermachen, wollen wir noch einmal auf Lucy und Ethel zurückkommen. Obwohl es ihnen gelungen ist, alle zusätzlichen Pralinen so schnell wie möglich irgendwo hineinzustopfen, nehmen wir an, dass sie immer noch nicht mit dem Fließband mithalten können. Was nun? Zu diesem Zeitpunkt sind Lucy und Ethel ziemlich erschöpft, sie schwitzen und sind gereizt, also sagen sie, vergiss es, wir müssen uns selbst schützen, wir arbeiten zu hart – und dann lassen sie die Pralinen ohne Verpackung an ihnen vorbeilaufen.

Ob Sie es nun glauben oder nicht, Ihre überlasteten Mitochondrien tun dasselbe. Das wird mitochondriale Entkopplung oder Abkopplung oder mitochondriales Protonenleck genannt und beschreibt, einfach ausgedrückt, die aktive Entscheidung der Mitochondrien, nicht aus jedem letzten Kohlenstoffmolekül, das zur Verarbeitung ankommt, ATP zu produzieren. Stattdessen lassen sie einige davon »durchsickern«, ohne ATP zu erzeugen. Die Energiegewinnung ist harte Arbeit, und wie Sie sich erinnern werden, entstehen bei diesem Prozess Nebenprodukte – darunter Wärme und die ROS, die die Mitochondrien schädigen können. Ihre Mitochondrien treffen die Entscheidung, aktiv einige dieser »heißen Kartoffeln« loszuwerden, um zu verhindern, dass sie im wahrsten Sinne des Wortes »verbrennen«. Und damit wir uns richtig verstehen: Mitochondrien tun dies ständig, selbst in den besten Zeiten; aber wenn sie wie die arme Lucy überfordert sind, tun sie es besonders häufig. Das heißt, je mehr Kalorien Sie zu sich nehmen, je öfter Sie sie essen und je mehr verschiedene Makronährstoffe Sie zu sich nehmen, desto weniger Energie erzeugen Sie.

Noch mehr schlechte Nachrichten? Die ganze Arbeit, die Sie Ihren Mitochondrien aufbürden, erschöpft sie. Diese müden Arbeiter erzeugen nicht nur weniger ATP, sondern sie beginnen auch, mehr ATP zu verbrauchen, als sie erzeugen.[74] Diese mitochondriale Dysfunktion ist die Wurzel aller degenerativen Erkrankungen wie Demenz, Herzversagen und Erschöpfung; kein Wunder, dass die Neuronen (Demenz) oder die Herzmuskelzellen (Herzversagen) absterben. Sie versuchen verzweifelt durchzuhalten, aber die beschädigten Mitochondrien entziehen ihnen ihre Lebenskraft.

Wenn Mitochondrien beschädigt werden, beginnt unser zelluläres Immunsystem, sie als das zu erkennen, was sie sind, nämlich Bakterien, und macht sich daran, sie zu zerstören. Und diese Zerstörung führt zu Entzündungen. Ich hoffe, das hat Ihre Aufmerksamkeit geweckt! »Heiliger Strohsack, wenn eine meiner Zellen stirbt, weil meine Mitochondrien beschädigt sind, glaubt mein Immunsystem dann, dass ich von Bakterien angegriffen werde?« Die Antwort lautet: Ja! Das ist der Grund, warum all dies so wichtig ist. Die beiden Theorien, dass »alle Krankheiten auf Entzündungen zurückzuführen sind« und dass »alle Krankheiten eine mitochondriale Dysfunktion sind«, verbinden sich zu einer vereinheitlichten Theorie.

Gibt es eine Lösung für Ihr Problem? Eigentlich gibt es zwei. Eine Lösung besteht darin, einfach weniger zu essen, damit Ihr Energiesystem nicht ständig überlastet ist. Ja, das ist die typische »Machen Sie eine Diät«-Lösung für dieses Problem. Ihre Mitochondrien sind zwar vorübergehend zufrieden, aber Ihre Energie wird immer noch nicht produziert – und Sie werden richtig schlechte Laune bekommen. Das ist lediglich eine kurzfristige Lösung – die Sie wahrscheinlich schon ein oder mehrmals ausprobiert haben.

Also, Lösung Nummer zwei: Um die Produktion hochzufahren, holen sich Lucy und Ethel Hilfe; drei Fließbänder werden hinzugefügt und acht weitere Fabrikarbeiter werden an das Fließband gebracht. Ihre Mitochondrien »mieten« sich weitere Arbeiter durch einen Prozess, der Mitogenese genannt wird. Normalerweise gibt es jedoch nur zwei Möglichkeiten, die Mitochondrienreplikation anzuregen: durch Fasten und/oder Sport. Im Energie-Paradox-Programm werde ich Ihnen einen dritten Weg zeigen, wie Sie mehr Energiearbeiter anheuern können. Dieser Aktionsplan befindet sich in Teil 2 und beinhaltet eine Änderung der Arbeitsbedingungen in der Fabrik. Geben Sie den Arbeitern kürzere Schichten und viele Pausen, verbessern Sie die Arbeitsmoral mithilfe des Mikrobioms, und Sie werden mehr Arbeiter an das Fließband locken, die die Arbeit gleichmäßig unter sich aufteilen. Ob Sie es glauben oder nicht, die Ressourcen liegen in Ihren Fettspeichern bereit, und mit ein paar Änderungen an Ihrem Darm werden Sie im Handumdrehen einen Energieschub bekommen.

Aber bevor wir das tun, müssen wir noch einen sehr wichtigen Zwischenstopp einlegen und Ihrem vernebelten, benommenen und ausgepowerten Gehirn einen Besuch abstatten.

Energiemythos #4: Hilfe! Meine Schilddrüse hat mich im Stich gelassen

Sehr häufig kommen Patienten zu mir und sagen, dass sie sich matt, träge und etwas deprimiert fühlen und dass sie (klug, wie sie sind) das Gefühl haben, ihre Schilddrüsenfunktion könne etwas damit zu tun haben. Aber ihr Arzt hat Tests durchgeführt und festgestellt, dass ihre Werte allem Anschein nach normal sind – was also ist los? Die Wahrheit ist, dass die Schilddrüsenunterfunktion (Hypothyreose) epidemieartig verbreitet ist und sich erheblich auf Ihr Energieniveau, Ihre geistige Konzentration, Ihre Stimmung und sogar auf Ihren Cholesterinspiegel auswirken kann. Wenig bekannt ist jedoch, dass die Funktion Ihrer Schilddrüsenhormone auch etwas mit den Zuständen in Ihrem Darm zu tun hat.

Ihre Schilddrüse produziert die Schilddrüsenhormone T4 und T3 (Levothyroxin beziehungsweise Liothyronin), die den Grundumsatz Ihres Körpers regulieren, das heißt die Anzahl der Kalorien, die Sie verbrennen, um am Leben zu bleiben und Wärme zu erzeugen. Viele Ärzte wissen inzwischen, dass sie die Schilddrüsenfunktion anhand von Blutuntersuchungen überprüfen können (es ist ratsam, dies jedes Jahr zu tun, auch wenn es Ihnen gut geht), aber Schilddrüsentests können nicht feststellen, ob die Schilddrüsenhormone auch dort in Ihrem Körper ankommen, wo sie gebraucht werden, oder ob das nicht der Fall ist. Das bedeutet, dass Ihre Schilddrüsenwerte zwar im »normalen« Bereich liegen können, aber dennoch eine Funktionsstörung vorliegt.

Ein kurzer Überblick: Die Schilddrüse produziert Schilddrüsenhormone, indem sie Jod aus dem Blut entnimmt und in T4 und T3 umwandelt. Der Hypothalamus schüttet das Hormon THS – Thyroidea (Schilddrüse) stimulierendes Hormon – aus, um der Schilddrüse mitzuteilen, dass sie Schilddrüsenhormone produzieren soll. Ich verwende TSH als Maß dafür, wie stark die Rezeptoren für das Schilddrüsenhormon im Gehirn das Vorhandensein aktiver Formen des Schilddrüsenhormons und von T3 und T4 wahrnehmen. Wenn Ihr Mikrobiom aus dem Gleichgewicht geraten ist, kann das auch für Ihre Schilddrüsenfunktion gelten, denn Sie brauchen ein gesundes Mikrobiom, um die Vorstufen der Schilddrüsenhormone in ihre nutzbaren Formen umzuwandeln. Außerdem kann eine Darmentzündung den Cortisolspiegel erhöhen, was wiederum die Schilddrüsenhormone unterdrücken kann. (Umgekehrt gilt auch, dass die Schilddrüsenhormone dazu beitragen, die ordnungsgemäße Funktion der Schlussleisten des Darms zu gewährleisten.) Wenn Ihr Darm durchlässig wird, kann dies, wie ich in einer meiner Veröffentlichungen beschrieben habe, die autoimmune Variante der Schilddrüsenunterfunktion verursachen, die Hashimoto-Thyreoiditis.

Die Schilddrüsenunterfunktion ist heute aufgrund der schlechten Darmgesundheit, der schilddrüsenschädigenden Wirkung endokriner Disruptoren und der Tatsache, dass insbesondere Pestizide die Rezeptoren für Schilddrüsenhormone an allen Zellmembranen des Körpers blockieren, weitverbreitet. Das ist ein doppelter Schlag für Sie: Ihr Körper wird nicht nur daran gehindert, die richtigen Mengen an Schilddrüsenhormonen zu bilden, sondern auch daran, sie dorthin zu bringen, wo sie gebraucht werden!

Zu allem Überfluss hat unsere »gesunde« Ernährung zu einer Unterversorgung mit Jod geführt, das für die Bildung von Schilddrüsenhormonen benötigt wird. Früher wurden wir durch Meeresfische und Schalentiere ausreichend mit Jod versorgt, aber heute (es sei denn, Sie leben an der Küste) ist das im Großen und Ganzen nicht mehr so. In den frühen 1900er-Jahren, als viele Amerikaner von den Küsten ins Landesinnere zogen, gab es eine derartige Epidemie der Schilddrüsenunterfunktion, dass die Regierung anordnete, dem Speisesalz Jod beizumischen, und damit war das Problem weitgehend gelöst. Leider hat unser anspruchsvoller Geschmack uns zu anderen Salzen geführt, wie rosa Salz (Himalayasalz) und Meersalz, die beide jodfrei sind. Es gibt jedoch eine einfache Lösung für dieses Problem: Verwenden Sie jodiertes Meersalz oder essen Sie jodhaltige Spirulina, Chlorella oder andere Algen.

Ich behandle Patienten mit allen Formen der Schilddrüsenunterfunktion. Und bei allen untersuche ich unter anderem den TSH-Wert sehr genau. Da TSH die Produktion von Schilddrüsenhormonen antreibt, bedeutet ein niedriger TSH-Wert, dass der Gehirnsensor sagt: »Okay, ich habe jede Menge Schilddrüse, ich brauche kein Signal zu senden, um mehr zu produzieren!« (Niedrige Werte sind null oder ein oder maximal zwei uIU/ml – nicht die dreieinhalb oder vier oder sogar viereinhalb, die viele Endokrinologen meinen Patienten zufolge als völlig unproblematisch bezeichnen). Ich empfehle Ihnen also, Ihren Arzt zu bitten, TSH, freies T4 und freies T3 sowie den Wert des umgekehrten T3 zu messen, wobei er dem TSH-Wert besondere Aufmerksamkeit schenken sollte. Die erste Zahl vor dem Komma sollte eine eins oder eine zwei sein. Wenn Ihr TSH-Wert über 2,4 uIU/ml liegt, bedeutet dies, dass Ihr Gehirn nicht genug Schilddrüsenhormone bekommt und mehr davon braucht! Und verlassen Sie sich bitte nicht nur auf die Überprüfung von T3 und T4; das sind nicht die aktiven Formen.

Bei Patienten mit Schilddrüsenunterfunktion (egal, ob autoimmuninduziert oder nicht) besteht mein Ansatz zur Wiederherstellung der Schilddrüsenfunktion darin, den durchlässigen Darm zu reparieren und gleichzeitig die Vielfalt des Mikrobioms wiederherzustellen, Jod wieder in die Ernährung aufzunehmen und den Vitamin-D-Spiegel wiederherzustellen, und erst dann stelle ich, falls erforderlich, möglicherweise ein Rezept für Schilddrüsenhormone aus, während wir weiterhin daran arbeiten, die Grundlage der Schilddrüsengesundheit zu verbessern. Diese einfachen Maßnahmen – und manchmal ist es wirklich so einfach wie die Umstellung auf jodiertes Meersalz – beheben in der Regel die Schilddrüsenfehlfunktion.

Kapitel 5

Entzündet und energetisch ausgehungert

Das müde moderne Gehirn

Wenn neue Patienten in meine Praxis kommen und über ihre Erschöpfungssymptome klagen, erzählen sie oft, frühere Ärzte hätten ihnen suggeriert, diese Symptome existierten »nur in ihrem Kopf«. Die Ärzte hatten bei den Blutuntersuchungen nichts Ungewöhnliches festgestellt und waren einfach zu dem Schluss gekommen, dass es ihren Patienten körperlich an nichts fehlen würde.

Daher ist es für diese Patienten rätselhaft, wenn ich, nachdem ich meine eigenen Tests durchgeführt habe, ebenfalls zu dem Schluss komme: »Es ist in Ihrem Kopf.« Aber im Gegensatz zu den anderen Ärzten will ich ihre Symptome damit nicht abtun. Ganz im Gegenteil: Ich erkenne ein sehr reales physiologisches Phänomen an, das sich auf die Funktion ihrer Gehirne auswirkt und das für die Benebeltheit, die verkürzte Aufmerksamkeitsspanne und die Launenhaftigkeit dieser Patienten verantwortlich ist. Zusammen erzeugen diese und weitere Symptome einen Zustand leichter kognitiver Beeinträchtigung, den ich als »entzündetes, hungerndes Gehirn« bezeichne.

Wenn Sie das Gefühl haben, Ihnen sei einfach alles zu viel, liegt das oft daran, dass Ihr Gehirn, wie der Rest Ihres Körpers, unter Entzündungen leidet. Darüber hinaus ist Ihr Gehirn höchstwahrscheinlich auch »überfüttert und unterversorgt« und kämpft hart, um seinen Energiebedarf zu decken. Die neurologische Müdigkeit und Benebeltheit, die sich aus dieser Kombination ergeben, übertragen sich auf das gesamte Wesen und es wird schwierig zu erkennen, ob der müde Körper die Psyche mit sich zieht oder umgekehrt.

Seit vielen Jahren kümmere ich mich um Patienten, die im Rentenalter oder darüber hinaus sind, und ich habe mich daran gewöhnt, sie von benebelten Gehirnen und verlangsamtem und verworrenerem Denken berichten zu hören. Doch in den letzten Jahren hat sich etwas verändert – das Profil dieser Patienten ist jetzt jünger. Frauen und Männer in ihren Vierzigern, Dreißigern und manchmal noch jünger, die über Müdigkeit klagen, sprechen auch über Gehirnnebel. Wenn ich sie frage, wie sie mit ihrer Arbeit oder den vielfältigen Anforderungen von Familie und Leben zurechtkommen, schauen sie besorgt oder geradezu verärgert drein. »Es fühlt sich an, als würde ich geistig zurückbleiben, ich bin den Anforderungen meines Berufs nicht mehr gewachsen«, sagen sie vielleicht. Oder: »Ich kann mich nicht mehr so gut konzentrieren wie früher.« Oder: »Fange ich als Erwachsener an, an ADHS zu leiden? Sollte ich Ritalin nehmen?« Es kann sein, dass sie mehr Stress oder Angst empfinden als früher, dass sie unter Stimmungsschwankungen leiden oder Schwierigkeiten haben, ein- oder durchzuschlafen (was alle anderen Probleme noch viel schlimmer macht!). Wenn Sie unter Energiemangel leiden, haben Sie wahrscheinlich auch einige dieser kognitiven Symptome am eigenen Leib (und Geist) erfahren.

Im Schlaf zu einem gesunden Gehirn

Neben chronischem unbehandeltem Stress ist durchwachsener Schlaf ein weiteres Teil des Puzzles, aus dem sich Ihr entzündetes, ausgehungertes Gehirn zusammensetzt. Wie ich in *Das Paradox des langen Lebens* dargelegt habe, ist der Tiefschlaf von entscheidender Bedeutung, denn er bietet dem Gehirn die Gelegenheit, alle Entzündungsstoffe, die sich im Laufe des Tages angesammelt haben, loszuwerden. Während der Tiefschlafphase, die in der Regel zu Beginn des Schlafzyklus stattfindet, kann das lymphhaltige glymphatische System den ganzen Müll, der Entzündungen verursachen kann, buchstäblich aus den Gehirngängen spülen. Das ist einer der Gründe, warum Sie nicht zu kurz vor dem Schlafengehen essen sollten – die Verdauung leitet den Blutfluss in den Darm um anstatt Ihrem Gehirn die Ressourcen zu geben, die es für seine Erholungsphase braucht. In Teil 2 werde ich Ihnen helfen, genau das zu tun, indem Sie mindestens einmal pro Woche (besser noch jeden Tag) drei Stunden vor dem Schlafengehen nichts mehr essen.

Darüber hinaus hat die Zusammensetzung Ihres Mikrobioms tiefgreifende Auswirkungen darauf, wie viel REM-Schlaf (manchmal auch Traumschlaf genannt; REM = *rapid eye movement*) und Tiefschlaf Sie im Verlauf der Nacht bekommen. Sie haben es vielleicht schon geahnt, aber ein vielfältiges, dynamisches Darmbiom verhilft Ihnen tatsächlich zu einem tiefen Schlaf, in dem Ihre nächtliche »Gehirnwäsche« stattfinden kann.[75] Wer hätte gedacht, dass die Pflege und Fütterung der Darmflora zu einem guten Schlaf beiträgt?

Tatsache ist, dass sich unsere Energiekrise auf den gesamten Körper, einschließlich des Gehirns, auswirkt. Es ist ein Dilemma der Chancengleichheit. Genauso wie wir körperliche Erschöpfung nicht einfach mit Standard-Bluttests diagnostizieren können, haben die meisten Mediziner nicht die nötige Ausbildung und/oder verfügen nicht über geeignete Tests, um einen Mangel an geistigem Elan zu erkennen. Leichter, aber hartnäckiger Gehirnnebel wird vom medizinischen Establishment in der Regel als eher unbedeutend abgetan – und das sehr zu Unrecht. (Ich habe auch festgestellt, dass sich Frauen in dieser Frage eher ungehört fühlen als Männer.) Termindruck und geschlechtsspezifische Voreingenommenheit können für einen Teil dieser Ablehnung verantwortlich sein, aber auch eingeschränkte Diagnosemöglichkeiten; subtile neurologische Entzündungen lassen sich nicht durch Standard-Bluttests nachweisen. Es gibt jedoch neuere Tests, mit denen Marker für Hirnentzündungen nachgewiesen werden können, und ich habe festgestellt, dass diese Marker häufig in den Blutbildern von Menschen auftauchen, die zwar funktionieren, sich aber nur so gerade eben durch den Tag schleppen können. Die meisten von ihnen, wenn nicht sogar alle, zeigen auch Anzeichen eines durchlässigen Darms. Mit anderen Worten: Wenn Sie einen durchlässigen Darm und eine daraus resultierende Entzündung haben,ist wahrscheinlich auch Ihr Gehirn – bis zu einem gewissen Grad – durchlässig. Dabei handelt es sich um einen Zustand, bei dem die Schutzbarriere des Gehirns, die sogenannte Blut-Hirn-Schranke, durch entzündliche Stoffe durchbrochen wird, was zu einer neurologischen Entzündung (oder kurz: Neuroinflammation) führt.

In diesem Kapitel werden wir uns ansehen, wie stark Entzündungen im Gehirn und die daraus resultierenden Störungen in der mitochondrialen Versorgungskette Ihre kognitiven Funktionen beeinträchtigen können. Ihr Gehirn steht an der Spitze der energiehungrigen Organe: Es benötigt eine Menge ATP, um gut zu funktionieren. All das Denken, das Verarbeiten von Informationen und die biochemische Koordination verbrauchen bis zu 20 Prozent der gesamten ATP-Produktion Ihres Körpers.[76] Tatsächlich verbraucht ein einziges menschliches kortikales Neuron (die »denkende« Zelle) 4,7 Milliarden (ja, Milliarden) ATP–Moleküle pro Sekunde! Umgerechnet auf sein Gesamtgewicht verbraucht Ihr Gehirn insgesamt 6 Kilogramm ATP pro Tag, also etwa fünfmal so viel, wie es wiegt. Aufgrund dieses hohen Energiebedarfs sind Ihre Gehirnzellen sehr dicht mit Mitochondrien bestückt, weshalb jede Verlangsamung auf der Ebene der Mitochondrien erhebliche neurologische Auswirkungen hat.

Leichter Gehirnnebel lässt sich leicht als »Alterserscheinung« rationalisieren, aber ich rate dringend dazu, die Folgen dieses Nebels nicht zu übersehen. Wir wissen heute, dass dieselben Faktoren, die heute zu einer leichten Nebelbildung führen, später im Leben ernsthaftere kognitive Beeinträchtigungen verursachen können. Neurodegenerative Erkrankungen wie Demenz, Alzheimer und Parkinson sind extreme Ausprägungen von Neuroinflammation und mitochondrialer Dysfunktion. Von diesen Krankheiten sind heute zehn Prozent der Bevölkerung betroffen – eine Zahl, die sich bis 2030 voraussichtlich verdoppeln wird; außerdem treten diese verheerenden Krankheiten zunehmend auch bei jüngeren Menschen auf. Wir vermuten mittlerweile, dass chronischer Gehirnnebel in jungen Jahren eine höhere Wahrscheinlichkeit für eine spätere Demenzerkrankung bedeuten könnte, weshalb die frühzeitige Behandlung von chronischem Gehirnnebel eine Investition ist, die sich doppelt und dreifach bezahlt machen wird. (Und das ist durchaus buchstäblich zu verstehen: Im Jahr 2018 kostete die Pflege von Demenzkranken in den USA 277 Milliarden US-Dollar. Falls Sie oder jemand aus Ihrer Familie daran erkranken sollte, wird Sie das ungefähr 60 000 Dollar pro Jahr kosten.)

Ich möchte, dass Sie die Symptome eines entzündeten und energetisch ausgehungerten Gehirns als ein frühes Warnzeichen betrachten. Ihr Gehirnnebel gibt Ihnen einen wertvollen Hinweis darauf, dass die Energieversorgungskette unterbrochen sein könnte und dass einige Kommunikationsstörungen behoben werden müssen, die alle auf der Ebene des Darms, des Mikrobioms und der Mitochondrien beginnen. Die gute Nachricht ist, dass es nie zu spät ist, um daran etwas zu ändern. Es ist möglich, den Gehirnnebel zu beseitigen, indem Sie Ihrem Gehirn geben, was es braucht (was übrigens auch bedeutet, dass Sie Ihren Darmfreunden geben, was sie brauchen), und die Vorteile klaren Denkens, geistiger Beweglichkeit und verbesserter Stimmung in jedem Alter zu genießen. Doch zunächst wollen wir uns genauer ansehen, wie Gehirn und Darm miteinander verbunden sind und was diese Verbindung für Ihr geistiges Wohlbefinden bedeutet.

Ihr zweites Gehirn

Sie haben wahrscheinlich schon einmal gehört, dass Ihr Darm eine Art zweites Gehirn ist. Das ist ein guter Leitspruch, aber ich drehe ihn gern um, denn wer kann schon sagen, dass das Darm-Gehirn nicht das erste Gehirn ist und die grauen Zellen in Ihrem Kopf Anweisungen von ihm erhalten? Möglicherweise haben Ihr Darm und sein Mikrobiom mehr damit zu tun, wie Sie denken, handeln und fühlen, als Ihr Gehirngewebe. Wenn Sie das nicht glauben wollen, denken Sie daran, dass Ihr Darm und Ihr Gehirn in ständiger Kommunikation stehen und sich gegenseitig bei der Aufrechterhaltung der Homöostase beeinflussen und unterstützen. Wir wissen schon seit einiger Zeit, dass diese wechselseitige Kommunikation über ein komplexes Netzwerk, die sogenannte Darm-Hirn-Achse, abläuft, aber erst vor Kurzem haben wir herausgefunden, wie sie funktioniert. Und das Upgrade dieser Bezeichnung gibt schon einen Hinweis darauf: Wir sprechen jetzt von der Mikrobiota-Darm-Hirn-Achse. (Diese Mikroben spielen aber auch wirklich überall mit!) Diese bidirektionale Informations- und Kommunikationsachse trägt zur Stabilität des Magen-Darm-Trakts bei und wirkt sich auf Ihre Emotionen und kognitiven Funktionen aus.

Sie haben bereits gelernt, dass Ihr Darm 70 bis 80 Prozent Ihrer Immunzellen beherbergt, aber er beherbergt auch mehr als 100 Millionen Neuronen – mehr, als in Ihrem gesamten Rückenmark vorhanden sind. Diese Neuronen helfen bei der Steuerung der Verdauung, aber noch wichtiger – zumindest für die Zwecke dieses Kapitels – ist, dass sie Nachrichten aus der Umwelt und von Ihrem Mikrobiom empfangen und interpretieren und diese Informationen dann an die Neuronen in Ihrem »großen Gehirn« im Dachgeschoss weiterleiten. Diese Darmneuronen bilden das sogenannte enterische Nervensystem. Untersuchungen haben gezeigt, dass emotionaler Stress und Depressionen Störungen des Verdauungssystems verursachen können und umgekehrt. Lange Zeit dachte man zum Beispiel, dass Angstzustände oder Depressionen die Symptome des Reizdarmsyndroms (eine chronische Erkrankung mit Durchfall und/oder Verstopfung) verursachen. Doch die Forschung zeigt nun, dass Ursache und Wirkung auch umgekehrt sein können: Stress kann das Milieu im Darm verändern, während Ungleichgewichte und Irritationen in Ihren »Wurzeln« und Ihrem »Boden« auch Signale an das Gehirn senden, die Veränderungen der Stimmung und der Zukunftserwartungen verursachen.[77] Diese Einsicht kann vielleicht erklären, warum gastrointestinale Symptome bei autistischen Kindern besonders häufig auftreten – und in der Tat deuten neueste Forschungsergebnisse darauf hin, dass gastrointestinale Veränderungen und Veränderungen des Mikrobioms höchstwahrscheinlich die Ursache für diese Fehlfunktion des Gehirns sind[78, 79] –, und gibt Aufschluss darüber, warum Menschen, die an Schizophrenie leiden, häufig eine erhöhte Darmdurchlässigkeit und eine Verschlechterung der Darmfunktion aufweisen.[80]

Ein großer Teil dieser axialen Aktivität wird von den Mikroben im Darm gesteuert. Wie sollte es auch anders sein, wenn man bedenkt, wie sehr ihr riesiges und reichhaltiges Genom die Gesamtfunktion des Körpers steuert und wie viele Botschaften die Mikroben in Form postbiotischer Verbindungen jede einzelne Sekunde an die Zellen senden? Wir wussten zwar, dass die Neuronen im Darm mit dem Gehirn »sprechen« und Neurotransmitter wie den Stimmungsaufheller Serotonin produzieren, aber die Entdeckung, dass sie gewissermaßen nur die zweite Geige spielen und die Darmbakterien diejenigen sind, die ihnen signalisieren, was sie zu tun haben, war ein echter »Heilige Kuh«-Moment. Die fünf Pfund Bakterien in Ihrem »virtuellen Organ«, Ihrem Holobiom, beeinflussen also auf dramatische Weise die Art und Weise, wie das knapp 1500 Gramm schwere Organ in Ihrem Schädel seine Aufgaben erfüllt.

Die Forschung zeigt, dass die Wiedereinführung hilfreicher Darmbakterien in das Mikrobiom in Form eines Multispezies-Probiotikums Trübseligkeit und Grübeleien verringern kann,[81] und wir wissen, dass insbesondere die Veränderungen des Darmbioms eine Rolle spielen, wenn Sie depressiv sind oder unter Gehirnnebel leiden: Die Zusammensetzung des Mikrobioms ist dann messbar verändert.[82] Darüber hinaus scheinen bestimmte Bakterienstämme einen Einfluss darauf zu haben, wie Ihr Gehirn funktioniert – oder eben nicht funktioniert. Ein durchlässiger Darm und ein abnormales Mikrobiom gelten heute als Hauptfaktoren für den kognitiven Abbau, einschließlich Demenz. (Die bahnbrechenden Forschungsarbeiten meines Freundes und Kollegen Dr. Dale Bredesen, des Autors von *Die Alzheimer-Revolution*, haben gezeigt, dass die berüchtigten Amyloid-Plaques, die für schwere kognitive Beeinträchtigungen verantwortlich sind, tatsächlich vom Darmbiom gebildet werden und ihren Weg ins Gehirn finden können, wo sie die Amyloid-Produktion weiter anregen.)[83] Während ich dies schreibe, erklärt ein kürzlich veröffentlichtes Review mehrerer Studien, dass Präbiotika und Probiotika Angst- und Depressionssymptome messbar reduzieren können.[84]

Wie die Kommunikation zwischen Ihren Darmfreunden und Ihrem Gehirn im Detail funktioniert, wird noch erforscht. Aber wir wissen bereits, dass das »Geplapper« der postbiotischen Signalstoffe – zu denen unter anderem kurzkettige Fettsäuren wie Butyrat und die Gasotransmitter, die Sie bereits kennengelernt haben, gehören – über den Blutkreislauf das Gehirn erreichen kann. Die Signale können aber auch direkt über den Vagusnerv übertragen werden, der so etwas wie eine physische »Festnetzleitung« zwischen Ihrem Darm und Ihrem Gehirn ist, die in beide Richtungen funktioniert. Darüber hinaus können Ihre Darmfreunde nicht nur selbst psychoaktive Verbindungen herstellen, sondern auch den Zellen in Ihrer Darmwand signalisieren, Hormone und Peptide freizusetzen, die Ihr Denken und Ihre Stimmung beeinflussen. Und wie Sie bereits gelernt haben, bestimmen sie auch, wie »eingeschaltet« Ihre entzündlichen Immunzellen sind, was sich wiederum auf Ihr Gehirn auswirkt. Fazit: Ihre Mikroben haben einen großen Einfluss darauf, ob Sie das Glas halb leer oder voll sehen, wie klar Sie denken (oder auch nicht), und sogar darauf, wie leicht Sie nachts einschlafen.

Diese Entdeckungen sind so bahnbrechend, dass Ihr Arzt oder Ihr Therapeut vielleicht noch gar nichts von diesem seismischen Wandel in unserem Verständnis neurologischer Erkrankungen mitbekommen hat. Ich habe unmittelbar miterlebt, wie mein Freund und Kollege Dr. Daniel Amen, einer der weltweit führenden Psychiater, das Fachgebiet der psychischen Gesundheit mit der Enthüllung aufgerüttelt hat, dass viele psychische Erkrankungen auf eine durch eine Störung im Darm verursachte Neuroinflammation zurückgeführt werden können. Dies zwingt uns wirklich zu einer Neubewertung all dessen, was wir über die Funktionsweise des Gehirns zu wissen glaubten. Die gute Nachricht bei all dem? Viele der psychologischen und neurologischen Probleme, an denen heute Millionen Menschen leiden, können möglicherweise durch die Heilung des Darms und des Mikrobioms – und damit des Gehirns – verhindert, modifiziert oder hoffentlich sogar rückgängig gemacht werden.

Angesichts der weltweiten Verbreitung von Depressionen, Angstzuständen und kognitiven Beeinträchtigungen, des damit verbundenen Leidensdrucks und der Tatsache, dass viele davon betroffene Menschen nicht behandelt werden und sich der physischen Faktoren, die zu ihrer Krankheit beitragen, nicht bewusst sind, kann ich nicht genug betonen, wie wichtig diese Erkenntnisse sind. In der Tat könnte der erste Schritt bei der Behandlung von Depressionen und kognitiven Problemen schon bald darin bestehen, die Darmwand zu heilen und das Ökosystem des Darms wieder in seinen ursprünglichen Zustand zu versetzen – dynamisch und vielfältig – und so die Prävalenz von Neuroinflammationen zu verringern.[85]

Als ich Sarah, eine Frau Anfang 40, die unter Angstzuständen und Depressionen litt, zum ersten Mal sah, hatte sie bereits mindestens zehn Jahre lang mehrere Antidepressiva eingenommen. Sarah »wusste«, dass ihr Gehirn nicht richtig funktionierte und ihre Aufmerksamkeitsspanne kurz war, und ein normaler Arbeitstag als Lehrerin verlangte ihr alles ab, obwohl sie ihren Beruf wirklich liebte. Nach einer umfassenden Untersuchung stellten wir fest, dass Sarah, wie ich schon vermutet hatte, mehrere Entzündungsmarker, klassische Anzeichen für einen durchlässigen Darm und Lektinempfindlichkeit aufwies. Außerdem trug sie Mutationen der MTHFR-Gene in sich, die normalerweise die Bildung von Enzymen codieren, die Methylgruppen (für die Wissenschaftsnerds: CH_3) an viele der B-Vitamine binden, die sie aktivieren. 50 Prozent der Menschen tragen eine oder mehrere dieser Mutationen in sich. Man hatte Sarah gesagt, aufgrund dieser Mutationen seien ihre Stimmungsstörungen ihr genetisches Schicksal. Und obwohl bei ihr weder Diabetes noch Prädiabetes diagnostiziert worden waren, war ihr Nüchterninsulinspiegel gefährlich hoch, was auf eine Insulinresistenz und damit auf eine Stoffwechselinflexibilität hindeutet. Wir setzten sie auf das Energie-Paradox–Programm, reduzierten die Lektine in ihrer Ernährung, fügten viele präbiotische Lebensmittel hinzu, um ihre Darmfreunde zu ernähren, und begannen langsam, die Zeiträume zu verkürzen, in denen sie Nahrung zu sich nahm. Schließlich ergänzten wir ihren sehr niedrigen Vitamin-D-Spiegel, fügten eine großzügige Dosis Omega-3-DHA hinzu und gaben ihr methylierte B-Vitamine, um das auszugleichen, was ihr aufgrund der MTHFR-Mutationen fehlte.

Drei Monate nach Beginn des Programms kam eine neue Sarah zurück in die Praxis. Mit einem verlegenen Lächeln gestand sie, dass sie sich nach ein paar Wochen so »normal« gefühlt hatte, dass sie und ihr Therapeut begonnen hatten, ihre beiden Antidepressiva zu reduzieren, und dass sie nun das eine vollständig abgesetzt und die Dosis des anderen auf die Hälfte reduziert hatte. Ihre Blutuntersuchung zeigte keine Entzündungsmarker mehr, einen normalen (schön hohen) Vitamin-D- und Omega-3-Index und einen normalen Nüchterninsulinspiegel. Oh, und sie hatte 15 Pfund abgenommen! Ihr Gesicht strahlte so viel Energie aus und sogar so etwas wie Gelassenheit oder Gemütsruhe. Und jetzt kommt der Clou: Sie sah mir in die Augen und sagte: »Ich habe vergessen, wie es ist, sich normal zu fühlen. Es war, als ob ich ständig in einem Nebel herumliefe, und jetzt hat sich der Nebel gelichtet!« In enger Zusammenarbeit mit ihrem Therapeuten konnten wir sie langsam, aber sicher von ihrem letzten Antidepressivum entwöhnen, und heute kommt sie ganz ohne Medikamente aus. Die Eliminierung von Entzündungen im Körper und der daraus resultierenden Entzündungen im Gehirn kann wirklich extrem positive Folgen haben.

Wie sich das Gehirn entzündet

Haben Sie in einem Stressmoment schon einmal ein paar lange, tiefe Atemzüge gemacht und bemerkt, wie viel besser Sie sich danach fühlten? Jedes Mal, wenn Sie Ihren Atem bewusst einsetzen, um sich zu beruhigen, greifen Sie auf Ihren Vagusnerv zu – einen Nerv, der am Stammhirn beginnt und sich durch Ihren Körper schlängelt, wobei er sich um Ihr Herz und Ihren Darm wickelt. Der Vagusnerv spielt eine entscheidende Rolle in der Mikrobiota-Darm-Hirn-Achse – er ist ein wichtiger Kommunikationskanal, der für den Informationsaustausch zwischen dem Gehirn und dem Mikrobiom genutzt wird.

Der Vagusnerv ist an einer unglaublichen Menge regulatorischer Aktivitäten beteiligt – er hilft dabei, Entzündungen zu modulieren, das Hunger- und Sättigungsniveau zu regulieren und den Energiebedarf zu überwachen. Stellen Sie sich den Vagusnerv als eine Art Festnetzleitung vor, die das Mikrobiom, den Darm und das Gehirn physisch miteinander verbindet. Der Vagusnerv sendet nicht nur Signale aus dem Gehirn nach unten, sondern ist ein bidirektionaler Nervenpfad, der auch Signale aus dem Darm aufnimmt und nach oben weiterleitet,[86] wahrscheinlich über erst vor Kurzem entdeckte Zellen, die Neuropods genannt werden und aus der Darmschleimhaut herausragen. Wenn diese Zellen einen durchlässigen Darm entdecken, wird ein entsprechendes Signal an Ihr Gehirn gesendet – »Hier unten herrscht Chaos!« – und das Gehirn reagiert, indem es Ihrem Immunsystem signalisiert, der Sache nachzugehen. Und schon wird eine Entzündung im Darm entfacht, die im Gehirn beginnt.

Neben dem Vagusnerv, der das Festnetz der Mikrobiota-Darm-Gehirn-Achse ist – ein »Kabel«, das die beiden miteinander verbindet –, gibt es noch eine zweite »drahtlose« Art von Netzwerk, das ebenfalls zur Kommunikation genutzt werden kann: frei schwebende entzündliche Zytokine, die als Folge eines durchlässigen Darms in Ihren Blutkreislauf gelangt sind. Diese Zytokine können echte Probleme verursachen, wenn sie eine andere wichtige Barriere in Ihrem Körper überwinden – diejenige, die Ihr Gehirn schützt, auch bekannt als Blut-Hirn-Schranke. Diese kritische Grenze besteht aus Zellen, die benötigte Stoffe – wie Glukose, Sauerstoff, Aminosäuren und Hormone sowie schützende Gasotransmitter – hereinlassen, während sie unerwünschte oder gefährliche Stoffe zurückhalten. Zwischen den Zellen dieser Barriere befinden sich – Sie ahnen es schon – Schlussleisten, die dafür sorgen, dass nichts hindurchschlüpfen kann, genau wie in Ihrem Darm. Die Barriere hat auch kontrollierbare Poren, die Aquaporine genannt werden und Wasser hinein- und hinausleiten.

Die Wände Ihres Darms und Ihres Gehirns sind sich so ähnlich, dass sie für dieselben Verletzungen durch diätetische und umweltbedingte Angriffe anfällig sind – und an denselben daraus resultierenden Entzündungen leiden.[87] So ist beispielsweise bekannt, dass die westliche Ernährung mit ihrem hohen Anteil an Zucker und gesättigten Fettsäuren und ihrem geringen Anteil an die Mikroben ernährenden Ballaststoffen die Integrität der

Blut-Hirn-Schranke beeinträchtigt und die Kognition und das Erinnerungsvermögen schwächt, indem sie eine Funktionsstörung in dem Teil des Gehirns verursacht, der für das Gedächtnis zuständig ist, im Hippocampus.[88] Alarmierend ist auch, dass Glyphosat, der einen durchlässigen Darm induzierende Inhaltsstoff von Roundup und ähnlichen Herbiziden (weitere Einzelheiten zu diesem Toxin finden Sie auf Seite 129), nachweislich die Blut-Hirn-Schranke schwächt.[89,90] Nun zu den Lektinen: Es ist erwiesen, dass der Verlust der Hirnschrankenintegrität auch durch eine Dysfunktion der P-Glykoproteine verursacht werden kann.[91] Was sind P-Glykoproteine, werden Sie fragen? Eine Klasse von Lektinen, die Aquaporine genannt werden. Ja, genau, dieselbe Art von Verbindungen, die Ihre Blut-Hirn-Schranke und Ihre Darmwand besiedeln! In der Natur kommen Aquaporine in einer Vielzahl von Pflanzen vor, darunter Spinat, Mais, Kartoffeln, Sojabohnen, grüne Paprika und Tabak. Bei bestimmten Menschen können ein durchlässiger Darm und eine Empfindlichkeit gegenüber diesen Lektinen dazu führen, dass das Immunsystem Antikörper gegen die Lektin-Aquaporine in der Nahrung entwickelt, die es dann dazu veranlassen können, irrtümlicherweise die Aquaporine in der Darmwand und im Gehirn anzugreifen – durch die molekulare Mimikry, über die wir in Kapitel 2 gesprochen haben. Bevor Sie jetzt in Panik geraten, weil Sie Spinat essen, sollten Sie wissen: Die meisten von uns reagieren überhaupt nicht auf die Aquaporine in Spinat. Aber die ausgeklügelten Tests, die ich in meiner Klinik durchführe, haben gezeigt, dass in besonders kniffligen Fällen diese aquaporinhaltigen Lebensmittel eine versteckte Ursache für den durchlässigen Darm und das durchlässige Gehirn eines Patienten sind und dass ihre Beseitigung einen erstaunlich großen Unterschied macht.

Es ist wichtig zu erkennen, dass Unterbrechungen der Blut-Hirn-Schranke und die daraus resultierenden Entzündungen des Gehirns auch mit der Epidemie neurologischer Probleme zusammenhängen, die heute alle Altersgruppen betreffen, von Demenz und Alzheimer bis hin zu Autismus, Depression und Schizophrenie sowie einigen neurologischen Krankheiten, die eine immunologische Komponente haben, wie zum Beispiel Multiple Sklerose. Die Beseitigung entzündungsfördernder Chemikalien und eine saubere Ernährung können also die Blut-Hirn-Schranke heilen und versiegeln, und das scheint die Mühe wert zu sein. Denn ganz gleich, ob das Signal an Ihr Gehirn, die »Entzündungsabwehr zu starten«, über das Festnetz (Vagusnerv) oder drahtlos (Zytokine, die die Blut-Hirn-Schranke überwinden konnten) gekommen ist, die daraus resultierende Reaktion in unserem Gehirn kann sowohl kurz- als auch langfristig verheerend sein.

Zu Tode gehungert: Neuronen, die von der Versorgung abgeschnitten wurden

Ihr Gehirn besteht aus einer Reihe von spezialisierten Zellen und, offen gesagt, aus einer Menge Fett. (Ja, Sie haben meine Erlaubnis, jemanden, auf den Sie wütend sind, einen

»Fettkopf« zu nennen!) Wie Ihr Darm verfügt auch Ihr Gehirn über eine riesige Menge an Neuronen (genau genommen 86 Milliarden!), also die Zellen, die am Denken beteiligt sind. Die Zellkörper der Neuronen haben lange Verzweigungen, die Axone genannt werden, aus denen sich kürzere, zahlreichere Verzweigungen, die Dendriten, entwickeln, die sich in alle Richtungen ausdehnen, um mit den Dendriten anderer Neuronen in Kontakt zu treten. Zwischen ihnen springen chemische Signale hin und her, die die Neuronen miteinander verbinden, und wenn die Neuronen wiederholt feuern, bilden sich, einfach gesagt, Gedanken und Erinnerungen. Stellen Sie sich Ihre Dendriten als kreisförmige »Satelliten«-Flughafenterminals vor, die durch Straßenbahnen und Fußwege (die Axone) miteinander verbunden sind, die sich vom Hauptterminal (dem Neuron) nach außen erstrecken und das eine mit dem anderen verbinden.

Ihr Gehirn hat auch seine eigenen spezialisierten Immunzellen, die sogenannten Mikroglia, sowie unterstützende Zellen, die Astrozyten. Betrachten Sie sie als die Leibwächter Ihrer Neuronen. Ihre Aufgabe ist es, die Neuronen vor Schaden zu bewahren. Und sie nehmen diese Aufgabe sehr ernst – wie die Wachen vor dem Londoner Buckingham Palace stehen sie bereit und haben geschworen, die Königin um jeden Preis zu schützen und zu verteidigen. Ihre Mikroglia und Astrozyten helfen Ihrem Gehirn ein Leben lang, indem sie die Neuronen nähren und unterstützen und helfen, das Gehirn von Abfall und toten Zellen zu befreien. Sie »beschneiden« schwache Dendriten, um gesunden Dendriten eine bessere Chance zu geben, ähnlich wie eine Gärtnerin, die ihre Rosen pflegt. Sie kümmern sich sowohl um Bedrohungen von innen (wie Proteine, die eine falsche Form annehmen und Krankheiten verursachen können, wie Beta-Amyloid- oder Tau-Proteine) als auch um Bedrohungen von außen – LPS, Mikroben, Lektine und andere invasive Stoffe. Wenn die Mikroglia über den Vagusnerv oder über Zytokine, die über den Blutkreislauf eindringen, die Nachricht erhalten, dass sich die Bösewichte mobilisieren und eine Gefahr für das Gehirn darstellen könnten, hat dies unbeabsichtigt zur Folge, dass die Mikroglia ihre Beschneidungsaktivität ziemlich aggressiv intensivieren. Die Mikroglia spüren, dass Aggressoren im Anmarsch sind, und beschließen, die Neuronen, die sie umgeben, zu schützen, koste es, was es wolle. Sie knabbern buchstäblich an den dendritischen Fortsätzen, die von den Neuronen ausgehen, fast so, als ob das Neuron seine Vorpostentruppen zurückruft und ihnen sagt, dass sie sich sicher nach innen in die Burg zurückziehen sollen. Das ist schon schlimm genug – die Dendriten sind nicht mehr in voller Ausdehnung vorhanden und können sich nicht mehr mit anderen Neuronen verbinden, um zu kommunizieren. Aber dann gehen die Mikroglia noch einen Schritt weiter: Sie stutzen die Axonscheiden zurück und scharen sich um das gestutzte Neuron – sie ziehen gewissermaßen die Zugbrücke zum Schutz der Burg hoch und schneiden sie von der Versorgung ab. Das ist zwar eine Verteidigungsmaßnahme, die in einem akuten Notfall wie einer Infektion unabdingbar ist, aber es ist verheerend, wenn dies den ganzen Tag über geschieht, jeden Tag, als Folge einer geringgradigen Entzündung, die im Darm beginnt.

Ich möchte Ihnen ein Beispiel dafür geben, wie sich diese Art von Entzündung im wirklichen Leben auswirkt. Meine Patientin Ingrid ist Ende 30 und arbeitet in einem Hightech-Unternehmen. Vor etwa zwei Jahren hatte sie einen Autounfall. Kurz danach begann sie, ein Zittern in der linken Hand zu verspüren. In der Annahme, dass das irgendwie mit dem Autounfall zusammenhängen musste, führten die Ärzte eine Magnetresonanztomografie (MRT) des Gehirns, des Halses und der Schulter durch, die alle normal ausfielen. Sie ging zu Physiotherapeuten, Akupunkteuren und Heilpraktikern, gab jeden Monat Tausende Dollar für Nahrungsergänzungsmittel aus (keine Übertreibung) – alles ohne Erfolg. Schließlich wurde bei ihr eine beginnende Parkinson-Erkrankung diagnostiziert (ja, in ihren 30ern!). Sie suchte meine Klinik auf und wir führten eine ganze Reihe von Tests durch. Wie vermutet, hatte sie nicht nur einen durchlässigen Darm, sondern auch eine durchlässige Blut-Hirn-Schranke, und die Neuronen in ihrem Kleinhirn, dem Bewegungszentrum des Gehirns, litten unter einem Immunangriff. Schlimmer noch, sie wies die Marker für eine Autoimmunerkrankung auf, die oft mit Lupus in Verbindung gebracht wird. Ihr Nüchterninsulinspiegel war trotz normaler Nüchternblutzuckerwerte hoch, was bedeutete, dass sie stoffwechselmäßig inflexibel war. Bei Ingrid kam wirklich alles zusammen: Sie litt nicht nur aufgrund ihres durchlässigen Darms und ihres durchlässigen Gehirns an einem direkten Autoimmunangriff auf ihre Neuronen, sondern ihre unter Angriff stehenden Neuronen waren aufgrund der Insulinresistenz in ihrem Gehirn (manchmal auch als Typ-3-Diabetes oder Diabetes des Gehirns bezeichnet) auch nicht in der Lage, sich zu schützen und zu reparieren.

Wir begannen mit dem Energie-Paradox-Programm, nahmen die Lektine aus ihrer lektinreichen Ernährung, verkürzten ihr Essensfenster und vereinbarten den nächsten Besuch und die nächste Laboruntersuchung in drei Monaten. Diese Untersuchung fand statt, während ich dieses Kapitel schrieb. Ihre Marker für einen durchlässigen Darm waren drastisch gesunken (wenn auch nicht ganz verschwunden), aber ihre Marker für eine Gehirnentzündung waren nun wieder normal. Ihr Nüchterninsulinspiegel war ebenfalls normal. Und die beste Nachricht ist, dass sich ihr Zittern deutlich verbessert hat. Nein, es ist nicht verschwunden, aber zu dem Zeitpunkt, an dem ich diese Zeilen schreibe, dauert die Behandlung erst drei Monate, und sowohl sie als auch ich sind voller Hoffnung und Zuversicht, dass wir es in seinem Verlauf stoppen können.

Ingrid ist ein extremes Beispiel dafür, was eine Neuroinflammation anrichten kann, aber selbst eine leichte Entzündung des Gehirns kann erhebliche Auswirkungen auf Ihr Wohlbefinden haben. Bei vielen Menschen verschlechtert sich das Denkvermögen, das Gedächtnis wird beeinträchtigt und die geistige Leistungsfähigkeit nimmt insgesamt ab. Hinzu kommt, dass hungernde Neuronen Ihnen signalisieren, dass sie Nahrung brauchen – und zwar schnell. Und welche Nahrung wollen die hungernden, entzündeten Neuronen? Sie haben es erraten: eine große Portion schnell absorbierbaren und treibstoffspendenden Zucker! Denken Sie daran, dass Ihr Gehirn auf Glukose als Brennstoff angewiesen ist – ja, es kann auch Ketone und Butyrat verwenden, wie ich gleich beschreiben werde, aber bei den meisten Menschen ist das Gehirn heutzutage darauf »trainiert«, auf Glukose zu reagieren; es ist geradezu süchtig danach. Es weiß, dass Glukose sofort Energie liefert und leicht in ATP umgewandelt werden kann. Aber wenn Sie gut aufgepasst haben, wissen Sie, dass das das Letzte ist, was Ihr geschwächtes Gehirn braucht. Wenn Sie also das nächste Mal Lust auf etwas Süßes bekommen, denken Sie an das »Todesspiel«, das sich in Ihrem Gehirn abspielt, bevor Sie zu einem Keks greifen!

Die mikrogliale Beschneidung ist auch für das Gefühl der Trägheit und geistigen Beeinträchtigung verantwortlich, das man bei Schlafmangel bekommt.[92] Das ist richtig: Langes Aufbleiben kann Ihre Neuronen stutzen! Und die Lebensmittel, die man bei Schlafmangel zu konsumieren neigt – wie einfache Kohlenhydrate und Zucker – machen die Sache nur noch schlimmer. Als ich früher nächtelang Herztransplantationen bei Säuglingen durchführte, sehnte ich mich nach Zucker, um mich auf den Beinen zu halten. Wenn man Nacht für Nacht unter schlechtem Schlaf leidet, schafft man die Voraussetzungen für immer mehr unerwünschte Beschneidung. Kein Wunder, dass ich 70 Pfund Übergewicht und eine Insulinresistenz hatte!

Wir beginnen gerade erst zu erkennen, wie empfindlich dieses Schutzsystem im Gehirn tatsächlich ist. Es reagiert in Echtzeit auf subtile Inputs, sogar auf solche, die von unserem emotionalen Zustand herrühren. Nehmen wir zum Beispiel Stress. Es hat sich herausgestellt, dass stressige Ereignisse die Mikroglia übermäßig aktivieren und sie dazu veranlassen, mehr Dendriten zu beschneiden, als sie sollten.[93] Die gute Nachricht ist, dass die Mikroglia in der Regel, wenn der Stress nachlässt und das Immunsystem und unsere Darmfreunde entzündungshemmende Signale aussenden, ihre Aktivität herunterfahren können und sich wieder der Reparatur und dem Schutz des Gehirns widmen, so wie es jetzt bei Ingrid der Fall ist. Doch damit dies geschehen kann, muss das Gehirn Zugang zu beruhigenden, entzündungshemmenden Verbindungen haben, nämlich zu kurzkettigen Fettsäuren und entzündungshemmenden Gasotransmittern wie Wasserstoff und Schwefelwasserstoff, die nicht nur die Warnsignale ausschalten, sondern auch die Mitochondrien unserer Neuronen mit alternativen Brennstoffquellen versorgen. Glücklicherweise sind diese Nebenprodukte, die unsere Darmfreunde produzieren, in der Lage, die Blut-Hirn-Schranke zu überwinden und sowohl die Neuronen zu nähren als auch die Entzündung einzudämmen.[94,95]

Das Problem ist natürlich, dass heutzutage nicht nur der Stress oft dauerhaft und chronisch ist, sondern dass die Krise unserer Wurzeln und unseres Bodens dazu führt, dass unsere Mikroben nicht mehr das bekommen, was sie brauchen, um die entzündungshemmenden Verbindungen herzustellen, die wir brauchen. Für die meisten Menschen bedeuten ein durchlässiger Darm, die Aktivierung des Immunsystems und ein mikrobielles Ungleichgewicht, dass immer mehr Entzündungssignale nach oben gesendet werden – auf Kosten unserer neurologischen Gesundheit. Ein robustes und vielfältiges Darmmikrobiom produziert ausreichend Butyrat, einen wirksamen Neuroprotektor, der nachweislich den altersbedingten Gedächtnisverlust verbessert und Angstzuständen und Depressionen entgegenwirkt.[96] Butyrat stimuliert auch die Bildung neuer Gehirnzellen[97] und kann die Mikroglia bei ihrer Reifung und in ihrer Funktion unterstützen. Eine Studie hat gezeigt, dass keimfreie Mäuse, die so gezüchtet wurden, dass sie kein Mikrobiom haben, nur wenige und auch noch missgebildete Mikroglia haben, die nicht richtig arbeiten können. Wird das Trinkwasser der Mäuse vier Wochen lang mit kurzkettigen Fettsäuren angereichert, normalisieren sich die mikroglialen Zellen und können ihre Aufgabe so erfüllen, wie sie sollen. In ähnlicher Weise brauchen auch die Bodyguards des menschlichen Gehirns Butyrat und seine Fettsäuregeschwister, um in Topform zu bleiben.[98] (Übrigens, wenn Sie Kinder haben, wird es Sie interessieren, dass Butyrat noch eine weitere nützliche Wirkung hat: Es hilft, das Verhalten von Kindern zu regulieren.[99] Ein guter Grund, sie schon in jungen Jahren in den Genuss einer breiten Palette von Ballaststoffen kommen zu lassen.)

Die postbiotischen Gase, die Ihr Biom idealerweise produzieren sollte, sind auch für die Instandhaltung Ihres Gehirns von entscheidender Bedeutung. Wie Sie in Kapitel 3 gelernt haben, wurde bei Parkinson-Patienten ein Mangel an wasserstoffproduzierenden Bakterien festgestellt;[100] das ist relevant, denn wenn Ihre Neuronen unter Beschuss geraten, strömt Wasserstoff durch die Blut-Hirn-Schranke und schützt die Mitochondrien in ihrem Inneren, sodass sie sich wehren und am Leben bleiben können. Schwefelwasserstoff hat eine ebenso beeindruckende Reihe von hirnschützenden Eigenschaften (wie übrigens auch Stickstoffmonoxid und sogar Kohlenmonoxid, in den richtigen Mengen). Ich gehe davon aus, dass die Erforschung der Darm-Gas-Gehirn-Verbindung zu einem der wichtigsten Durchbrüche im Kampf gegen unsere Epidemie neurodegenerativer Krankheiten führen wird. So seltsam es klingen mag, in gewisser Weise sollten sie wollen, dass Ihr Gehirn »voll heißer Luft« ist.

Leider nehmen viele Menschen Lebensmittel zu sich, die ihre Darmflora aktiv daran hindern, diese gehirnschützenden Verbindungen zu produzieren. Wenn Sie sich jemals gefragt haben, warum eine zuckerreiche Ernährung schlecht für Ihr Gehirn ist – nun, das liegt zum Teil daran, dass sie die Population von Laktobazillen, jenen entzündungshemmenden Bakterien, die die Herstellung von schützenden kurzkettigen Fettsäuren unterstützen, in Ihrem Darmbiom reduziert.[101] Noch schlimmer ist, dass Zucker in Verbindung mit einem hohen Anteil an gesättigten Fettsäuren schon nach wenigen Tagen das Gedächtnis schädigen kann – unabhängig davon, ob Sie übergewichtig sind oder nicht. Zucker und große Mengen gesättigter Fette sind die schlimmsten Feinde Ihres Gehirns. Sie führen dazu, dass Sie Fett um Ihre Körpermitte herum einlagern (um den Entzündungskrieg anzuheizen, der rund um einen durchlässigen Darm tobt). Wenn Sie mit meinen früheren Veröffentlichungen vertraut sind, erinnern Sie sich vielleicht an meinen Ausspruch: »Ein Darm voller Fett ist gar nicht nett!« Das meine ich wirklich ernst: Die Zunahme der Fettmenge im Darm steht in direktem Zusammenhang mit »kognitivem Altern« – und man muss kein Wissenschaftler sein, um zu wissen, dass man das unbedingt vermeiden will.[102]

Wenn sich das Feuer der Entzündung von Ihrem Darm auf Ihr Gehirn ausbreitet, ist das ein Zeichen dafür, dass in Ihrem Körper bereits ein Flächenbrand lodert. Und wie bei einem Flächenbrand ist es dringend geboten, diese Ausbreitung eher früher als später in den Griff zu bekommen – bevor umfangreiche Schäden angerichtet werden und all Ihre Ressourcen zum Schutz von Gesundheit und Energie erschöpft sind.

Wenn die mikrogliale Beschneidung außer Rand und Band gerät

Wenn die mikrogliale Beschneidung unkontrolliert bleibt, kann sie mit der Zeit außer Kontrolle geraten. Ihr Bemühen, die Neuronen um jeden Preis zu schützen, hat unbeabsichtigt zur Folge, dass diese verhungern und absterben. So kann diese Beschneidung zu Demenz, Alzheimer und Parkinson führen. (Der Lewy-Körper, der durch Robin Williams' Kampf mit der Lewy-Körper-Demenz bekannt wurde, ist ein totes Neuron, das von Mikroglia umgeben ist, ein pathologischer Befund, der im Gehirn und in den Darmneuronen von Parkinson-Patienten zu finden ist.) Außerdem haben etwa 30 Prozent der Bevölkerung ein Gen, das sie anfälliger für Neuroinflammation macht; es handelt sich um das Gen APOE4 (auch als Alzheimer-Gen bekannt). Es weist die Mikroglia an, einen Entzündungszustand auszulösen, sobald sie eine drohende Gefahr wittern, und in ihrem Übereifer produzieren sie dann eine enorme Menge an Stickstoffmonoxid,[103] was die Neuroinflammation weiter verstärkt.

Wenn Sie das Gen APOE4 haben, haben Sie weniger Spielraum bei Ihrer Ernährung als diejenigen, die es nicht haben. Dr. Bredesen und ich sind uns einig, dass ein Programm, das Lektine einschränkt, Lebensmittel bevorzugt, die die Herstellung von Postbiotika unterstützen, und das Essensfenster verkürzt, um die mitochondriale Flexibilität zu fördern (was die Grundlage des Energie-Paradox-Programms ist), Sie vor kognitivem Verfall schützen kann.

Akute Belastung des Gehirns

Wenn Sie schon einmal über längere Zeit enormen Stress aushalten mussten, der einfach kein Ende nehmen wollte, wissen Sie wahrscheinlich, wie ermüdend das sein kann. Am liebsten würden Sie ein Nickerchen machen, sich ein Glas Wein einschenken oder sich einfach »ausschalten« und irgendwo verstecken. Vielleicht gab es sogar Momente, in denen Sie sich wie gelähmt fühlten, als stünden Sie unter Schock. Wahrscheinlich haben Sie während der weltweiten COVID-19-Pandemie etwas Ähnliches erlebt. Für so viele Menschen, die mit dem Stress und den mit der Pandemie verbundenen Ängsten konfrontiert waren, konnte die Schlafenszeit nicht früh genug kommen (obwohl Sie ironischerweise vielleicht auch Schlafprobleme hatten). Nichts von dieser Erschöpfung ist eingebildet. Ob hoher Stress nun akut und schockierend oder chronisch und unerbittlich ist, er trägt heimlich zu einem durchlässigen Darm und zu Entzündungen bei, die Ihnen wiederum Ihre Energiereserven rauben und mit der Zeit die Neuroinflammation verstärken können, die gleichzeitig Ihr Gehirn entzündet und aushungert.

In meiner Praxis erlebe ich immer wieder, dass Patienten mit Autoimmunerkrankungen ein sehr stressiges Ereignis als Auslöser für ihre Erkrankung angeben. (Typischerweise handelt es sich dabei um Frauen; zum einen, weil sie ein besseres Verhältnis zu ihrem Körper haben als Männer, und zum anderen, weil wir inzwischen wissen, dass Frauen anfälliger für die körperlichen Auswirkungen von Stress sind als Männer.) Ich fühle mit ihnen, aber ich bin nicht überrascht, denn akuter Stress kann tatsächlich die Zellen der Darmwand schädigen und so eine Entwicklung einleiten, die zu einem durchlässigen Darm und zu Entzündungen führt. Das ist ein evolutionäres Merkmal: In Notsituationen leiten die Sympathikusnerven den Blutfluss vom Verdauungssystem weg, um die Muskeln mit Energie zu versorgen (das alte »Kämpfen-oder-Fliehen«-Szenario). Wenn Zellen auch nur für ein paar Minuten (vier, um genau zu sein) nicht genügend Sauerstoff erhalten, können sie absterben – der Fachbegriff dafür ist Hypoxie. Dabei werden die Wurzeln einer eigentlich gesunden Darmwand beschnitten – und wie Sie wissen, sind »beschnittene Wurzeln« in Ihrem Darm genauso schlecht für Ihre Energie und geistige Klarheit wie »beschnittene Neuronen« in Ihrem Gehirn.

Leider ist das noch nicht alles: Erschwerend kommt hinzu, dass diese »Stressattacke« die entzündlichen Immunzellen in Ihrem Darm aktiviert und gleichzeitig die Zusammensetzung Ihres Darmmikrobioms zugunsten der Bakterien verändert, die Ihre Darmwand zerfressen.[104] Und wenn die Darmwand durchlässiger wird, ist sie weniger in der Lage, krankheitserregende Bakterien abzuwehren. Vielleicht wird jetzt klarer, wie ein wirklich schlimmes Ereignis (ein Unfall, ein Todesfall, eine Scheidung, ein unerwarteter Verlust oder eine weltweite Pandemie) eine solche Erkrankung auslösen kann; es beginnt damit, dass die Durchlässigkeit der Darmwand enorm strapaziert und eine Entzündung ausgelöst wird, die dann Signale an die Mikroglia in Ihrem Gehirn sendet, sich auf das Schlimmste vorzubereiten. Dieser ganze Stress führt zu Verwirrung, Dumpfheit und einem langsameren, ausgehungerten Gehirn – was wiederum zu noch mehr Stress führt, weil Sie zu befürchten beginnen, dass mit Ihnen wirklich etwas nicht in Ordnung ist. Erschwerend kommt hinzu, dass Ihr unausgeglichenes Biom nun weniger in der Lage ist, Ihnen bei der Bildung der Neurotransmitter zu helfen, die Ihnen helfen, sich konzentriert und wach zu fühlen (zum Beispiel Noradrenalin)[105] oder ein Gefühl der Leichtigkeit und Ruhe zu empfinden (zum Beispiel GABA, das ein überaktives Nervensystem beruhigt) und sich rundum wohlzufühlen (Serotonin und die Vorstufen von Serotonin wie Tryptophan und 5-HTP). Ohne die richtigen Neurotransmitter wird Ihr ohnehin schon überlastetes Gehirn noch mehr in Mitleidenschaft gezogen und Ihre Stimmung und Ihre Wahrnehmung werden leiden.

Wenn Sie jemals eine extrem stressige Situation durchlebt haben (und wer hat das nicht?), wissen Sie, dass Sie während dieser Zeit oft ein Verlangen nach Trostnahrung verspüren, die »den Schmerz betäubt«, indem sie Ihnen einen schnellen Zucker- und vielleicht Serotoninschub verschafft, der aber schnell wieder nachlässt, sodass Sie sich einen weiteren und dann noch einen vorgetäuschten Wohlfühlmoment verschaffen müssen: mit genau den zucker- und fettreichen Nahrungsmitteln, die das Problem verschlimmern, indem sie Ihren Darmfreunden den nötigen Treibstoff entziehen (und diejenigen füttern, die Sie nicht in Ihrem Darm haben wollen). Natürlich überfordern diese Lebensmittel auch Ihre mitochondrialen Energiefabriken, sodass Sie sich müde und lustlos fühlen. Und wenn Sie träge sind, neigen Sie weniger dazu, sich die Bewegung zu verschaffen, die Ihre Mitochondrien brauchen, um zu funktionieren, was Ihre Energie weiter schwinden lässt und Sie gleichzeitig Ihres natürlichen Reichtums an wach machenden Neurotransmittern beraubt. Bumm! Jetzt sind Sie gestresst, erschöpft, unmotiviert und sehen keinen Ausweg mehr. Aber genau deshalb sind Sie ja hier: Mit dem Energie-Paradox-Programm können Sie sich aus dieser Misere befreien, indem Sie einige schnelle Übungen (die ich als »Snacks« bezeichne) in Ihr Programm einbauen, die Ihre Energiefabriken ankurbeln, anstatt sie zu verlangsamen.

Genauso wie die Mikrobiota-Darm-Gehirn-Achse bidirektional ist, gilt dies auch für Stress und Entzündungen, die durch einen durchlässigen Darm verursacht werden. Ein gestresster Darm kann zu psychischem Stress und Unbehagen beitragen ... und dieses Unbehagen wird dann über den Vagusnerv nach unten in den Darm übertragen und der Kreislauf geht weiter. Das macht deutlich, warum die Stressbewältigung bei chronischer Müdigkeit nicht optional ist. Sie müssen ihn aktiv an der Kehle packen (sozusagen) und einen Weg finden, der für Sie funktioniert, um ihn in den Griff zu bekommen.

Ich erinnere meine Patienten gern daran, dass das Leben und der Stress keine Dinge sind, die sie passiv hinnehmen müssen. Wenn die Dinge schwierig werden, kann entweder Ihr Körper in eine dysfunktionale Stressreaktion geraten oder Sie können, falls Sie diese Entwicklung rechtzeitig bemerken, die Kontrolle übernehmen und Wege finden, den Stress abzubauen. Vielleicht hat man Ihnen beigebracht, dass der Kämpfen-oder-Fliehen-Reflex völlig unbewusst abläuft – Ihr Körper, angetrieben durch den uralten Reptilienteil Ihres Gehirns, schüttet reflexartig Stresshormone aus, wenn der sagenumwobene Säbelzahntiger (oder der parkende Polizist oder der fiese Chef) auftaucht. Diese Theorie gilt mittlerweile jedoch als überholt; Wissenschaftler vertreten heute die Ansicht, dass Sie mithilfe bewusst gewählter Gedanken Ihr Stresshormonnetzwerk und damit auch Ihren Darm entweder aktivieren oder aber beruhigen können. In Teil 2 werden wir uns ansehen, wie Sie die Kraft Ihres Geistes nutzen können, um Stress zu reduzieren und zu bewältigen, während Sie die Darm-Hirn-Achse wieder normalisieren.

Das insulinresistente Gehirn

Zusätzlich zu dem stillen, unerkannten Feuer der Neuroinflammation neigt das moderne Durchschnittsgehirn auch dazu, durch den mitochondrialen Stau, den wir in Kapitel 4 besprochen haben, ins Stocken zu geraten. Wenn Ihre Mitochondrien überlastet und überfordert sind, können Sie darauf wetten, dass Sie sich selbst genauso fühlen werden.

Durch meine Arbeit mit Patienten, die ihre geistige Schärfe verloren (und dann glücklicherweise wiedergewonnen) haben, habe ich gelernt, dass der Verlust der Vitalität und Lebensfreude und eine zunehmende Vergesslichkeit meistens mit einem Verlust der Insulinsensibilität und der metabolischen Flexibilität des Gehirns einhergehen. Genau wie andere Zellen in Ihrem Körper sich schützen, indem sie resistent gegen die Wirkung von Insulin werden, wird Ihren Neuronen die Glukose entzogen, weil, wie wir bereits gesehen haben, das Insulin durch Ceramide blockiert wird.[106] Und ohne Brennstoff, aus denen die Mitochondrien Energie gewinnen können, können Ihre Neuronen nicht gut arbeiten, und wie sollten Sie unter diesen Umständen klar denken können? Wenn Sie einen erhöhten Nüchterninsulinspiegel von 9 uIU/ml oder mehr haben, kann ich Ihnen versichern, dass Ihr gesamter Körper, einschließlich Ihres Gehirns, insulinresistent ist. Das bedeutet, dass Sie nicht mehr in der Lage sind, aus dem in Ihrem Körper gespeicherten Fett freie Fettsäuren und Ketone zu bilden, die als alternativer Brennstoff von Ihren Mitochondrien verwendet werden können; kurz gesagt, es mangelt Ihnen an metabolischer Flexibilität. Leider hat die typische westliche Ernährung ein Szenario geschaffen, das eine ceramidinduzierte Insulinresistenz des Gehirns begünstigt, die ihm Energie entzieht, Entzündungen fördert und die Mitochondrienfunktion blockiert.[107] Die Redewendung »den Kopf verlieren« bekommt hier eine ganz neue Bedeutung!

Insulin wird – in geringen Mengen – benötigt, um mit den Rezeptoren auf Ihren Neuronen zu kommunizieren, genau wie bei anderen Zellen. Ist Insulin in der richtigen Menge in Ihrem Blutkreislauf enthalten, unterstützt es Ihre allgemeine Gesundheit, indem es die Wirkung der Hungerhormone ausgleicht und den Appetit reguliert, die Neuroinflammation reduziert und dazu beiträgt, dass Ihre Kognition scharf bleibt. Aber während die Insulinrezeptoren in Ihrem Körper immer stärker isoliert werden, findet dasselbe Phänomen in Ihren Neuronen statt. Vielleicht haben Sie den Begriff »Typ-3-Diabetes« oder »Diabetes des Gehirns« noch nicht gehört (wahrscheinlich kennen Sie Typ-1- und Typ-2-Diabetes), aber so, wie sich die Forschung entwickelt, wird dies bald zu einer gängigen Diagnose werden. Typ-3-Diabetes bezieht sich auf ein ganzes Spektrum neurologischer Beeinträchtigungen, von leichten kognitiven Einbußen bis hin zu voll ausgeprägter Demenz, die fast immer von einer Insulinresistenz im Gehirn herrühren.[108] Wie ich bereits im letzten Kapitel erläutert habe, ist der Begriff Prädiabetes nicht wirklich zutreffend – wenn man als Prädiabetiker diagnostiziert wird, ist man bereits insulinresistent. Ebenso wenig möchte ich ein »kleines bisschen« Diabetes im Gehirn herunterspielen – das wäre wirklich ein Dammbruchargument.

Es gibt Möglichkeiten, um sicherzustellen, dass Ihr Gehirn seine ursprüngliche Empfindlichkeit gegenüber Insulin behält (oder wiederherstellt), das heißt, dass es das »Klingeln« des Insulins hören und die Tür öffnen kann, um es einzulassen und seine neuroprotektiven Effekte zu nutzen. Wir werden in Teil 2 ausführlich auf diese Strategien eingehen, aber sie beruhen, kurz gesagt, auf den folgenden vier Zielen:

1. Verringerung der Arbeitsbelastung der Mitochondrien durch sorgfältig zeitlich abgestimmtes Essen.

2. Verzicht auf Lebensmittel, die den Körper mit Zucker überfluten (das heißt, die die Bauchspeicheldrüse dazu veranlassen, mehr Insulin zu produzieren, was wiederum zu insulinresistenten Zellen führt).

3. Hinzunahme von Lebensmitteln wie Walnüssen, Olivenöl und Sesamöl, die die Ceramidproduktion hemmen.[109]

4. Füttern Sie Ihre Darmfreunde, die durch die von ihnen gebildeten Verbindungen zur Aufrechterhaltung der Insulinsensitivität beitragen.[110]

Ein Neuron hat die Fähigkeit, neue Dendriten zu bilden, so wie eine Pflanze Wurzeln und Triebe bildet. Diese neuen Dendriten geben Ihnen die Möglichkeit, immer wieder neue Verbindungen zwischen Neuronen herzustellen, die Ihnen helfen, scharf und klar zu denken und ein gutes Gedächtnis zu behalten. Aber das geht nicht ohne Energie – ein ausgehungertes Neuron wird keine neuen Triebe bilden. Das bedeutet, dass alle Sudoku- und Kreuzworträtsel der Welt dies nicht kompensieren können. Wenn Sie heute und in Zukunft ein klares, waches Gehirn haben wollen, müssen Sie Ihrem Gehirn helfen, Energie zu gewinnen. Und das beginnt damit, wie und womit Sie es füttern.

Energiemythos #5: Mein Candidaüberschuss macht mich fertig

Wenn ich fünf Cent für jedes Mal bekäme, sobald ich das höre ... Es scheint ein Trend zu sein, chronische Müdigkeit auf einen Pilz zu schieben. Meiner Erfahrung nach ist ein übermäßiges Candidawachstum jedoch nicht die eigentliche Ursache für Energieverlust. Candida ist ein normaler Hefepilz, der bei jedem Menschen vorkommt, einer von vielen, die sich in unserem Darm befinden. Candida ist an sich nicht schädlich; er wird erst dann zum Problem, wenn er die anderen Hefepilze bei der Nahrungsaufnahme verdrängt und zu schnell wächst, was zu einer sogenannten Candidose führt. Dieses Ungleichgewicht kann nach einer Antibiotikabehandlung auftreten, die Ihre Darmfreunde zerstört, oder als Folge einer zuckerreichen Ernährung, da Zucker die Vermehrung von Candida fördert. (Denken Sie daran, dass wir Bier und Wein herstellen, indem wir den Hefen Zucker, insbesondere Obst, zu essen geben).

Candidose ist meiner Meinung nach zu einer überdiagnostizierten Krankheit geworden, denn es ist gar nicht so kompliziert, eine Pilzüberwucherung zu beseitigen. Ich habe von Patienten gehört, die eine strenge Anti-Candida-Diät einhalten und gleichzeitig Nahrungsergänzungsmittel oder sogar antimykotische Medikamente einnehmen, um »die Candida abzutöten«. Ich rate Ihnen, Ihre Ernährung zu überprüfen und auf einfache Zucker (einschließlich der Fruktose in Früchten) und raffiniertes Getreide sowie gesättigte Fette zu verzichten, die vorzugsweise die weniger hilfreichen Bakterien in Ihrem Biom ernähren. Wenn Sie Ihren Darm mit den richtigen Dingen füttern, wird er sich im Laufe der Zeit selbst um die Wiederherstellung des Gleichgewichts kümmern. Es geht nicht darum, die Candida vollständig auszurotten. Das wollen Sie nicht, denn so rätselhaft ihr Zweck auch erscheinen mag, alle Spezies in Ihrem Darm haben einen Nutzen. Zum Beispiel enthält Ihr Darm von Natur aus glutenfressende Bakterien, die sich von Gluten ernähren und dieses Protein für Sie abbauen, sodass es weniger schädlich wird. Wenn Sie 100 Prozent glutenfrei leben, können Sie sich selbst schaden, indem Sie diese hilfreichen Bakterien aushungern und so jeder gelegentliche Bissen Gluten unverträglich wird. Ihr angeborenes Abwehrsystem gegen das eine oder andere Gluten, das sich in Ihre Ernährung einschleicht (und das tut es), ist verschwunden. Deshalb plädiere ich dafür, das Ökosystem auf möglichst natürliche Weise wieder ins Gleichgewicht zu bringen, anstatt zu versuchen, eines seiner Mitglieder zu dezimieren oder zu eliminieren. Das erinnert mich an den Fehler, Wölfe aus dem Yellowstone-Park zu entfernen, was zu einer massiven Überpopulation von Elchen und einer Dezimierung des gesamten Ökosystems führte. War die Lösung, die Elche zu töten? Natürlich nicht; man setzte die Wölfe einfach wieder ein und innerhalb weniger Jahre kehrte das normale Gleichgewicht zurück.

Kapitel 6

Es ist alles eine Frage des Timings (und der richtigen Entscheidungen)

Wie Sie sich erinnern werden, habe ich am Anfang dieses Buchs eine einfache Gleichung aufgestellt, um zu erklären, wie die menschliche Energie entsteht: $E = M^2C^2$. Wir haben nun die erste Hälfte dieser Gleichung vollständig erforscht – die beiden »M«: das Mikrobiom und die Mitochondrien. Wir wissen, dass unsere Energie von einer robusten und vielfältigen Gemeinschaft von Darmbakterien sowie von enorm leistungsfähigen Mitochondrien abhängt. Wenden wir uns nun also dem letzten Teil des Puzzles zu, den »C«. Sie sind der wichtigste Teil der Gleichung, der Ihnen dabei helfen kann, wieder auf die Beine zu kommen und sich wieder wie Sie selbst zu fühlen – und das schneller, als Sie vielleicht denken.

Aber ich muss ehrlich sein: Dieser Teil der Reise wird ein wenig unangenehm sein.

»Unangenehm?«, höre ich Sie fragen. »Ich will mehr Energie, keine Unannehmlichkeiten, Dr. G.« Nun, ich verstehe das – als Menschen schrecken wir von Natur aus vor Herausforderungen zurück, die möglicherweise unangenehm oder gefährlich sein könnten; wir halten uns lieber an das, was uns vertraut und somit »sicher« ist. Aber in diesem Fall ist das Vertraute alles andere als sicher – ganz im Gegenteil, es ist schuld an unserer Lethargie und unserem Unwohlsein. Manchmal ist es gut, ein wenig Unbehagen zu überwinden.

Lassen Sie mich Ihnen ein persönliches Beispiel geben. Als ich jünger war, musste ich knapp zwei Kilometer zur Schule laufen und dann wieder nach Hause zurück (bei jedem Wetter, auch wenn es regnete oder ein Meter Schnee lag); ich mähte den Rasen mit einem Schieberasenmäher ohne Motor; ich schaufelte Schnee mit einer Schneeschaufel; ich harkte Laub mit einer Harke zusammen; ich öffnete und schloss Garagentore von Hand (Stellen Sie sich das vor!); und ich musste sogar aufstehen und zum Fernseher gehen, wenn ich auf ein anderes Programm umschalten wollte. Sie verstehen schon, was ich meine – das war in den »guten alten Zeiten«; aber als ich erwachsen wurde, habe ich nicht mehr viel davon gemacht. Und warum? Weil, nun ja, es ist Arbeit, es ist zeitaufwendig, es ist lästig und es ist einfach bequemer und einfacher, von all den wunderbaren technischen Erfindungen Gebrauch zu machen, die lästige oder anstrengende Arbeiten für uns übernehmen. Leider habe ich mich dadurch zu weit von dem entfernt, was meine Zellen und Mitochondrien brauchen, um fit zu bleiben – nämlich natürliche Herausforderungen, die sie zu Höchstleistungen antreiben. Nach und nach wurde ich sesshafter, bequemer, zunehmend müder – und weniger gesund.

Zurück zu meinem Leben vor etwa 20 Jahren. Wenn Sie meine früheren Bücher gelesen haben, erinnern Sie sich vielleicht, dass mein Leben aufgrund der Begegnung mit einem Patienten, den ich »Big Ed« nannte, eine überraschende Wendung nahm. Big Ed hatte seine schwere, nicht operable koronare Arterienerkrankung durch eine Ernährungsumstellung, die den vollständigen Verzicht auf entzündungsfördernde Lektine und die Einnahme von Nahrungsergänzungsmitteln beinhaltete, überwunden. Nicht nur das, er stellte auch seine metabolische Flexibilität wieder her, gewann seine Insulinempfindlichkeit und geistige Klarheit zurück und fand zu der Vitalität und Energie zurück, die er als jüngerer Mann gehabt hatte. Ich war offen gesagt beeindruckt von seiner dramatischen Kehrtwende.

Nachdem ich an mir selbst experimentiert hatte (indem ich mich an die Thesen hielt, die ich schon während meiner Zeit an der Yale University über die frühmenschliche Ernährung aufgestellt hatte) und dabei 70 Pfund abnahm, gründete ich meine Zentren für Wiederherstellungsmedizin, um Patienten beizubringen, wie sie Herzkrankheiten, Diabetes und die daraus folgenden Autoimmunkrankheiten mithilfe von Nahrungsmitteln, Nahrungsergänzungsmitteln und einer weiteren Sache, die ich sehr zu schätzen lernte, rückgängig machen können: der Änderung des Zeitplans für ihre Mahlzeiten. Da diese Umstellung auf ein neues Essverhalten bei vielen meiner Patienten zunächst auf einen gewissen Widerstand stößt, sage ich ihnen, sie sollen »ihren Hunger akzeptieren«. Und seltsamerweise verschwindet ihr Hunger innerhalb weniger Tage und kehrt nie wieder zurück.

Ich für meinen Teil beschränke sechs Monate im Jahr (von Januar bis Juni) mein Essensfenster während der Woche auf zwei Stunden pro Tag, sodass ich in 22 von 24 Stunden nichts esse, wobei ich mir am Wochenende eine Auszeit gönne, weil ich so »brav« war. Ich nenne das *Enjoy One Meal a Day* (»Genießen Sie eine Mahlzeit pro Tag«) oder EOMAD. (Nur zum Spaß am Rande: Einige meiner Patienten nennen es *Gundry's One Meal a Day* oder, Sie haben es erraten, GOMAD, vom Englischen *go mad* = wahnsinnig werden). Diese Monate entsprechen den Zeiten des Jahres, in denen in der Natur im Allgemeinen weniger Nahrung zur Verfügung steht. (Um es klar zu sagen: Selbst im Dschungel gibt es zirkadiane Rhythmen der Nahrungsverfügbarkeit je nach Jahreszeit. Im Winter und Frühling gibt es weniger Nahrung, im Sommer und Herbst mehr). In den anderen sechs Monaten – entsprechend dem größeren Nahrungsangebot im Sommer und Herbst – vergrößere ich mein Essensfenster auf sechs oder acht Stunden und esse 16 bis 18 Stunden lang nichts, um meinen eigenen jahreszeitlichen Rhythmus auszugleichen. Die Begrenzung der Zeit, in der man Kalorien zu sich nimmt, wird üblicherweise als zeitlich begrenztes Essen bezeichnet, und lange bevor es in Mode kam oder sogar darüber geschrieben wurde, habe ich es schon praktiziert und darüber geschrieben, und zwar in meinem ersten Buch im Jahr 2006. Ich habe gerade mein 18. Jahr dieser Praxis beendet und ich bin nicht »wahnsinnig« geworden. Ganz im Gegenteil. Aber keine Panik, wenn Sie nicht gerade EOMAD ausprobieren wollen, das so etwas wie eine turboaufgeladene Version des Energie-Paradox-Programms ist, besteht keine Gefahr, dass Sie an GOMAD »erkranken«.

Was also wusste ich damals schon, das erst seit relativ kurzer Zeit wissenschaftlich nachgewiesen ist? Schon vor Jahrzehnten war ich von der Idee der Hormesis oder des positiven Stresses fasziniert. Um zu verstehen, warum der Verzicht auf Nahrung über einen längeren Zeitraum, als Sie es vielleicht ursprünglich vorhatten, Ihr Energieniveau enorm steigern kann, ist es wichtig zu verstehen, warum ein Hauch von Unbehagen Sie stärker macht.

Im Fachjargon ist die Hormesis als biphasische Dosisreaktion bekannt. Es ist ein biologisches Gesetz, das beschreibt, wie Körpersysteme durch geringe Dosen von körperlichen Reizen, Stressoren oder chemischen Substanzen aktiviert oder »eingeschaltet« werden können – selbst wenn diese Dinge in großen Dosen giftig sind.

Ich bevorzuge eine bissigere Beschreibung dieses Naturgesetzes, das von Nietzsche formuliert (und Jahrzehnte später von meiner Freundin Kelly Clarkson gesungen) wurde: »Was dich nicht umbringt, macht dich stärker.« Pflanzen veranschaulichen dieses Prinzip sehr schön. Pflanzen, die unter milden, aber anhaltenden Stressbedingungen wachsen, verkümmern nicht unbedingt oder gehen ein, wie man vielleicht erwarten würde. Sie produzieren vielmehr größere Mengen an xenohormetischen (sagen Sie das dreimal hintereinander!) Molekülen – schützende Verbindungen wie Resveratrol in Weintrauben oder das bereits erwähnte Melatonin –, die wiederum ihre Gesundheit und damit auch unsere Gesundheit fördern, wenn wir sie verzehren. Die Hormesis sagt im Grunde jedem Lebewesen, jeder Zelle, jedem Mitochondrium und jedem Gen: Es kommen harte Zeiten auf uns zu, wir müssen widerstandsfähiger, stärker, fitter und überlebensfähiger werden. Einer meiner Freunde und Kollegen, der renommierte Harvard-Experte für Langlebigkeit, Dr. David Sinclair, nennt diesen Grad an leichtem Stress für das System »einen Zustand wahrgenommener Widrigkeiten«. Er ist nicht gravierend genug, um tatsächlich Schaden anzurichten, aber er reicht aus, um den Zellen den Eindruck zu vermitteln, dass ihnen harte Zeiten bevorstehen. Das ist ein so wichtiges, wenn auch kontraintuitives Konzept zur Wiedergewinnung Ihrer Energie, dass ich es noch einmal wiederholen möchte: Auch wenn Sie erschöpft sind, ist es gut, Ihren Körper zu fordern. Es geht darum, Ihre Biologie auszutricksen, indem Sie ihr Umweltsignale senden, die den Schalter für ihre vorprogrammierte Reaktion auf Widrigkeiten umlegen. Und ein kontrollierter Essensplan ist eine Möglichkeit, dies zu erreichen.

Aber wir werden es uns nicht zu schwer machen: Ich werde Sie bitten, die natürliche Zeitspanne des Tages (und der Nacht), in der Sie nichts essen, schrittweise zu verlängern. Ja, die Zeit, in der Sie nicht essen, wird Fasten genannt, aber ich beziehe mich hier auf eine ganz bestimmte Form des Fastens, nämlich das zeitlich kontrollierte Essen, das sich subtil, aber in einigen wichtigen Punkten von dem zeitlich begrenzten Essen unterscheidet. Und lassen Sie uns eines klarstellen: Sie werden nicht weniger essen oder Kalorien zählen müssen. Sie sollen nur kontrollieren, wann Sie diese Kalorien zu sich nehmen.

Unbehagen: Ein kleines bisschen genügt

Unser Körper ist nicht nur für Herausforderungen geschaffen, sondern auch dafür, von dem richtigen Maß an wahrgenommenen Widrigkeiten zu profitieren. Es ist das moderne Vermeiden von Unannehmlichkeiten, das uns aus der Bahn geworfen hat. So sehr es uns auch missfallen mag, wir brauchen ein gewisses Maß an biologischen und umweltbedingten Stressoren. Eine Fülle neuerer Studien über die Vorteile des Fastens, der Kryotherapie (therapeutische Anwendung von Kälte) und sogar der Wärme- und Saunatherapie – alles Dinge, die uns unangenehm sein können, die aber in gewisser Weise die treibenden Kräfte der Natur sind – haben beispielsweise gezeigt, dass jede dieser Interventionen echte gesundheitliche Vorteile bietet. Wenn Zellen dem milden Stress eines vorübergehenden Nahrungsmangels oder extremer Kälte und Hitze ausgesetzt sind, ergreifen sie koordinierte Anpassungsmaßnahmen, die sie dazu anregen, sich zu reinigen, zu reparieren und zu regenerieren, während sie gleichzeitig Entzündungen eindämmen. Fasten allein kann zu einer Verstärkung antioxidativer Verteidigungsmaßnahmen, DNA-Reparatur, Proteinqualitätskontrolle, mitochondrialer Biogenese und Autophagie führen und Entzündungen herunterregulieren.[111]

Hier die gute Nachricht: Ich werde Sie nicht auffordern, mit dem Essen aufzuhören (puh!). Ich werde Sie nur bitten, Ihre Nahrungsaufnahme zeitlich besser zu planen. Und das ist das »C^2« in der Energiegleichung. Ich nenne es *chrono consumption* (auf Deutsch: Chronokonsum), weil es darum geht, sowohl das Timing Ihrer Nahrungsaufnahme – also wann Sie essen – als auch das, was Sie in diesen Essensfenstern zu sich nehmen, zu koordinieren. Es ist eine praktikable Methode, Kalorien auf eine kontrollierte Weise zu konsumieren, die Ihre Mitochondrienfunktion schützt und fördert, sodass Sie effizienter Energie produzieren. Es verbessert auch die Vielfalt und Fülle der »good guys« in Ihrem Mikrobiom[112] und verändert deren zirkadianen Rhythmus.[113] Neben der Rückstellung der Mikrobiomuhren hilft der Chronokonsum auch dabei, die zirkadiane Uhr, die in jeder Ihrer Zellen existiert, in ihre ursprüngliche Einstellung zurückzuversetzen. Darüber hinaus trägt er dazu bei, viele der Gene hochzuregulieren, die Sie vital und fit und in Schwung halten. So paradox es auch klingen mag: Wenn Sie den Zugang zu Energiequellen (Nahrung) auf einen begrenzten Zeitraum beschränken und über längere Zeiträume auf Nahrung verzichten, erhöht sich Ihre Gesamtenergie. Einfach ausgedrückt: Der Chronokonsum reguliert, welche Brennstoffe Sie Ihren Mitochondrien zur Verfügung stellen und wie viel Zeit sie damit verbringen, Energie für Sie zu produzieren. So bleibt Ihnen mehr Energie für all die Dinge, die Sie tun wollen!

Ein Lexikon des Fastens

Bevor wir uns damit befassen, was ich als das Beste vom Besten des Fastens betrachte, das wir im Energie-Paradox-Programm anwenden werden, sollten wir uns einen Moment Zeit nehmen, um unsere Terminologie zu definieren.

Wie viele von Ihnen wahrscheinlich wissen, bedeutet »fasten« zunächst einmal nicht mehr, als eine bestimmte Zeit lang auf Nahrung zu verzichten. Während die Nahrungsaufnahme ein Zustand des Aufbaus und des Wachstums ist (das heißt, den Aufbau von Geweben und das Wachstum von Muskeln unterstützt), kann und sollte das Fasten ein Reparaturzustand sein, in dem Schutzmechanismen aktiv werden und das zelluläre Energiesystem die Gelegenheit erhält, sich neu zu programmieren, nach Fehlern zu suchen und Störungen zu beheben. Ihr Körper braucht Zeit für beides, und er braucht eine beträchtliche Zeit ohne die Verarbeitung von Nahrung zur Energiegewinnung, um auf die »Fastenphysiologie« umzuschalten. Wie ich schon früher geschrieben habe, hängt Ihre Gesundheit zwar davon ab, was Sie essen, aber Ihr Gewicht, Ihr Stoffwechsel, Ihr Darmbiom, Ihre Herzgesundheit, Ihre Entzündungen, Ihr Schlaf und, was am wichtigsten ist, Ihre Energieproduktion werden ebenso (oder noch mehr) davon beeinflusst, wann Sie essen. Diese Faktoren hängen insbesondere davon ab, ob Sie Ihrem Körper zwischen den Mahlzeiten genügend Zeit lassen, um in den dringend benötigten Fastenzustand zu kommen.[114]

Fasten ist jedoch nur ein Oberbegriff – und nicht jede Art des Fastens ist gleich. Die Begriffe »intermittierendes Fasten« und »zeitlich begrenztes Essen« (oder »Ernährung«) werden oft synonym verwendet, aber in der Ernährungsforschung hat intermittierendes Fasten eine spezifischere Definition, die sich auf einen Zeitraum von etwa 24 Stunden bezieht, in dem man nur Wasser und, wenn überhaupt, nur sehr wenige Kalorien zu sich nimmt, gefolgt von ein bis zwei Tagen normaler Ernährung. Diese Definition umfasst auch die sogenannte 5:2-Diät, die erstmals 2012 bekannt wurde und bei der man an zwei Tagen in der Woche etwa 600 Kalorien zu sich nimmt und sich an den anderen Tagen »normal« ernährt, sowie das alternierende Fasten, bei dem man abwechselnd an einem Tag isst und am nächsten Tag nicht (diese Diät ist in Studien mit Mäusen sehr beliebt, scheiterte aber in Studien mit Menschen an der mangelnden Bereitschaft der Studienteilnehmer, dies über längere Zeit mitzumachen).[115] Es gibt auch eine längere Form des intermittierenden Fastens, die von meinem Freund und Kollegen Dr. Jason Fung populär gemacht wurde, bei der man im Allgemeinen mindestens 72 Stunden lang nichts außer Wasser und vielleicht Elektrolyte zu sich nimmt.

Eine andere Form des Fastens ist die sogenannte CRON-Diät (aus dem Englischen: *calorie restriction with optimal nutrition* = Kalorienbeschränkung mit optimaler Ernährung; in den meisten Studien abgekürzt als CR), die von dem verstorbenen Dr. Roy Walford populär gemacht wurde und bei der die tägliche Kalorienzufuhr um etwa 25 bis 30 Prozent gegenüber der »normalen« Ernährung reduziert wird. Diese Art der Einschränkung aktiviert ebenfalls die Fastenphysiologie und ist bisher die einzige Methode, die nachweislich die Lebensdauer aller getesteten Tiere mit Ausnahme von Rhesusaffen maximal verlängert (wir werden noch genauer auf diese Studie eingehen). Schließlich gibt es noch die Fastenimitationsdiät, die von meinem Freund Dr. Valter Longo (einem Protegé von Dr. Walford!) an der University of Southern California (USC) entwickelt wurde und bei der man sich fünf Tage hintereinander, einmal im Monat, mit 800 bis 1100 Kalorien vegan ernährt. Es hat sich gezeigt, dass diese Methode die meisten Auswirkungen eines drei- bis fünftägigen Wasserfastens oder eines einmonatigen Fastens mit 30-prozentiger Kalorienbeschränkung imitiert.

All diese Methoden mögen vorteilhaft für die Gewichtsabnahme und möglicherweise auch für die Langlebigkeit sein, aber ich glaube, dass sie im Vergleich zu einem Programm verblassen, das die vielen Vorteile einer zeitlich begrenzten Ernährung kombiniert und gleichzeitig den Motor warmlaufen lässt (um wieder mal unsere Autoanalogie ins Spiel zu bringen), indem die erste Mahlzeit des Tages hauptsächlich aus einer einzigen Brennstoffart besteht, seien es nun Kohlenhydrate, Proteine oder Fette. Erinnern Sie sich an die Monodiäten, die wir in Kapitel 4 besprochen haben und bei denen (scheinbar absurd) nur eine einzige Art von Lebensmitteln konsumiert wird? Ich empfehle zwar kein Ernährungsprotokoll, bei dem man sich monatelang oder jahrelang nur von einer einzigen Art von Lebensmitteln ernährt, aber solche Diäten sind wirksam, weil sie den mitochondrialen Stau beseitigen, der entsteht, wenn man zu viele verschiedene Brennstoffquellen auf einmal zu sich nimmt. Deshalb kombiniert der C^2-Teil meines Programms das Beste aus Fasten und Monodiät, indem er eine zeitlich begrenzte Ernährung mit einer Monomahlzeit kombiniert. Jetzt werden Sie sich vielleicht fragen: Wo sind die Beweise für diesen verrückten hybriden Ernährungsplan? Nun, ich bin froh, dass Sie fragen.

Jahrelang diskutierten Langlebigkeitsforscher über zwei konkurrierende Studien, in denen untersucht wurde, wie sich eine Kalorienrestriktion auf die Langlebigkeit von Rhesusaffen auswirkt. Die eine wurde vom National Institute on Aging (NIA) der National Institues of Health (NIH) durchgeführt, die andere von der University of Wisconsin (UW). Beide Studien erstreckten sich über einen Zeitraum von mehr als 30 Jahren und verglichen jeweils die Gesundheit (das Ausbleiben altersbedingter Krankheiten) sowie die Lebensdauer einer Gruppe von Rhesusaffen, die eine kalorienreduzierte Diät (30 Prozent Reduktion) erhielten, und einer Kontrollgruppe von Affen, die sich nicht nach dieser Diät ernährten. Während in beiden Studien die Affen der Diätgruppe im Vergleich zu den normal gefütterten Affen der Kontrollgruppe eine deutlich verbesserte Gesundheitsspanne aufwiesen, zeigte nur die UW-Studie Anzeichen für eine erhöhte Langlebigkeit. Ich und andere haben die Vermutung geäußert, dass beide Gruppen zwar dieselbe begrenzte Kalorienmenge erhielten, die tatsächliche Zusammensetzung der verzehrten Kalorien jedoch sehr unterschiedlich war, wobei die UW-Affen eine relativ saccharose- (das ist der gute alte Haushaltszucker, halb Glukose und halb Fruktose) und fettreiche Ernährung erhielten, während die NIH-Affen eine zucker- und fettärmere, dafür aber ballaststoff- und proteinreichere Ernährung gefüttert bekamen. Zur Klarstellung: Beide Gruppen bezogen 60 Prozent ihrer Kalorien aus Kohlenhydraten. Da nur die UW-Gruppe eine höhere Lebenserwartung aufwies, argumentierten ich und andere Langlebigkeitsforscher, dass dies auf den geringeren Proteingehalt in der Ernährung dieser Gruppe zurückzuführen sei. Doch die Debatte ging weiter.

Dr. Rafael de Cabo, ebenfalls von den NIH, konnte 2018 die Sache klären.[116] Er nahm etwa 300 Mäuse (okay, wenn man es genau nimmt, waren es 292) und teilte sie in sechs Gruppen ein. Drei Gruppen erhielten die UW-Diät mit höherem Saccharosegehalt, höherem Fettgehalt und geringerem Proteingehalt, während die anderen drei Gruppen die NIA-Diät mit geringerem Saccharosegehalt, geringerem Fettgehalt und höherem Proteingehalt bekamen. Um die Sache interessanter zu machen, hatte in jeder Diätvariante eine Gruppe 24 Stunden am Tag Zugang zu ihrem Futter, während eine andere Gruppe auf 30 Prozent weniger Kalorien beschränkt war und einmal am Tag ab 15 Uhr ihr Futter erhielt, sodass sie ein kürzeres Fressfenster hatten. Die letzten beiden Gruppen erhielten die volle Kalorienmenge, aber ihr Futter wurde ebenfalls um 15 Uhr ausgegeben, um zu kontrollieren, ob der Zeitpunkt der Nahrungsaufnahme tatsächlich der Grund dafür war, dass die kalorienreduzierten Tiere länger lebten. (Ich werde sie im Folgenden die »zeitlich begrenzten Mäuse« nennen.) Warum ist es für Sie und mich im Hinblick auf dieses Buch so wichtig, das zu verstehen? Stellen Sie es sich so vor: Wenn Sie jeden Tag 30 Prozent weniger Nahrung bekommen und diese auf einmal als Tagesration erhalten, raten Sie mal, wie schnell sie gegessen wird? Und tatsächlich verschlangen die kalorienreduzierten Teilnehmer ihr Futter schnell (Die Gruppe mit dem höchsten Zucker- und Fettgehalt fraß am schnellsten! Keine Überraschung hier, es war in einer Stunde weg.); die 24-Stunden-Gruppen knabberten den ganzen Tag und die ganze Nacht, wie wir es leider auch tun (aber Mäuse fressen hauptsächlich nachts), während die »zeitlich begrenzten Mäuse« ihr Futter in neun bis zwölf Stunden aufgefressen hatten und den Rest der Zeit fasteten (was für eine Maus eine sehr lange Zeit ist).

Was ist also von all dem zu halten? Wir haben die ganztägig langsamen Esser, die kalorienreduzierten Esser und die kalorienreichen, aber zeitlich begrenzten Esser. Können Sie erraten, welche Gruppe am besten abgeschnitten hat? Nun, nur zwei der Gruppen zeigten Anzeichen von metabolischer Flexibilität, und es waren nicht die Ganztagsesser, sondern diejenigen, deren Ernährung viel Zeit ohne Futter vorsah. Schockierenderweise spielte es keine Rolle, ob es sich um die Gruppe mit hohem Saccharosegehalt oder die Gruppe mit hohem Fettgehalt handelte. Und es spielte auch keine Rolle, ob sie eine Kalorienbeschränkung oder volle Kalorienzufuhr erhielten, solange das Essensfenster verdichtet war. Beide Gruppen von Mäusen entwickelten eine metabolische Flexibilität – mit Mitochondrien, die leicht zwischen verschiedenen Brennstoffen wechseln konnten. Aber die Mäuse, die rund um die Uhr (mit Schlafpausen) an ihrem Futter knabberten, hatten keine mitochondriale Flexibilität. Sie waren irgendwie festgefahren.

Hier kommt nun die Pointe, was die Langlebigkeit betrifft: Die kalorienreduzierten Mäuse lebten fast 30 Prozent länger als die 24-Stunden-Esser (keine Überraschung), aber interessanterweise machte die Zusammensetzung ihrer Ernährung überhaupt keinen Unterschied. Okay, gut, schließen Sie das Buch, senken Sie Ihre Kalorienzufuhr jeden Tag um 30 Prozent und leben Sie ewig. Aber wenn Sie jetzt wirklich aufhören würden zu lesen, würde Ihnen das Wesentliche entgehen. Vergessen Sie nicht, dass diese kalorienreduzierten Mäuse ihre gesamte geringe Nahrungsmenge schnell verzehrt und die meiste Zeit des Tages gefastet haben. Und die zeitlich begrenzten Mäuse, die keine Kalorienrestriktion einhalten mussten, aber trotzdem lange Fastenzeiten hatten? Sie lebten elf Prozent länger als die Ganztagsfresser. Auf den Menschen übertragen würde das bedeuten, dass sich die Lebensspanne um zehn Jahre verlängert und, was noch wichtiger ist, sich die allgemeine Gesundheitsspanne verbessert. Die Zeitspanne, in der keine Nahrung aufgenommen wurde, hatte den größten Einfluss, mehr noch als die Zusammensetzung der Diät.

Brauchen Sie einen Beweis dafür, dass es sich bei Menschen ähnlich abspielt? Eine kürzlich durchgeführte italienische Studie hat gezeigt, dass eine zeitlich begrenzte Ernährung, insbesondere in Verbindung mit regelmäßigem Sport, zu zahlreichen langfristigen Anpassungen führt, die die geistige und körperliche Leistungsfähigkeit verbessern und vor Krankheiten schützen.[117] In dieser Studie erhielten zwei Gruppen gesunder Sportler die gleiche kalorienkontrollierte Ernährung. Die eine Gruppe nahm drei reguläre Mahlzeiten um 8 Uhr, 13 Uhr und 20 Uhr zu sich (ein 13-stündiges Essensfenster, das um 21 Uhr endet), die andere Gruppe nahm die gleichen Mahlzeiten um 13 Uhr, 16 Uhr und 20 Uhr ein (ein achtstündiges Fenster). Das achtstündige Essensfenster (auf das Sie im Energie-Paradox-Programm langsam hinarbeiten werden) führte sowohl zum Fettabbau als auch zum Aufbau von Muskelmasse, während gleichzeitig der insulinähnliche Wachstumsfaktor IGF1 gesenkt wurde, der den Alterungsprozess vorantreibt. Bei den Zwölf-Stunden-Essern gab es keine derartigen Verbesserungen, auch keine Gewichtsabnahme, obwohl sie genau dieselbe Menge Kalorien zu sich nahmen. Das ist ein weiteres Argument gegen die These »Kalorienzufuhr = Kalorienverbrauch«. Das zeitlich kontrollierte Essen funktioniert, weil es die Organsysteme gerade so stark fordert, dass sie widerstandsfähiger, stärker und gesünder werden.

Der Grundgedanke dabei ist nicht, dass Fasten eine positive Wirkung hat – das wissen wir schon lange –, sondern dass es nicht darauf ankommt, was man isst, sondern dass für das Funktionieren des Stoffwechsels und des Energiesystems entscheidend ist, wann und in welchem Zeitraum man isst. Ein letzter Vorbehalt, bevor Sie sich dafür entscheiden, eine Portion M&Ms als einzige Mahlzeit des Tages zu essen, um ewig zu leben: Natürlich starben alle Mäuse in der Langlebigkeitsstudie, aber interessanterweise starben die Mäuse mit dem hohen Zucker- und Fettanteil häufiger an Leberkrebs als an anderen Ursachen; und (vielleicht die beste Nachricht) alle zeitlich begrenzten Gruppen hatten deutlich weniger Amyloid (die Ablagerungen, die in den Gehirnen von Alzheimer- und Demenzpatienten gefunden werden) in ihrem Gewebe als die Gruppen, die 24 Stunden lang aßen. Es wurde also nicht nur nachgewiesen, dass zeitlich begrenztes Essen die Energieproduktion fördert und die Lebenserwartung erhöht, sondern auch, dass es eine neuroprotektive Wirkung hat.

Könnte alles, was Sie über Ernährung zu wissen glaubten, falsch sein?

Okay, das ist großartig, Dr. G.: Affen und Mäuse profitieren also von zeitlich kontrolliertem Essen. Was bedeutet das für uns? Nun, zum einen stellt es einige althergebrachte Lebensweisheiten auf den Kopf. Denken Sie darüber nach. Vergleichen Sie diese und Hunderte anderer Studien[118, 119] mit der gängigen Ernährungsregel »drei anständige Mahlzeiten plus zwei Zwischenmahlzeiten am Tag«, die mit einem großen Frühstück nach dem Aufstehen beginnt und mit einem großen Abendessen (und Nachtisch) kurz vor dem Schlafengehen endet. Eine Vielzahl von Kräften (darunter die Müsliindustrie, die Milchindustrie und die Zitrusindustrie – denken Sie nur an Ihr Glas Orangensaft zum Frühstück) haben sich verschworen, um uns glauben zu machen, dass das Frühstück unsere wichtigste Mahlzeit ist. Ich sage – und verzeihen Sie mir meine Direktheit –, dass dies lächerlich ist. Aus evolutionärer Sicht ist dieses Konzept nicht stichhaltig. Unsere Vorfahren hätten die Vorstellung, sich viel Zeit für das Frühstück zu nehmen – gefolgt von einem umfangreichen Mittagessen und einem großzügigen Abendessen in den darauffolgenden 14 Stunden –, sehr merkwürdig gefunden. Tatsächlich ist Ihr gesamtes hormonelles Betriebssystem so angelegt, als ob es so etwas wie Frühstück überhaupt nicht gäbe.[120]

In den frühen Morgenstunden beginnen Ihre Nebennieren, mehr Cortisol und Epinephrin (Adrenalin) in den Blutkreislauf auszuschütten, was Ihre Leber veranlasst, mehr Glukose zur Verfügung zu stellen, selbst nach einem nächtlichen Fasten (das heißt nach mehreren Stunden ohne Nahrung). Interessant, nicht wahr? Es scheint, als ob unser Körper so konzipiert wurde, dass er unabhängig davon, ob wir zufällig Zugang zu Nahrung haben oder nicht, »auf den Beinen« sein kann. Denken Sie daran, dass Ihre Vorfahren nicht bei Sonnenaufgang aus ihren Höhlen gekrochen sind, um ein paar Eier in die Pfanne zu hauen oder eine Schüssel Müsli zu essen. Es gab keine Vorratshaltung; wenn sie

Nahrung erjagt oder gesammelt hatten, aßen sie das meiste davon mehr oder weniger sofort. Und dann ist da noch dieser schlechte Ratschlag: Nehmen Sie über den Tag verteilt kleine Mahlzeiten zu sich, damit Ihr Blutzucker »stabil« bleibt und Ihre Energie nicht »abstürzt«. (Spoiler-Alarm: Wenn Ihr Energielevel im Laufe des Tages ohne Nahrungszufuhr ansteigt und wieder abfällt, ist das ein Grund, einen Blick unter die Stoffwechselhaube zu werfen!) Hier liegt das Problem. Erinnern Sie sich an das Schicksal der armen Mäuse, die diesem Ernährungsratschlag folgten? Sie hatten keine metabolische Flexibilität; sie konnten nicht auf die Verbrennung von Fett als Brennstoff umschalten, wenn der Zucker ausging. Sie waren darauf festgelegt, ausschließlich Zucker zur Energiegewinnung zu verbrennen. Sie hatten die kürzeste Lebensdauer und keine metabolische Flexibilität, also genau das Gegenteil von dem, was Sie und ich anstreben. Wie Sie bald erfahren werden, unterstützt das Energie-Paradox-Programm Ihren Energiehaushalt während der Ernährungsumstellung. Ihr Blutzuckerspiegel wird also nicht wie bei anderen Programmen zunächst abstürzen. Darüber hinaus führt das Fasten zu einer erhöhten Insulinempfindlichkeit, die den Blutzuckerspiegel auf lange Sicht stabilisiert und es Ihnen ermöglicht, ganz aus der ungesunden Ernährungsachterbahn auszusteigen.

Es ist also an der Zeit, unsere vorgefassten Meinungen darüber, wie wir unseren Körper mit Energie versorgen (sollten), zu überdenken. Nehmen wir zum Beispiel diese proteinreichen Energieriegel und -shakes, die heutzutage in aller Munde sind. Helfen sie Ihrem Körper, sich wie versprochen für ein Workout zu rüsten? Wohl kaum. Zum einen ist die Verdauung sehr energieaufwendig und erfordert große Mengen an Blut, das in den Darm fließt, damit diese Arbeit erledigt werden kann. Wenn es dorthin fließt, um Ihre Mahlzeit oder Ihren Snack zu verdauen, bleibt nicht viel Blut für Ihre Muskeln übrig.[121] Wenn es um die Frage geht, was man vor dem Training essen sollte, zeigen Untersuchungen sogar, dass Sportler im nüchternen Zustand bessere Leistungen erbringen.[122] Wir sind weit davon entfernt, zu schlapp zu werden, wenn wir eine Mahlzeit ein wenig aufschieben, und erbringen mit leerem Magen sogar optimale Leistungen. Denken Sie an Ihre menschlichen Vorfahren, die ohne Kühlschrank und Vorratskammer lebten. Wenn sie stunden- oder gar tagelang nichts gegessen hatten, brauchten sie sogar mehr Klarheit, Konzentration und Sprintkraft als sonst, um bei nächster Gelegenheit einen saftigen Fisch oder ein Wildtier zu erbeuten! Oder sie mussten die Kraft aufbringen, 10 bis 20 Meilen auf der Suche nach essbaren Lebensmitteln zurückzulegen.[123] Denn für den Körper ist der natürliche Rhythmus schlemmen und dann hungern – oder zumindest die Zeit bis zur nächsten Gelegenheit zum Essen zu überbrücken. Ihr Körper erwartet eine Fluktuation zwischen diesen beiden Zuständen: erst essen, dann fasten, dann essen, dann fasten. Das Schwanken zwischen diesen Extremen programmiert die Uhren in Ihren Zellen, die dazu beitragen, Ihren Stoffwechsel auf Kurs und Ihre Entzündungen unter Kontrolle zu halten.

Zeitlich kontrolliertes Essen stellt die Uhren Ihres Körpers zurück

Wie Sie jetzt gelesen haben, reagieren die Aktivitäten in Ihrem Körper auf die täglichen Veränderungen in Ihrer Umgebung, die, um es einfach auszudrücken, Ihren Körper nach einem Zeitplan steuern. Wir sprechen in der Regel über das Licht als primäres Signal für die Festlegung dieses Zeitplans: Der Wechsel zwischen Licht und Dunkelheit liefert der zirkadianen Hauptuhr in Ihrem Körper, dem suprachiasmatischen Nukleus (SCN), Daten, die den Hormonen signalisieren, Gene für fast jeden denkbaren Prozess zu aktivieren oder zu deaktivieren, von der kurzfristigen Energieproduktion bis hin zu langfristiger Widerstandskraft und Krankheit. Wie eine Pflanze sind Sie darauf ausgelegt, im Einklang mit den Zyklen der Sonne und den Rhythmen der Natur zu leben. Vielleicht haben Sie schon einmal erlebt, wie Ihr Gewicht, Ihre Stimmung und viele andere Funktionen darunter leiden und Sie Ihre Energie verlieren, wenn Sie bis spät in die Nacht arbeiten oder die ganze Nacht durcharbeiten oder regelmäßig die Zeitzonen wechseln. Der regelmäßige Rhythmus von Tageslicht und Dunkelheit, den Ihr Körper erwartet, ist durcheinandergeraten, und die Hormone, die Schlaf, Stoffwechsel und Entzündungshemmung steuern, sind genauso durcheinander. Aber erst seit Kurzem weiß man, in welchem Ausmaß das Essverhalten auch den Uhren in unserem Körper signalisiert, wichtige Signalwege für den Stoffwechsel, die Energieproduktion und die allgemeine Gesundheit zu aktivieren.

Neben dem SCN haben alle Zellen in Ihrem Körper ihre eigenen Uhren (sogenannte periphere Uhren), und es hat sich herausgestellt, dass sie in hohem Maß auf die Schwankungen zwischen Essen und Fasten abgestimmt sind.[124] Sogar Ihr Mikrobiom hat eine zirkadiane Uhr. All diese verschiedenen Uhren erwarten für einen Teil des Tages einen vollen Bauch und für den größten Teil des restlichen Tages einen leeren Bauch – eine Zeit des Fastens. Und wenn Sie ihnen diese Zeit nicht geben, weil Sie zu viele Stunden lang Nahrung verdauen und verarbeiten, zeigen Ihre Uhren die »falsche Zeit« an und schalten nicht alle Aktivitäten ein, die Ihr Energiesystem braucht, um optimal zu funktionieren.[125]

Während des größten Teils unserer Evolution haben wir nach einem vorhersehbaren Zeitplan gegessen, der sich nach dem Sonnenlicht richtete. Wie ich bereits erwähnt habe, gab es kein Frühstück und wahrscheinlich auch keine Mahlzeiten nach Einbruch der Dunkelheit. (Und wenn wir nach Einbruch der Dunkelheit gegessen hätten, wären wir dem roten und orangefarbenen Licht eines Feuers ausgesetzt gewesen, nicht dem blauen Licht, das heute allgegenwärtig ist.) Längere Essenszeiten im Sommer (mehr Licht zum Jagen, Sammeln und Essen) und kürzere Zeiten im Winter. Unsere zirkadianen Uhren haben sich in Übereinstimmung mit diesem natürlichen Rhythmus entwickelt; zu bestimmten Tageszeiten leiten unsere Gene viele Ressourcen in die ATP-Produktionslinie, während andere Tageszeiten für Reparaturarbeiten vorgesehen sind. Wenn wir uns nach diesem natürlichen Rhythmus ernähren, kann unser Körper optimal arbeiten.

Ich möchte Ihnen ein Beispiel dafür geben, wie dies in der heutigen Welt praktiziert wird: Die Anhänger des Islams halten den Fastenmonat Ramadan ein, in dem die Gläubigen von der Morgen- bis zur Abenddämmerung weder essen noch trinken. Nach Sonnenuntergang wird eine Mahlzeit zum »Fastenbrechen« eingenommen, dann wird geschlafen, und vor Sonnenaufgang gib es eine weitere Mahlzeit, um sich auf das Morgengebet vorzubereiten. Einmal im Jahr wird dieses Ritual 30 Tage lang täglich praktiziert.

Studien mit Muslimen, die sich dafür zur Verfügung gestellt hatten, haben gezeigt, dass diese Praxis des zeitlich kontrollierten Essens während des Ramadans signifikante Vorteile für die kurz- und langfristige Gesundheit der Teilnehmer hat.[126, 127] Gene, die für Krebs codieren (Onkogene), wurden unterdrückt, während schützende Gene, die Proteine bilden, eingeschaltet wurden. Die Forscher fanden heraus, dass viele der Proteine, die zur Regulierung des Insulins, zur richtigen Verwertung von Zucker und Fetten (und damit zu einer effizienteren Energiegewinnung) und zum Schutz vor Neuronenschäden beitragen, alle einen Schub erhielten. Noch besser: Es gab einen Anstieg der Proteine, die den Mitochondrien helfen, sich selbst zu reparieren, sowie der Proteine, die immunbedingte Entzündungen und andere systemische Entzündungsquellen unterdrücken. Schon die Änderung der Essgewohnheiten – und die »Neueinstellung« der zirkadianen Uhren, die durch unseren modernen Lebensstil durcheinandergebracht werden – bietet eine ganze Reihe von gesundheitsfördernden Vorteilen, von denen viele auch die Energieversorgung verbessern.

Die meisten von uns leben heute einen Lebensstil, der nichts mit dem Fasten im Ramadan zu tun hat, sondern eher an die klassische TV-Spielshow *Beat the Clock* erinnert, in der es darum ging, in begrenzter Zeit Aufgaben zu lösen und somit »gegen die Uhr zu gewinnen«. Leider zeigt uns unsere Epidemie der Erschöpfung und der modernen Krankheiten, dass die Uhr nicht zu schlagen ist. Eine andere Studie, die von dem Zirkadian-Forscher Dr. Satchin Panda am Salk Institute durchgeführt wurde, zeigte, dass eine Begrenzung der »Fütterungszeit« (egal ob bei Mäusen oder Menschen) auf zehn Stunden – was 14 Stunden ohne Nahrungsaufnahme bedeutet – enorme Vorteile gegenüber 15 Stunden Essen und Verdauen und neun oder weniger Stunden Fasten mit sich bringt. Dr. Panda fand heraus, dass selbst leicht übergewichtige Menschen, die ihre Essenszeit auf zehn Stunden reduzierten, ihre zellulären Uhren umstellten und Gewicht verloren, viel energiegeladener waren, besser schliefen, bessere Laune hatten und klarer denken konnten – und das alles innerhalb weniger Monate.[128]

Wahrscheinlich fragen Sie sich jetzt, auf welche Weise eine Änderung Ihres Essensplans zu Vorteilen wie einer verbesserten Stimmung und Kognition führen kann. Das liegt daran, dass das Fasten Ihrem Gehirn eine gute Art von Herausforderung bietet – die Hormesis –, die es zu bewältigen versucht, indem es Stressreaktionswege aktiviert, die Ihrem Gehirn helfen, mit Stress fertig zu werden und Krankheiten Widerstand zu leisten. (Dies gilt selbst dann, wenn Sie Gene haben, die Sie für neurodegenerative Krankheiten prädisponieren: Fasten schützt die Neuronen von Mäusen, bei denen die an Parkinson und Alzheimer beteiligten Gene so manipuliert wurden, dass sie bei Lern- und Gedächtnistests in Labyrinthen besser abschneiden.)[129] Denken Sie daran, dass Ihr Gehirn im nüchternen Zustand schärfer und klarer wird, weil es merkt, dass es Ihnen besser helfen sollte, etwas zu essen zu finden, und zwar sofort! Wenn Sie jetzt nicht in die Gänge kommen und etwas zu essen auftreiben, sieht es schlecht für Sie aus.

Ihre Mitochondrien wissen, wie spät es ist

Der zirkadiane Rhythmus ist so einflussreich, dass er sogar bestimmt, wie viel Energie wir produzieren und wann wir sie produzieren. Eine Studie der Universität Basel hat zum ersten Mal detailliert gezeigt, wie auch der zelluläre Energiestoffwechsel dem Rhythmus der zirkadianen Uhr folgt – etwas, das bisher ein wenig rätselhaft war.[130] Es handelt sich dabei um den Rhythmus des sogenannten mitochondrialen Spaltungs- und Fusionszyklus – eine angeborene Eigenschaft der Mitochondrien, die es ihnen ermöglicht, sich zu zusammenhängenden Netzwerken zu verbinden und sich dann wieder voneinander zu trennen. Das mitochondriale Netzwerk interagiert mit den zirkadianen Uhren über ein Protein namens DRP1. Dieser Rhythmus ist entscheidend dafür, wie viel Energie die Mitochondrien liefern können und wann. Die Tageszeit beeinflusst also die Energiekapazität der Zelle – das ergibt Sinn, oder? –, aber umgekehrt gilt, wenn die zirkadiane Uhr aus dem Takt gerät, verliert das mitochondriale Netzwerk seinen Rhythmus und produziert weniger Energie in den Zellen. Das ist nur ein weiterer Grund, warum man sich am nächsten Tag so träge fühlen kann, wenn man die ganze Nacht lang durch die sozialen Medien scrollt. Es ist nicht nur das minderwertige Licht, das Ihren Melatoninspiegel auf Talfahrt schickt; Sie haben Ihre zelluläre Energieproduktion beeinträchtigt, indem Sie Ihre Körperuhren durcheinandergebracht haben.

Ketone: Eine Kraftstoffquelle, die Reparatur signalisiert

In Kapitel 4 habe ich beschrieben, wie Ihr Körper unter idealen Bedingungen zwischen verschiedenen Brennstoffquellen umschaltet oder nach einem bestimmten Zeitplan zwischen ihnen »pendelt«. Wie Sie sich erinnern werden, sind Glukose und Fettsäuren die Hauptbrennstoffquellen, die die Mitochondrien zur Produktion von ATP verwenden.

Nach den Mahlzeiten wird Glukose zur Energiegewinnung genutzt; überschüssige Glukose wird in Glykogen (die Form, in der Glukose gespeichert wird) umgewandelt, und wenn immer noch etwas übrig bleibt, wird es in Fett umgewandelt und im Fettgewebe gespeichert. Normalerweise ist etwa zehn Stunden nach einer Mahlzeit die gesamte Glukose verbraucht, einschließlich des in den Zellen gespeicherten Glykogens. Wenn die Zellen merken, dass die Tanks leer sind, schreien sie: »Die Glukosespeicher sind leer! Wir brauchen anderen Brennstoff!« Dieser Ruf nach Energie bewirkt, dass durch die Aktivierung der hormonsensitiven Lipase (die nun nicht mehr durch Insulin unterdrückt wird) Fett aus den Fettzellen freigesetzt wird, damit es zu freien Fettsäuren und Glycerin abgebaut werden kann, die dann ungehindert in alle Zellen (mit Ausnahme des Gehirns) zirkulieren und auf dem mitochondrialen Fließband landen, wo sie zur Produktion von ATP verwendet werden können. Wenn zwölf oder mehr Stunden seit der letzten Mahlzeit vergangen sind, werden einige dieser Fettsäuren zur Leber transportiert, wo sie in Ketone umgewandelt werden. Nur zur Erinnerung: Freie Fettsäuren können nicht so einfach und schnell ins Gehirn gelangen, weshalb Ketone während des Fastens die primäre Brennstoffquelle für die Mitochondrien des Gehirns darstellen. Wenn Ihre Mitochondrien auf diese Weise erfolgreich von einer Energiequelle zu einer anderen wechseln können, trägt dies zu Ihrer metabolischen Flexibilität bei – und je öfter Sie dies tun (indem Sie die Zeit zwischen den Mahlzeiten verlängern), desto flexibler wird Ihr Stoffwechsel und desto insulinempfindlicher werden Sie. Eine größere Flexibilität des Stoffwechsels ermöglicht es Ihnen, eine Vielzahl von Brennstoffen effizient zu verarbeiten. Mit anderen Worten: Das macht es weniger wahrscheinlich, dass sich Ihre Lieblingskohlenhydrate später als Bauchfett bemerkbar machen. Metabolische Flexibilität bedeutet Freiheit – und genau darum geht es mir!

Sie profitieren auch von der schützenden Wirkung der Fastenphysiologie. Ketone sind leistungsstarke Signalmoleküle, die Ihren Mitochondrien, Zellen und Organen sagen, dass sie sich »rebooten«, regenerieren und mit Energie aufladen sollen.[131] Normalerweise befinden sich in Ihrem Blut nur wenige Ketonkörper, wenn Sie satt sind, aber zwölf Stunden nach dem Essen nimmt ihre Anzahl deutlich zu (und nach 24 Stunden Fasten sind es eine ganze Menge).[132] Ich möchte sichergehen, dass Sie den Zusammenhang erkennen: Ihre Zellen, die sich an ihrer zirkadianen Uhr orientieren, erwarten, dass es eine Oszillation zwischen den Brennstoffquellen gibt, je nachdem, ob Sie satt oder nüchtern sind. Wenn der Abstand zwischen zwei Mahlzeiten mindestens zwölf Stunden beträgt, treten Sie in einen Zustand ein, in dem freie Fettsäuren und Ketone in den Vordergrund treten. Diese signalisieren Ihren Zellen und Mitochondrien, dass wahrscheinlich harte Zeiten bevorstehen und nicht viel Nahrung zur Verfügung stehen wird (zumindest, soweit sie das beurteilen können) und sie besser dafür sorgen sollten, dass alle Systeme in bester Verfassung sind. Die zelluläre Effizienz steigt und die mitochondrialen Schutz- und Reparaturprozesse werden aktiviert, einschließlich der antioxidativen Abwehr gegen übermäßig produzierte und schädliche ROS. (Der Fachausdruck dafür lautet Mitohormese.) Die Mitogenese – die Replikation der Mitochondrien – wird ebenfalls aktiviert, ebenso wie ein zelluläres Aufräumsystem namens Autophagie, das beschädigte Moleküle entfernt und ihre Bestandteile recycelt, wodurch Entzündungen reduziert werden. Ohne dass Sie es bemerken, hilft das Fasten Ihren Mitochondrien auch, die Produktion von Schwefelwasserstoff zu erhöhen,[133] der eine alternative Kraftstoffquelle darstellt, die besonders hilfreich ist, wenn Ihre ATP-Produktion beeinträchtigt ist[134] – also genau die zusätzliche Unterstützung, die wir suchen! Schwefelwasserstoff macht die Mitochondrien buchstäblich stärker.[135, 136]

Diese zelluläre Wirkungskaskade hat enorme Vorteile für Sie und Ihre Energie. Sie haben nicht nur Ihre metabolische Flexibilität und Ihre Energieeffizienz wiederhergestellt, indem Sie Ihre Zellen darauf trainiert haben, Fettsäuren als Brennstoff zu verwenden, sondern Sie profitieren auch davon, dass die Ketone Ihrem zellulären Energiesystem signalisieren, Wartungsarbeiten zu erledigen, die nötig sind, damit es gut funktionieren kann. Es ist so, als ob die Straßenarbeiter das Signal erhalten, dass die Autobahnen frei von Fahrzeugen sind und sie Löcher flicken und Schranken reparieren können, damit das ganze System reibungslos funktioniert. (Übrigens hilft die Fastenphysiologie auch den Stammzellen in Ihrem Darm, sich zu regenerieren und die Darmwand zu reparieren, sodass die energieraubende Entzündung dort ebenfalls reduziert wird.)[137]

Vergleichen Sie dies mit dem, was wahrscheinlich gerade in Ihrem Körper passiert. Mehrere Brennstoffe, Fette, Kohlenhydrate und Proteine treffen gleichzeitig und unablässig ein, von Sonnenauf- bis Sonnenuntergang und darüber hinaus, weshalb Ihr Körper eine sehr lange Zeit damit beschäftigt ist, sie alle zu verdauen, zu absorbieren und in ATP umzuwandeln. Das hat zur Folge, dass Sie stundenlang über den optimalen Grenzwert hinaus in einem »Ernährungszustand« bleiben. Denken Sie daran, dass der Durchschnittsmensch 16 Stunden am Tag fast ununterbrochen Nahrung zu sich nimmt, sodass Ihre armen, überlasteten Mitochondrien und Ihr Darm kaum Zeit haben, sich zu erholen, geschweige denn eine Auszeit zu nehmen.

Wie man Ketone herstellt

Die Leber produziert immer dann Ketone, wenn die Glukosezufuhr für den Energiebedarf des Gehirns zu gering ist. Dies kann während eines Fastenfensters von mindestens zwölf Stunden der Fall sein, wenn Kohlenhydrate fast vollständig aus der Ernährung gestrichen werden (wie zum Beispiel bei einer kohlenhydratarmen oder Keto-Diät), wenn keine nennenswerten Mengen an Protein zur Verfügung stehen, bei längerer anstrengender körperlicher Betätigung oder während eines tatsächlichen Hungertodes (den Sie hoffentlich nicht erleben werden).

Wenn Sie Ihrem Körper einen kleinen Anstoß zur Bildung von Ketonen geben wollen, können Sie auch vorgefertigte ketogene Nahrungsergänzungsmittel zu sich nehmen und/oder Fette, die in der Leber in Ketone umgewandelt werden können. Mit anderen Worten: Es gibt einige Möglichkeiten, Ihren Körper dazu zu bringen, die Ketonproduktion zu steigern, und im Energie-Paradox-Programm werden Sie ein tägliches Fastenfenster und einige Bonusstrategien nutzen, um dieses Ziel zu erreichen!

Das optimale Essenszeitfenster

Wahrscheinlich fragen Sie sich jetzt, wie lang Ihre täglichen Essens- und Fastenzeitfenster sein müssen, damit Sie all diese Vorteile optimal nutzen können. Als allgemeine Regel empfehle ich, Ihre täglichen Mahlzeiten innerhalb eines Zeitraums von nicht mehr als zwölf Stunden einzunehmen und idealerweise einen *sweet spot* von etwa sechs bis acht Stunden einzuhalten. Dieser *sweet spot* könnte so aussehen, dass Sie Ihre erste Mahlzeit um 10 Uhr einnehmen und Ihre letzte Mahlzeit (oder Ihr letztes Getränk, abgesehen von Wasser oder Tee) um 18 Uhr, sodass dazwischen gut 16 Stunden Fastenzeit liegen. Oder vielleicht sind Sie ein Morgenmensch. Dann könnten Sie Ihre erste Mahlzeit um 7 Uhr morgens essen und um 15 Uhr mit dem Essen fertig sein. »Puh, das ist ja ziemlich krass!«, mögen Sie jetzt vielleicht denken, aber bevor Sie dieses Buch aus dem Fenster werfen, bitte ich Sie um etwas Geduld. Ich werde Ihnen viele Möglichkeiten aufzeigen, wie Sie den Chronokonsum nutzen können, um Ihre Energie zurückzugewinnen. Wie Mark Twain sagte: »Gewohnheit ist Gewohnheit, und man kann sie nicht einfach aus dem Fenster werfen, sondern muss sie langsam die Treppe hinunterlocken, Stufe um Stufe.«

Also, sind Sie immer noch dabei? Okay, ich mache Ihnen einen Vorschlag: Wir fangen nicht damit an, nur noch sechs Stunden pro Tag zu essen. Das wäre für die meisten von Ihnen wohl einfach zu viel verlangt. Ich habe das oft genug bei meinen Patienten beobachtet: Sie versuchen, aus dem Stand in eine Keto-Diät oder intermittierendes Fasten zu »springen«, aber sie sind insulinresistent und verfügen noch nicht über die metabolische Flexibilität, um auf freie Fettsäuren zuzugreifen, sobald die Glukose ausgeht, und leiden daher an den folgenden Tagen unter totalem Energieverlust, Kopfschmerzen und Unwohlsein, gepaart mit beeinträchtigter körperlicher Leistungsfähigkeit. All diese Unannehmlichkeiten sabotieren den Enthusiasmus, mit dem sie begonnen haben, und sie geben auf, bevor sie irgendeinen Nutzen aus dem Ganzen ziehen konnten. Seien Sie versichert, dass Ihnen das mit meinem Plan nicht passieren wird! In Teil 2 werden wir Ihr Essensfenster Schritt für Schritt um jeweils eine Stunde verkürzen, bis Sie Ihr Ziel erreicht haben. Und jetzt kommt die wirklich gute Nachricht: Sie müssen Ihre Kalorienaufnahme nicht ändern; Sie machen keine »Diät«. Stellen Sie es sich stattdessen so vor, als ob Sie Ihren Mitochondrien eine sechswöchige Kur in einem Spa spendieren würden. Wenn Sie sich bereits relativ gesund und frei von gefährlichen Industriefetten und -zuckern ernähren oder ketogene, vegane oder karnivore Ernährungsmethoden ohne großen Erfolg ausprobiert haben und sich immer noch träge, niedergeschlagen oder trübselig fühlen, werden Sie erleben, wie die Kunst des Mahlzeitentimings Sie endlich dorthin führt, wo Sie schon lange sein wollten.

Das Keto-Paradoxon

Okay, ich bin mir sicher, dass einige von Ihnen, die die Keto-Diät ausprobiert haben, jetzt eine Sache unbedingt wissen wollen: Wenn die Herstellung von Ketonen als Brennstoff so gut für mich ist, sollte ich das dann nicht rund um die Uhr und 365 Tage im Jahr tun, indem ich mich streng an eine sehr kohlenhydratarme Diät halte und in Ketose bleibe? (Das ist der physiologische Zustand, in dem Sie immer eine beträchtliche Anzahl von Ketonen produzieren und nicht nur in einem Rhythmus aus Essen und Fasten ihre Produktion ein- und ausschalten, wie ich es vorhin beschrieben habe.) Meine Antwort: Auf keinen Fall.

Es ist an der Zeit, die »Parteilinie« infrage zu stellen, dass langfristige ketogene Diäten gut für uns sind, weil sie uns »saubere Energie verbrennen« lassen. Und dass es für die meisten Menschen sogar notwendig sei, sich kohlenhydratarm zu ernähren, weil so viele von uns (bis zu 75 Prozent, wird häufig behauptet) »kohlenhydratintolerant« seien. Selbst mein guter Freund Dr. Mark Hyman hat diese Statistik getwittert. Ich habe das so oft gehört und gelesen, dass ich nachgeforscht habe, woher diese Behauptung stammt – und siehe da, es handelt sich um eine Fehlinterpretation der Daten. Die Abhandlung, aus der diese Statistik stammt, hat nichts mit Kohlenhydratintoleranz zu tun; sie besagt, dass 75 Prozent der Menschen auf der Welt laktoseintolerant sind, weil sie nicht das Gen haben, das für die Herstellung des Enzyms Laktase benötigt wird, das die Milchzuckerlaktose abbaut.[138] Da Laktose ein Kohlenhydrat ist, kommen wir zu der Schlussfolgerung, dass 75 Prozent der Menschen »kohlenhydratintolerant« sind. Hey, ich war im Yale-Debattierteam; ich erkenne ein lächerlich falsches Argument, wenn ich eines sehe. Niemand von uns ist von Natur aus kohlenhydratintolerant. Und nur zur Erinnerung: Das ist der Grund, warum die Duke-Reis-Diät oder die Okinawa-Diät, die zu 85 bis 100 Prozent aus Kohlenhydraten besteht, sogar bei Diabetikern funktionieren kann, indem sie dem mitochondrialen Fließband zu jeder Zeit immer nur einen einzigen Brennstoff zur Verfügung stellt.

Verstehen Sie mich bitte nicht falsch, ich bin genauso wenig gegen die Keto-Diät, wie ich für die Duke-Reis-Diät bin. Sagen wir einfach, dass die ketogene Standarddiät (mit anderen Worten eine fettreiche, kohlenhydrat- und ballaststoffarme Diät ohne zeitlich begrenzte Nahrungsaufnahme) nicht sonderlich gut dasteht, wenn es darum geht, die mitochondriale Gesundheit zu fördern oder langfristig Muskelmasse aufzubauen oder auch nur zu erhalten, und dass sie nicht dazu neigt, mehr Energie zu liefern, was erklären könnte, warum so viele Menschen die ketogene Diät schließlich aufgeben. Tatsächlich führt eine langfristige fettreiche ketogene Diät zu Entzündungen, Gewichtszunahme und Insulinresistenz, also genau zu dem, was die meisten Menschen, die eine ketogene Diät befolgen, behandeln oder vermeiden wollen![139, 140, 141] Der Tunnelblick auf Makronährstoffe wie Fett führt außerdem dazu, dass viele Menschen vergessen, ihre Darmfreunde mit einer ausreichenden Vielfalt an Ballaststoffen zu versorgen, die sie für die Herstellung von Postbiotika brauchen.

Im Gegensatz zu dem, was man Ihnen weismachen will, hat eine ketogene Ernährung nichts mit der Verbrennung von treibstoffeffizienten Ketonen zu tun, sondern mit der Signalfunktion der Ketone BHB und Acetyl-CoA, die Ihren Mitochondrien mitteilen, dass Nahrung gerade knapp ist und mehr Ketone produziert werden sollten, weil uns harte Zeiten bevorstehen. Leider übersehen wir dabei, was Ketone und Butyrat den Mitochondrien tatsächlich mitteilen! Die Mitochondrien werden nicht effizienter, weil sie Ketone verbrennen; sie werden stattdessen weniger effizient, während sie gleichzeitig mehr von ihnen (den Arbeitern) an das Fließband stellen, um sich nicht selbst zu verletzen, denn anderenfalls würde der Organismus sterben. (Man kann dies beweisen, indem man normal ernährten Tieren oder Menschen Ketone als Tabletten oder als Getränk verabreicht – sie werden all diese Auswirkungen auf die Mitochondrien haben, als ob sie tatsächlich fasten würden).[142]

Denken Sie daran, dass eine chronische Ketose in der Natur nur während einer Hungersnot auftreten würde, mit der daraus resultierenden Unterdrückung der Proteinsynthese und dem damit einhergehenden Muskelschwund, weil Sie nicht einmal genug Ketone bilden können, um Ihr Gehirn bei Laune zu halten. Also leihen Sie sich Proteine aus Ihren Muskeln, um in Ihrer Leber über die Gluconeogenese Glukose herzustellen. Wenn Sie sich also zwingen, rund um die Uhr, 365 Tage im Jahr, in Ketose zu bleiben, besteht die Gefahr, dass Sie zu viel Gewicht verlieren oder sogar abmagern.[143] Die Ketose folgt derselben hormetischen Kurve, die wir bereits erörtert haben: Nichts ist schlecht, ein wenig ist genau richtig, und viel ist, offen gesagt, schrecklich. Im »C^2« unserer Gleichung werden Sie sich in diesem *sweet spot* befinden, wo Ketone als Signalmoleküle zirkulieren, die Ihren Zellen sagen, dass sie notwendige Reparaturarbeiten durchführen und die Sicherheit und Gesundheit Ihrer Mitochondrien maximieren sollen. Sie werden den natürlich fluktuierenden Rhythmen folgen, die Ihr Körper erwartet: Während der Phase des kontrollierten Essens steigt Ihr Glukosespiegel und Ihr Ketonspiegel sinkt; Ihre Zellen steigern die Proteinsynthese, während sie wachsen und sich reparieren, sodass Sie keine Muskelmasse verlieren oder abmagern. Sie bleiben nicht in einem Zustand, in dem die Botschaft »Hunger ist nah!« lautet – diese Signale verschwinden langsam, bevor sie am nächsten Tag wiederkehren. Das bedeutet, dass Ihre Uhren synchronisiert werden und Ihr Stoffwechsel zwischen den beiden gleichermaßen notwendigen Teilen der Gleichung hin- und herpendelt, und zwar mit größtmöglicher Flexibilität, das heißt mit optimaler Energieproduktion. Essen Sie ein paar Stunden lang, fasten Sie ein paar Stunden länger, und fangen Sie dann wieder von vorn an. Und, als Bonus, nehmen Sie sich die Wochenenden frei. Es ist ganz einfach!

Bewegung bringt Sie in Schwung

Es gibt noch eine weitere Nuance des Chronokonsums, die ich hervorheben möchte: Körperliche Anstrengung kann alle Vorteile des Fastens verstärken, denn sie hilft Ihnen, die Fitness und Flexibilität Ihres Stoffwechsels zu trainieren, und schafft Bedingungen, unter denen Ihre zelluläre und mitochondriale Reinigung auf Hochtouren läuft. Körperliche Anstrengung ist eine weitere Herausforderung, die Ihre Zellen dazu zwingt, sich anzupassen und widerstandsfähiger zu werden – sie stellt eine weitere Form der Hormese dar, die Ihre DNA im Lauf der Evolution zu erwarten gelernt hat. Ich weiß, dass sich einige von Ihnen vielleicht zu müde fühlen, um sich überhaupt zu bewegen – ich kann Ihren Widerstand praktisch hören –, aber glauben Sie mir, Bewegung ist wichtig.

Ihre Muskeln sind Ihre Stoffwechselorgane und die Hauptabnehmer für Zucker und Fette. Sie stehen bereit, um für Ihr Energieproduktionssystem zu arbeiten, wenn Sie sie richtig einsetzen. Betrachten Sie sie als Reservetanks, die nach der Nahrungsaufnahme schnell einen Teil der Glukose verbrauchen und den Rest in Form von Glykogen für Sie speichern. 80 Prozent der Glukose, die Sie mit der Nahrung aufnehmen, werden dort eingelagert und sicher verwahrt, bis Sie sie brauchen. Physische Anstrengung zwingt den Körper dazu, Glukose schneller zu verbrauchen; um den erhöhten Energiebedarf zu decken, werden die Reservetanks angezapft und das in ihnen gespeicherte Glykogen aufgebraucht, bis der »Umschaltpunkt« erreicht wird, ab dem Sie freie Fettsäuren viel schneller verbrennen. Die richtige Art von Training baut mehr Muskelmasse auf, wodurch mehr Speicherplatz geschaffen wird. Gleichzeitig werden die Muskeln zur Ausschüttung von Myokinen angeregt – Botenstoffe, die nicht nur die Hormone regulieren, die die Insulinempfindlichkeit verbessern, sondern auch die neuronale Gesundheit im Gehirn stimulieren. Darüber hinaus verbessert Bewegung die Insulinempfindlichkeit, indem sie die Muskeln zwingt, ihre Glykogenvorräte aufzubrauchen und dann freie Fettsäuren als Brennstoff zu verwenden, wodurch die metabolische Flexibilität zunimmt (genau das, was Sie tun wollen, um mehr Energie zu haben). Je intensiver das Training ist, desto mehr verstärkt sich dieser Effekt.

Stellen Sie sich nun vor, Sie folgen einem zeitlich festgelegten Ernährungsprotokoll, bei dem Sie den Tag mit einem verlängerten Nüchternzustand beginnen, und fügen Sie etwas körperliche Betätigung hinzu. Alles wird besser: Erstens erhöht die Belastung der Muskeln in nüchternem Zustand die Mitogenese und damit die Energieproduktion. (Erinnern Sie sich an die Stanford-Studie, bei der nur die nicht insulinresistenten Sportler von dem

Trainingsprogramm profitierten?) Es ist noch nicht geklärt, welche Art von Training die Reproduktion der Mitochondrien wie stark fördert,[144] aber wenn Sie gerade erst anfangen, ist jede Art von Training ein Fortschritt. Krafttraining oder Widerstandstraining scheinen sehr effektive Methoden zu sein, um die Mitogenese zu fördern, und ich empfehle jedem, sie ein paar Mal pro Woche in ihr oder sein Fitnessprogramm zu integrieren, sei es durch Körpergewichtsübungen oder Übungen mit Gewichten.

Allerdings – und das ist ein wichtiger Vorbehalt – wird der Verzehr von Nahrung vor dem Training die meisten oder sogar alle diese positiven Wirkungen blockieren![145] Je fitter und kräftiger Sie sind, desto weniger wird Ihr Workout die Mitogenese verbessern, da Sie bereits viele Herausforderungen bewältigt und große Anpassungen vorgenommen haben. An dieser Stelle kommt das Training in nüchternem Zustand ins Spiel (idealerweise nach dem nächtlichen Fasten und vor der ersten Mahlzeit des Tages). Bei Menschen, die bereits ziemlich fit sind und über eine gewisse Muskelkraft verfügen, wirkt das Fasten zusammen mit dem Training synergetisch, sodass die metabolische Flexibilität und die Mitogenese weiter zunehmen. Auf diese Weise bekommen Sie sozusagen mehr für das gleiche Geld. (Schlürfen Sie auch nicht gleich einen Regenerationsshake, sobald Sie die Hantel beiseitegelegt haben. Sie wollen Ihrem Körper nach dem Training etwas Zeit geben, um so viel wie möglich davon zu profitieren. Warten Sie mindestens 20 Minuten, bevor Sie etwas essen!)

Zweitens erhöht Ihr Gehirn während des Trainings die Produktion von bestimmten Proteinen, den sogenannten neurotrophen Faktoren (oft als BDNF und FGF bezeichnet), die beide das Wachstum von Dendriten und Axonen fördern, welche die Bildung und Stärkung von Synapsen anregen und sogar zur Bildung neuer Neuronen beitragen. Raten Sie mal, was das bedeutet? Bessere Laune und klareres Denken! Paradoxerweise – und das ist wirklich wunderbar – haben Sie mehr Energie, weil Sie Energie verbraucht haben.[146]

Das andere »M« im M^2-Teil unserer Energiegleichung $E = M^2C^2$ spielt hier ebenfalls eine Rolle. Haben Sie sich jemals gefragt, warum manche Menschen täglich Sport treiben und schlank bleiben, während andere dieselben Übungen machen, aber nicht im selben Maß davon profitieren? Es hat sich herausgestellt, dass Ihre Darmfreunde darüber entscheiden, ob Ihr Körper positiv auf körperliche Betätigung reagiert oder nicht. Bei Patienten mit Typ-2-Diabetes hängt die Wirkung von körperlicher Anstrengung leider von der Zusammensetzung ihres Mikrobioms ab.[147] Menschen mit einem gesunden und vielfältigen Mikrobiom reagieren empfindlicher auf Insulin und nehmen ab, wenn sie ein Trainingsprogramm absolvieren; Menschen mit einem unausgewogenen Mikrobiom haben deutlich weniger davon. Ja, es hängt alles zusammen. Sie brauchen Bewegung, um die Energiegleichung zu meistern, und Sie brauchen ein gesundes Darmmikrobiom, um den größten Nutzen aus der Bewegung zu ziehen. Wenn Sie jemals an einem Trainingsprogramm festgehalten haben, aber durch schlechte Ergebnisse frustriert waren, hoffe ich, dass Ihnen dies Hoffnung gibt. Vielleicht lag es nicht an Ihnen, sondern an Ihren Darmfreunden! Keine Sorge, dieses Programm wird auch sie in Form bringen.

Haben Sie Fleisch? Los geht's!

Ich weiß, wir haben über Energie gesprochen, aber ich möchte Ihnen unbedingt noch einen weiteren Grund nennen, warum die Auswirkungen von Bewegung auf Ihr Mikrobiom so wichtig sind, vor allem, wenn Sie viel Fleisch essen. Unsere Zellen koordinieren einen Großteil ihrer Arbeit – Wachstum, Stoffwechsel, Reparatur – über als mTOR bezeichnete Sensoren. Wenn dieser Signalweg falsch reguliert wird, altern Sie schneller und sind anfälliger für Krankheiten. Diejenigen unter uns, die sich mit Langlebigkeit befassen, wissen seit Langem, dass eine Ernährung mit einem zu hohen Anteil an tierischem Protein diese Sensoren überstimuliert (viel stärker als pflanzliches Protein) und ihre Signalübertragung durcheinanderbringt. Also, wenn Sie alt werden möchten, sollten Sie weniger tierisches Protein zu sich nehmen. Wir wissen mittlerweile aber auch, dass körperliche Anstrengung bestimmte Darmbakterien anregt, die die verzweigtkettigen Aminosäuren (die Bausteine des Fleischproteins) abbauen, die diese Überstimulation verursachen.[148] Mit anderen Worten: Bewegung schützt Sie vor den potenziellen Nachteilen eines zu hohen Fleischkonsums. Das erklärt, warum viele, die sich nach einer »Ur«- oder Paleo-Diät ernähren, die reichlich Fleisch aus Weidehaltung enthält, die Erwartungen der Langlebigkeitsexperten unterlaufen und sich einer vitalen guten Gesundheit rühmen können: Diese Menschen heben in der Regel schwere Gewichte, laufen viel und schnell und absolvieren ihr Trainingsprogramm mit beneidenswerter Beharrlichkeit. (Allerdings wissen wir noch nicht, wie lange sie leben werden! Die Paleo-Bewegung ist noch recht neu.) Alles in allem bedeutet dies, dass Ihre Darmfreunde Ihnen Rückendeckung geben werden, wenn Sie ihnen den aktiven Lebensstil bieten, den sie brauchen.

So, nun wissen Sie praktisch alles darüber, wie wir hierhergekommen sind – gleichzeitig über- und unterernährt und in einer Sackgasse gefangen. Sie haben gelernt, dass Sie sich um die zwei »Ms« kümmern müssen – Ihr Mikrobiom und Ihre Mitochondrien –, um Ihren Energiehaushalt wieder in Schuss zu bringen, und dass Sie die zwei »Cs« meistern und zu einem neuen Essverhalten, dem Chronokonsum, finden müssen. Zusammen bringt Sie das zu »E«: Energie! Im Laufe der nächsten Wochen können Sie damit beginnen, neue Gewohnheiten zu etablieren, die Ihr chronisches Energiedefizit beenden, Ihnen wieder Schwung verleihen und Sie auf einen besseren Kurs bringen, den Sie ein Leben lang beibehalten können. Sind Sie bereit? Lassen Sie uns den Tag nutzen. Es ist an der Zeit, dass Ihr »Get-up-and-go« für immer zurückkehrt!

Energiemythos #6: Der Mythos der Menopause/Andropause

Meine beiden Zentren für restaurative Medizin liegen in zwei Brutstätten der Anti-Aging-Medizin: Palm Springs und Santa Barbara in Kalifornien. Ohne zu übertreiben kann ich bestätigen, dass Hormonkliniken in Südkalifornien so allgegenwärtig sind wie Coffeeshops in Seattle oder Portland. Und warum? Ein weitverbreiteter Mythos besagt, dass es ab einem bestimmten Lebensalter zu einem »natürlichen« Rückgang der Energie, der geistigen Schärfe und vielleicht auch der Lust (am Leben und an anderen Dingen) kommt. Wir haben uns fälschlicherweise auf die Vorstellung versteift, dass die Wiederherstellung des Sexualhormonspiegels eines 25-Jährigen – Östrogen, Progesteron und Testosteron bei Frauen, Testosteron und Wachstumshormone bei Männern – der Schlüssel zu Energie, Sexualtrieb und Ausdauer ist. Ich verstehe das; es ist schwer, dem Sirenengesang der Jugend zu widerstehen. Aber es ist ein Irrglaube, und leider habe ich das Unheil, das eine Hormonumstellung sowohl bei Frauen als auch bei Männern anrichten kann, aus erster Hand miterleben müssen – von »Männerbrüsten« bei Männern bis hin zu Frauen, die sich buchstäblich die Arme und das Gesicht rasieren. Aber die Einnahme von Hormonen kann auch die Entwicklung hormonsensitiver Krebsarten wie Brust-, Eierstock- und Prostatakrebs fördern, wie ich bei vielen Patienten gesehen habe, die meine Kliniken aufsuchten, um ihre Krebserkrankung behandeln zu lassen. (Außerdem ist noch nicht geklärt, ob die Testosteronsubstitution tatsächlich die Leistung, Energie oder Muskelmasse älterer Männer verbessern kann.)[149]

Ich bin nicht grundsätzlich gegen Hormontherapien, und tatsächlich verschreibe ich sie sogar, wenn die Blutwerte und/oder die Symptome dies rechtfertigen. Aber sie sind sicherlich nicht meine erste Wahl, wenn die Energie nachlässt. Aus Erfahrung weiß ich, dass etwa fünf Prozent der postmenopausalen Frauen sehr empfindlich auf den Östrogenmangel reagieren; die unablässigen Hitzewallungen, die Hirnfunktionsstörungen, die sich mit winzigen (und ich meine wirklich winzigen) Dosen topischen Östrogens beheben lassen. Und ja, etwa 15 Prozent der Frauen reagieren auf winzige Mengen Testosteron mit einem gesteigerten Sexualtrieb, aber wenn es bei niedriger Dosierung nicht anschlägt, ist genug Testosteron, um sich einen Bart wachsen zu lassen, nicht die Antwort auf ein schlechtes Liebesleben. Und oft kann der fehlende Sexualtrieb durch den Mangel an Energie bedingt sein, mit dem wir uns in diesem Buch beschäftigen. Und hier noch eine schockierende Tatsache: Ich habe noch nie einen Mann mit niedrigem »T« getroffen, der nicht auch eine Insulinresistenz und einen erhöhten Insulinspiegel hat. Niemals. Und ich musste noch nie einem Mann Testosteron verabreichen, um seine Werte zu erhöhen; ich musste ihm nur beibringen, wie er sich ernähren sollte, und die niedrigen Werte verbesserten sich wieder auf ein normales Maß.

Abschließend möchte ich meine Patienten, die auf der Suche nach einer Anti-Aging-Kur sind, daran erinnern, dass keiner der 100-Jährigen in den »blauen Zonen« jemals Hormonersatzpräparate eingenommen hat; sie scheinen auch ohne Hormonpräparate gut (und vielleicht sogar besser) durchs Leben gekommen zu sein. Zusammenfassend lässt sich sagen, dass es bessere Wege gibt, um Ihre Energie zurückzubekommen, und genau deshalb sind Sie ja hier!

Die 7 Energiestörer-Todsünden

Ich kann Sie nicht in das Energie-Paradox-Programm einsteigen lassen, bevor ich Sie nicht mit den wichtigsten äußeren Kräften bekannt gemacht habe, die Druck auf Ihr Energieniveau und Ihre allgemeine Gesundheit ausüben. Wenn Sie mit den Paradox-Büchern vertraut sind, haben Sie wahrscheinlich ein ziemlich gutes Verständnis für die Rolle, die diese *bad guys* spielen, um Sie für eine Vielzahl von Krankheiten anfällig zu machen. Für diejenigen unter Ihnen, die mit diesem Konzept noch nicht vertraut sind, möchte ich kurz zusammenfassen, wie diese heimtückischen Übeltäter Sie krank machen und Ihnen eine Energiekrise bescheren.

Die externen Energiestörer reichen von Industriechemikalien über ungeeignete Nahrungsmittel bis hin zu toxischen Umwelteinflüssen. Diese scheinbar alltäglichen Dinge, denen wir ständig begegnen, können einen unsichtbaren Tornado aus hormonellem Durcheinander und Schädigungen des Darmes und des Mikrobioms auslösen. In ihrer Gesamtheit stellen sie einen ziemlichen Schock für unser normal funktionierendes System dar. Einige von ihnen schwächen und verletzen die Darmwand und machen sie durchlässig; andere können ein radikales Ungleichgewicht im Ökosystem des Darms verursachen, wodurch wertvolle Darmbakterien vernichtet und Darmentzündungen ausgelöst werden; und wieder andere schaffen Bedingungen, unter denen die natürlichen Inhaltsstoffe, die unser Körper zur Energiegewinnung benötigt, plötzlich fehlen oder, schlimmer noch, unbemerkt Ihre Mitochondrien belasten und schädigen.

So überwältigend es auch erscheinen mag, sich mit Störfaktoren auseinanderzusetzen, die Sie unwissentlich essen, einatmen oder mit denen Sie täglich leben (müssen), ich verspreche Ihnen, dass es Wege gibt, sie zu bloßen Ärgernissen zu degradieren, die Ihre Energie nicht länger zum Erliegen bringen. (In Teil 2 werde ich die Strategien zur Vermeidung oder Reduzierung ihrer Auswirkungen vorstellen.) Sobald Sie es besser wissen, können Sie es nämlich auch besser machen.

Energiestörer #1: Antibiotika

In diesem Buch beschreibe ich ausführlich die Vorteile einer pro-, prä- und postbiotischen Ernährung und Lebensweise. Aber hier ist die unbequeme Wahrheit: Wir werden heute mit Antibiotika überschwemmt. Sowohl durch unser Gesundheitssystem, das den Amerikaner pro Jahr acht Millionen Pfund Antibiotika verschreibt, als auch – weniger offensichtlich – durch unsere Lebensmittelindustrie, die fast das Fünffache dieser Menge an Tiere verfüttert, damit sie möglichst schnell fett und möglichst schnell geschlachtet werden können.

Breitspektrum-Antibiotika – die Art, der wir am häufigsten ausgesetzt sind – wirken, indem sie fast alle Bakterienstämme gleichzeitig abtöten. Sie sind in der Lage, lebensbedrohliche Infektionen zu bekämpfen, und galten als ein wahres Wunder, als sie vor fast 60 Jahren eingeführt wurden. Dennoch sind diese Bakterienkiller zu einer viel zu oft verwendeten Krücke geworden, die auch in weniger schwerwiegenden Situationen eingesetzt wird, in denen ihre Feuerkraft nicht gerechtfertigt ist (zum Beispiel, wenn Ärzte Antibiotika bei Virusinfektionen wie Husten oder Schnupfen verschreiben, und das geschieht tatsächlich ziemlich oft). Jetzt zeigt sich die Kehrseite dieser Wunderwaffe: Mittlerweile wissen wir, dass der frühe Einsatz von Antibiotika bei Kindern (die ihnen manchmal sogar schon in der Gebärmutter ausgesetzt sind) mit Fettleibigkeit im späteren Leben sowie mit Verhaltensstörungen, Allergien, Autoimmunität und anderen Krankheiten in Verbindung gebracht wird.[150, 151] Dieselben Auswirkungen zeigen sich bei Erwachsenen; viele Erkrankungen wie Diabetes, chronisch-entzündliche Darmerkrankungen, Autoimmunerkrankungen, Depressionen – und wenig überraschend hartnäckige Erschöpfungszustände – werden mit der übermäßigen Verabreichung von Antibiotika in Verbindung gebracht.

Die Einnahme eines Breitband-Antibiotikums ist das menschliche Äquivalent zur Abholzung des gesamten Regenwaldes, um eine einzige invasive Spezies zu vertreiben. Wenn das Ökosystem nicht als Ganzes funktioniert, wird die normale Entwicklung der Immunzellen gehemmt, es kann zu einer Fehl- oder Mangelernährung kommen und vor allem wird die bakterielle Vielfalt im Darmmikrobiom ausgelöscht. Das Endergebnis ist, dass auch die Immunität geschwächt ist, was uns anfälliger für Krankheitserreger macht. Darüber hinaus entwickeln die überlebenden Bakterien eine Antibiotikaresistenz und zu allem Überfluss können Antibiotika auch Ihre Mitochondrien beeinträchtigen, die im Grunde ja ebenfalls Bakterien sind. Bakterie trifft Antibiotikum: keine Ehe, die im Himmel gestiftet wurde. Studien zeigen nun, dass häufig verordnete Antibiotika dem Energiesystem direkt schaden können. Sie können die Dysfunktion und Schädigung der Mitochondrien fördern, indem sie hoch oxidativen Stress begünstigen.[152] Es hat sich sogar gezeigt, dass sie eine dramatische Wirkung auf die mitochondriale DNA haben, was zu potenziell schwerwiegenden Gesundheitsproblemen führen kann – das habe ich selbst bei meinen eigenen Patienten beobachtet.[153] Bestimmte Klassen von Antibiotika schädigen nachweislich auch die Neuronen, was zu Verhaltensstörungen und neurologischen Problemen wie Depressionen und Angstzuständen führt.[154, 155] (Es hat sich übrigens herausgestellt, dass Antibiotika auch die meisten der neuroprotektiven Vorteile des intermittierenden Fastens[156] zunichtemachen – ein Eckpfeiler des Energie-Paradox-Programms!) Und ich kann Ihnen mit fast 100-prozentiger Sicherheit garantieren, dass Ihr wohlmeinender Gesundheitsdienstleister wenig über diese Nebenwirkungen weiß.

Leider sind Sie jeden Tag Antibiotika ausgesetzt, auch wenn Sie sie nicht in Form von Tabletten einnehmen. Der bei Weitem größte Teil der Antibiotika, die in den USA zum Einsatz kommen, landet im Tierfutter, entweder aus prophylaktischen Gründen, um die Tiere vor Krankheiten zu schützen, oder um sie zu mästen. Dies sollte einer Ihrer Hauptgründe sein, antibiotikafreies Fleisch zu kaufen (die Biozertifizierung garantiert dies; andere nicht organische Produkte können als antibiotikafrei gekennzeichnet sein). Leider wissen wir auch, dass Antibiotikarückstände aus der Tiermast in die Pflanzen gelangen[157] (sorry, Vegetarier).

Natürlich kann es vorkommen, dass Sie aus gesundheitlichen Gründen verschreibungspflichtige Antibiotika einnehmen müssen – aber denken Sie daran, dass dies immer der letzte Ausweg sein sollte. Studien zeigen, dass es bis zu zwei Jahre dauern kann, bis der Körper den Teil des Energieökosystems, den er durch eine Antibiotikabehandlung verloren hat, größtenteils wiederhergestellt hat – und manche Mikrobenstämme erholen sich überhaupt nie mehr.[158]

Energiestörer #2: Glyphosat (Roundup)

Vielleicht machen Sie sich ja bereits Sorgen wegen des weltweit am häufigsten verwendeten Herbizids, Roundup, und seiner chemischen Verwandten. Und das zu Recht. Sein aktiver Wirkstoff Glyphosat ist – zusammen mit anderen Beistoffen, die ihn an den Blättern haften lassen – meiner Meinung nach eine der gefährlichsten, leider aber allgegenwärtigen Chemikalien in unserem heutigen Lebensmittel- und Wassersystem. Nachdem ich mich jahrelang damit beschäftigt habe, bin ich immer mehr davon überzeugt, dass Glyphosat der schlimmste aller Störfaktoren für unsere Energiesysteme und unsere Gesundheit im Allgemeinen ist. Glyphosat ist im Grunde ein Antibiotikum gegen die Erde. Es tötet Pflanzen, indem es einen Stoffwechselweg namens Shikimatweg oder Shikimisäureweg unterbricht, der in allen Bakterien, Pilzen und Pflanzen vorkommt und Aminosäuren zu Proteinen, den Grundbausteinen des Lebens, synthetisiert.[159, 160] Der Wirkstoff wurde für den Einsatz bei Pflanzen entwickelt, die so verändert wurden, dass sie gegen seine Wirkung resistent sind (gentechnisch veränderte Pflanzen oder GVO-Pflanzen). Der miese Trick dabei ist, dass nur die nicht gentechnisch veränderten Pflanzen, die um die GVO-Pflanzen herum wachsen – auch bekannt als natürliches Unkraut –, abgetötet werden. In der konventionellen Landwirtschaft ist es jedoch inzwischen gang und gäbe, Roundup als Trocknungsmittel auf nicht gentechnisch veränderten Pflanzen wie Mais, Weizen, Hafer und Raps einzusetzen. Das bedeutet, dass Glyphosat kurz vor der Ernte auf diese Pflanzen gesprüht wird, damit die Halme trocken sind und sich besser ernten und verarbeiten lassen. Diejenigen unter Ihnen, die versuchen, sich GVO-frei zu ernähren, sollten also noch einmal genau hingucken – Ihr vermeintlich »sicheres« Getreide ist in Wahrheit mit giftigen Chemikalien überzogen.

Roundup wurde lange Zeit als ungiftig für Tiere und Menschen angepriesen, da sein tödlicher Wirkmechanismus nur Pflanzen angreift. Das ist das erste Warnsignal: Wie Sie inzwischen wissen, beherbergen Sie Tausende von Bakterienstämmen, die für Ihr Überleben und Ihre Energieversorgung von zentraler Bedeutung sind – und raten Sie mal, sie alle nutzen den Shikimatweg! Roundup vernichtet sie genauso einfach, wie es Unkraut tötet.

Eine 23 Jahre dauernde Studie in Kalifornien verfolgte die Glyphosatwerte im Urin und stellte fest, dass unsere Körper einen dramatischen Anstieg dieser Chemikalie aufweisen.[161] Dies wirkt sich aus unzähligen Gründen direkt auf unser Energieniveau (und natürlich auf unsere Gesundheit insgesamt) aus. Glyphosat macht, wie sich herausgestellt hat, nicht nur die Schlussleisten der Darmwand durchlässiger, sondern auch die Schlussleisten, die die Blut-Hirn-Schranke zusammenhalten.[162] Stellen Sie sich vor, welche Auswirkungen das insgesamt hat: Die Darmflora wird angegriffen, der Darm wird durchlässiger, Entzündungen greifen um sich und die Blut-Hirn-Schranke beginnt, Entzündungsstoffe auch ins Gehirn durchsickern zu lassen – kein Wunder, dass Ihre Energie nachlässt und Ihre kognitiven Fähigkeiten abnehmen. (Besorgniserregend ist, dass die epidemischen Ausmaße neuroinflammatorischer und neurodegenerativer Erkrankungen immer häufiger mit unserer ständig zunehmenden Glyphosatbelastung in Verbindung gebracht werden.) Ebenso übel ist, dass Glyphosat Ihren Lebensmitteln Mikronährstoffe entzieht, sodass Ihrem Körper wichtige Co-Faktoren für die Energiegewinnung fehlen. Außerdem unterdrückt es ein Enzym, das Sie benötigen, um ausreichend Vitamin D in Ihrem Körper zu haben (denken Sie daran, dass dies zur Heilung Ihres Darms beiträgt), und in Synergie mit anderen Inhaltsstoffen von Herbiziden ist es ein mitochondriales Toxin, das in Tierversuchen einen Zusammenbruch des elektrischen Potenzials der Transmembranen sowie eine Schwellung der Mitochondrien verursacht hat.[163]

Weil ich ein Optimist bin, sage ich es nur ungern, aber es ist heute überall, auch wenn Sie bereits versuchen, sich ohne GVO-Getreide und -Hülsenfrüchte zu ernähren. Ein paar Gründe dafür: Die meisten tierischen Produkte, die Sie kaufen, enthalten, sofern nicht anders angegeben (das heißt, wenn sie als aus biologischer/organischer/ökologischer Tierhaltung oder 100-prozentiger Weidehaltung stammend etikettiert sind), diese Chemikalien, weil sie bereits in dem getreidebasierten Tierfutter enthalten waren – und nun in Ihren Körper gelangen. Außerdem wird das Trocknungsmittel nicht auf magische Weise von den getreidebasierten, nicht gentechnisch veränderten Produkten »abgewaschen«, die Sie und Ihre Kinder vielleicht essen (zum Beispiel Müsli, Brot, Haferflocken oder Cracker) – und wenn die äußeren Schalen für die »Vollkornqualität« dranbleiben, werden Sie zusätzlich belastet. Und schließlich enthalten viele Produkte, die wir aus Genussgründen zu uns nehmen, wie Bier, Wein und Honig, ebenfalls Glyphosat, sodass sich die unbekannten Belastungen summieren. Ich wünschte, ich könnte einfach mit den Fingern schnippen und es verschwinden lassen, aber im Moment liegt es an Ihnen, den Verbrauchern, sorgfältig darüber nachzudenken, was Sie kaufen und wie es produziert wurde. Der alte Spruch »Kenne deinen Bauern« war noch nie so wichtig wie heute. (Da ich selbst Vater und Großvater bin, wäre es nachlässig von mir, nicht darauf hinzuweisen, dass Roundup auch außerhalb der Lebensmittelproduktion in großem Umfang eingesetzt wird, zum Beispiel in Parks, auf öffentlichen Grünflächen, Schulgeländen, Golfplätzen, wahrscheinlich sogar in Ihrem eigenen Hinterhof oder auf dem Gehweg vor Ihrem Haus.)

Energiestörer #3: Umweltchemikalien

Glyphosat ist nicht die einzige Chemikalie, über die wir uns Sorgen machen müssen; wir sind heute Hunderten menschengemachten Chemikalien ausgesetzt, die sich nicht vermeiden lassen. In den letzten Jahrzehnten wurden mehr als 100 000 neue Chemikalien in Form von Industrie- und Konsumgütern in unsere Umwelt eingeführt.[164] Sie durchdringen unser Zuhause, unseren Arbeitsplatz, unsere Lebensmittelversorgung und sogar unsere Luft, unseren Boden und unser Wasser, und mindestens 300 von ihnen oder ihre Metaboliten wurden in menschlichen biologischen Proben nachgewiesen. Wahrscheinlich sind Ihnen viele der besorgniserregenden Kategorien bekannt – Chemikalien aus der Kunststoffindustrie wie Bisphenole und Phthalate, persistente organische Schadstoffe und Schwermetalle und natürlich Pestizide, Herbizide und Biozide, ganz zu schweigen von der Tatsache, dass Mikroplastik sogar in den Pflanzen, die wir essen, gefunden wurde, was unsere Belastung durch Schwermetalle noch weiter erhöht.[165] Obwohl viele von ihnen als endokrine Disruptoren bekannt sind – sie stören das empfindliche Gleichgewicht von Schilddrüsen-, Insulin-, Fortpflanzungs- und anderen Hormonen – und mit schlechter Gesundheit in Verbindung gebracht werden, haben Wissenschaftler erst vor Kurzem analysiert, wie viele dieser Auswirkungen möglicherweise durch das Mikrobiom vermittelt werden. Es würde den Rahmen dieses Buches sprengen, jede Kategorie von gefährlichen Umweltchemikalien im Detail aufzuschlüsseln. Es ist jedoch wichtig, sich einen groben Überblick darüber zu verschaffen, wie sehr diese Chemikalien Ihr Energiepotenzial beeinträchtigen.

Erstens scheinen die meisten dieser Umweltchemikalien die Darmmikrobiota zu verändern. Wir wissen, dass die Belastung durch Chemikalien wie dem Kunststoff Bisphenol A (BPA), der aus Lebensmitteldosen, Mikrowellenverpackungen und einigen Plastikflaschen austreten kann, die Darmfreunde, die kurzkettige Fettsäuren herstellen, reduziert und chronische Entzündungen im Darm und in der Leber sowie Stoffwechselstörungen verursacht. BPA und seine Komplizen, die Phthalate, blockieren auch die Rezeptoren für Schilddrüsenhormone, selbst in geringen Mengen. Leider sind die Alternativen, die verwendet werden (damit ein Produkt als »BPA-frei« bezeichnet werden kann), in der Regel noch weniger untersucht, was bedeutet, dass sie möglicherweise noch gefährlicher sind.

Nachgewiesen ist mittlerweile, dass einige der Industriechemikalien, die in der Landwirtschaft, in Fast-Food-Verpackungen und in Antihaftbeschichtungen für Kochgeschirr verwendet werden, die Zusammensetzung des Mikrobioms verändern und Entzündungen im Darm auslösen. Wenn man bedenkt, wie viele Amerikaner nicht organische Lebensmittel, Fast Food und frittierte Speisen essen, ist es dann ein Wunder, dass alle so total erschöpft sind?

Zweitens sind viele der endokrindisruptiven Chemikalien, die wir täglich zu uns nehmen, nachweislich entzündungsfördernd.[166] Das mag zum Teil an den Veränderungen des Bioms liegen. Wie Sie inzwischen wissen, fördern Entzündungen nicht nur Fettleibigkeit und Immundysregulation, sondern auch Müdigkeit und Erschöpfung.

In meiner Ruhmeshalle der Disruptor-Todsünden habe ich einen besonderen Platz für Konservierungsmittel reserviert, von denen einige das Immunsystem stimulieren; vor allem für TBHQ, ein Konservierungsmittel, das in den meisten handelsüblichen Samenölen und vielen abgepackten frittierten Lebensmitteln verwendet wird.

Ein weiterer Dauerbrenner sind Sonnenschutzmittel auf chemischer Basis. Die Forschung hat gezeigt, dass Chemikalien wie Oxybenzon, die das ultraviolette Licht herausfiltern, schon nach einmaligem Auftragen direkt von der Haut ins Blut gelangen und das lebenswichtige und empfindliche Hormongleichgewicht in unserem Körper stören, indem sie die Wirkung natürlicher Hormone nachahmen.[167] Ich habe darüber berichtet, wie chemische Sonnenschutzmittel Ihre Fähigkeit, Vitamin D in seine aktive Form umzuwandeln, beeinträchtigen; wir wissen auch, dass direkte Sonneneinstrahlung auf die Haut eine positive Wirkung auf das Darmmikrobiom hat, was vermuten lässt, dass hier eine Haut-Darm-Achse am Werk ist, die die Gesundheit Ihres Mikrobioms unterstützt.[168] Offensichtlich braucht Ihr Darm Sonnenlicht, damit es ihm gut geht – aber achten Sie bitte darauf, dass er keinen Sonnenbrand bekommt.

Umweltchemikalien verändern sogar Ihre Schilddrüsenfunktion.[169] Leider reagiert Ihre Schilddrüse äußerst empfindlich auf endokrine Disruptoren. Sie ist außerdem enorm wichtig für Ihr Funktionieren, Ihre kognitive Klarheit und Ihr gesamtes Wohlbefinden!

Sie können sich online über die gängigsten Umweltchemikalien informieren (die Website der Environmental Working Group ist ein guter Anfang). Eine vollständige Liste der Produkte, auf die Sie verzichten sollten, und sichererer Alternativen finden Sie in *Böses Gemüse.*

Energiestörer #4: (Zu viele) pharmazeutische Wirkstoffe

Ich bin nicht gegen die Einnahme von Arzneimitteln, egal ob sie verschreibungspflichtig oder rezeptfrei sind. Manchmal sind sie unentbehrlich und manchmal können sie eine Brücke sein, die Sie an einen Punkt bringt, an dem Sie ihre Hilfe nicht mehr benötigen. Aber wenn man sich langfristig auf sie verlässt, anstatt die Ursache des Problems, das sie behandeln sollen, zu beheben, kann das unser Energiesystem durcheinanderbringen. Angesichts der Tatsache, dass unsere müde Nation 4,38 Milliarden (ja, Milliarden) Rezepte pro Jahr einlöst und zusätzlich 32,2 Milliarden Dollar für rezeptfreie Medikamente ausgibt[170] (von denen die meisten früher rezeptpflichtig waren), ist es wichtig, sich die Pillen, die man einnimmt, genau anzusehen, wenn man das Energie-Paradox lösen will.

Neben Antibiotika gehören nicht steroidale Antirheumatika (NSAR; Entzündungshemmer) zu den schlimmsten Energiestörern. Bekannte NSAR sind Ibuprofen (zum Beispiel Advil und Motrin), Naproxen (enthalten in Aleve), Celebrex, Voltaren und andere. Ich nenne sie »Handgranaten« für Ihren Darm; sie schädigen die Schleimhautbarriere im Dünn- und Dickdarm, sodass Lektine, LPS und andere fremde Substanzen die Darmwand passieren und die Entzündungskaskade in Gang setzen können – was ironischerweise dazu führt, dass Sie noch mehr NSAR brauchen, um die Schmerzen zu lindern.

Die zweite problematische Gruppe sind Protonenpumpenhemmer oder -inhibitoren (PPI) und andere säureblockierende Medikamente wie Prilosec, Nexium, Protonix und Zantac. Diese Medikamente, die oft zur Linderung von Unwohlsein nach dem Essen eingesetzt werden, reduzieren den Magensäurespiegel und entziehen Ihnen damit einen wichtigen Säurepuffer gegen Lektine und weniger nützliche Mikroben, die sich mehr Raum verschaffen wollen. Raten Sie mal, was passiert, wenn sie nicht in Schach gehalten werden? Ein undichter Darm, Entzündungen und manchmal unangenehme Symptome aufgrund einer Dünndarmfehlbesiedlung (DDFB) sind die Folge. Sie können auch eine unvollständige Proteinverdauung begünstigen, wodurch zum einen mehr proteinhaltige Lektine in den Darm gelangen und zum anderen die Aufnahme von Proteinen, die Sie in Ihrem Dünndarm brauchen, verhindert wird. Aber das Schlimmste kommt erst noch: Diese Medikamente beeinträchtigen nicht nur die Protonenpumpen in Ihren Magenzellen, die Säure produzieren, sondern auch die Protonenpumpen in all Ihren Zellen und in Ihren Mitochondrien, wodurch die Energieproduktion unsichtbar, aber spürbar verlangsamt wird; außerdem haben sie die besondere Fähigkeit, die Blut-Hirn-Schranke zu überwinden und die Mitochondrien Ihres Gehirns zu vergiften, was zu Gehirnnebel, kognitiver Verlangsamung und Demenz beiträgt.[171]

PPI sind nicht die einzigen Medikamente, die den Mitochondrien großen Schaden zufügen können. Viele Nebenwirkungen von Arzneimitteln werden inzwischen mit einer Beeinträchtigung der Mitochondrien in Verbindung gebracht,[172] wovon vor allem ältere Patienten betroffen sind. Organtoxizitäten, bei denen die Beeinträchtigung der Mitochondrien eine Rolle spielt, sind der häufigste Grund, warum verschreibungspflichtige Medikamente mit einem Warnhinweis versehen werden. Neben den bereits erwähnten Antibiotika erhalten auch Antidepressiva wie selektive Serotonin-Wiederaufnahmehemmer (SSRI) diese Warnhinweise. Sie erhöhen die Serotoninkonzentration, indem sie die Wiederaufnahme von Serotonin blockieren, haben aber gleichzeitig eine unbeabsichtigte Wirkung auf die Mitochondrien. Einige Untersuchungen haben gezeigt, dass Antidepressiva auch die Anzahl und Vielfalt der Darmbakterien verringern.[173]

Ein weiterer Bereich, in dem Medikamente übermäßig eingesetzt werden, ist die Empfängnisverhütung mithilfe hormoneller Medikamente. Ich halte es nicht für angemessen, Frauen vorzuschreiben, wie sie mit ihrer reproduktiven Gesundheit umgehen sollen, aber ich halte es für wichtig, Frauen, die die Einnahme solcher Medikamente in Erwägung ziehen, alle Fakten zu präsentieren, da die Ärzte dies bei der Verschreibung der Pille nicht tun. Studien zeigen, dass bis zu 50 Prozent dieser Medikamente den Dünndarm passieren, wo sie eigentlich absorbiert werden sollten, und im Dickdarm landen, wo sie das Mikrobiom erheblich beeinträchtigen können. Die Wirkung kann sogar mit der von Antibiotika vergleichbar sein – und man bedenke, wie viele Jahre eine Frau die Pille nehmen kann! Darüber hinaus werden durch diese Medikamente die Antioxidantien dezimiert – darunter eine in allen Zellen und Geweben vorkommende Verbindung namens CoQ10 –, die für die mitochondriale Energieproduktion wichtig sind und die mit zunehmendem Alter auf natürliche Weise weniger werden. Deshalb sollten Sie CoQ10 supplementieren, wenn Sie die Pille nehmen (und auch Vitamin C, Vitamin B_6, Folsäure, Vitamin B_{12}, Zink und Magnesium).

Die Dezimierung von CoQ10 ist nicht nur auf die hormonelle Empfängnisverhütung zurückzuführen. Die sehr häufig verschriebenen Statine blockieren die Produktion dieser für die Mitochondrien wichtigen Verbindung (zusammen mit mehreren anderen essenziellen Nährstoffen). Statine beeinträchtigen den Vitamin K_2- und D_3-Stoffwechsel, wahrscheinlich, weil sie das Mikrobiom verändern, und es gibt immer mehr Hinweise darauf, dass Statine das Diabetesrisiko erhöhen. Ich verschreibe diese Medikamente zwar in schwerwiegenden Fällen, aber ich helfe meinen Patienten gern dabei, ihre Ernährung umzustellen, die Mitochondrienfunktion wiederherzustellen und an einen Punkt zu gelangen, an dem sie sie nicht mehr brauchen, denn wenn man sie nicht braucht, warum sollte man sie dann nehmen?

Eine weitere Kategorie von Übeltätern sind verschreibungspflichtige Schlafmittel. Es ist keine Überraschung, dass manchen Schätzungen zufolge bis zu 70 Millionen Amerikaner Schlafmittel einnehmen und/oder unter Schlaflosigkeit leiden. Die Wahrheit ist jedoch, dass diese Medikamente an sich schon furchtbare Disruptoren sind. Eilmeldung: Schlafmittel lassen keinen normalen Schlaf zu. Technisch gesehen fallen sie in die Kategorie der sedativen Hypnotika und wirken, indem sie die Produktion des beruhigenden Neurotransmitters GABA künstlich anregen – und damit im Wesentlichen den Kortex (das denkende Gehirn) ausschalten. Dies unterscheidet sich grundlegend von der komplizierten Choreografie des natürlichen Schlafs, in dem das Gehirn eine Reihe unterschiedlicher Phasen durchläuft, und der Gebrauch von Schlafmitteln hat ein sehr real erhöhtes Demenzrisiko zur Folge.[174]

Die gute Nachricht für diese schlaflosen Nächte ist, dass chronische Entzündungen den Schlaf beeinträchtigen, was bedeutet, dass Sie Ihren Schlaf deutlich verbessern können, indem Sie Ihre Entzündungen loswerden.

Energiestörer #5: Fruktose

Ich sage diesen Satz so oft, dass ich ihn eigentlich auf T-Shirts drucken sollte: Geben Sie Fruktose den Laufpass. Fruktose ist der Zucker, der natürlich in Obst, Honig, Ahornsirup, Zuckerrohr, Zuckerrüben und Mais vorkommt und sogar in Gemüsesorten, die Samen haben und technisch gesehen Früchte sind. Unsere Ernährung ist überreich an Fruktose, die nicht nur aus industriell verarbeiteten Lebensmitteln und Getränken stammt, die Maissirup mit einem hohen Fruktoseanteil enthalten, sondern auch aus Fruchtsmoothies und -säften. Leider ist unser Obst heute größer und enthält mehr Fruktose als je zuvor – es wurde manipuliert, damit es süßer schmeckt und den Verbrauchern mehr Kaufanreize bietet.

Ich weise schon seit Langem und geradezu fanatisch darauf hin, wie gefährlich Fruchtzucker ist – weil er den Alterungsprozess vorantreibt und Ihrem Körper vorgaukelt, es sei das ganze Jahr Sommer, was ihm signalisiert, dass er ein paar Pfund zulegen sollte, um gut über den Winter zu kommen. Aber wir sollten uns etwas genauer ansehen, welche Wirkung Fruktose auf Sie, Ihre Leber und Ihre Mitochondrien hat. Im Gegensatz zu Glukose wird Fruktose aus dem Darm absorbiert und größtenteils direkt zur Leber transportiert. Dort verhindert sie, dass Adenosinmonophosphat (AMP) in die ATP-Produktionskette in Ihren Mitochondrien gelangt. Stattdessen wird AMP in die Produktion von Harnsäure umgelenkt, die Ursache von Gicht, Nierensteinen und hohem Blutdruck. Aber das ist noch nicht das Schlimmste. In Ihrer Leber wird Fruktose in die gesättigte Fettsäure Palmitat umgewandelt.[175] Wie Sie in Kapitel 4 gelesen haben, verwenden Ihre Zellen Palmitat zur Herstellung von Ceramiden, dem wachsartigen Lipid, das Ihre Fettzellen vor dem Explodieren bewahrt, aber bei dem Versuch, Ihre armen Mitochondrien vor Überlastung zu schützen, eine Insulinresistenz verursacht. Als ob das nicht schon genug wäre, trägt Fruktose auch noch wesentlich zur Epidemie der nicht alkoholischen Fettlebererkrankung (NAFLE) oder nicht alkoholischen Steatohepatitis (NASH) bei. Palmitat wird in Triglyceride eingebaut, die die Produktion von Lipoproteinen niedriger Dichte (LDL = *low density protein*) fördern und die Produktion von Lipoproteinen hoher Dichte (HDL = *high density protein*) unterdrücken – nicht gerade das, was man sich von einem Glas Orangensaft erhofft. Um es noch einmal zusammenzufassen: Fruktose ist schlecht, sie ist ein direktes mitochondriales Toxin[176] und ein Hauptverursacher von Herzerkrankungen. Tatsächlich habe ich in einer Arbeit, die ich 2008 bei der Amerikanischen Gesellschaft für Ernährung und Wissenschaft eingereicht habe, herausgefunden, dass die Eliminierung von »gesundem« Obst aus der Ernährung die Risikofaktoren für Herzkrankheiten drastisch senkt. So schockierend es auch klingen mag: Der Fruchtsmoothie und der Proteinriegel am Morgen sorgen dafür, dass Sie weniger Energie produzieren, tragen zu mehr Entzündungen bei und belasten Ihre Leber und Ihr Herz.

Energiestörer #6: Junklicht

Zuerst musste man sich wegen Junkfood Sorgen machen. Jetzt ist es das Junklicht. Die Wissenschaft der Fotobiologie, die sich mit dem Einfluss von Licht auf biologische Organismen befasst, ist zu dem überraschenden Ergebnis gekommen, dass die Glühbirne eine der größten Gesundheitsgefahren darstellt, die je erfunden wurden (Entschuldigung, Herr Edison). Zum Teil ist das darauf zurückzuführen, dass künstliches Licht es uns ermöglicht hat, selbst darüber zu bestimmen, wie und wann und in welchem Maß wir Licht ausgesetzt sind. Dadurch wird die grundlegende Beziehung zwischen allen Lebewesen und der Sonne gestört, denn Licht ist die treibende Kraft für den zirkadianen Rhythmus, der alle Stoffwechselfunktionen reguliert.

Wir Menschen sind sehr subtil auf das gesamte Spektrum des Sonnenlichts eingestellt. Nicht nur auf den Wechsel von Dunkelheit zu Licht – wie man früher dachte –, sondern tatsächlich auf die Verschiebungen im Farbspektrum, wenn das feurige Licht am frühen Morgen blauer wird und später am Tag, wenn das Blau bei Sonnenuntergang wieder in Rot übergeht. Die relative Zu- und Abnahme des Blauanteils im Tageslicht ist ein wichtiges Signal für das zirkadiane Uhrensystem in Ihrem Körper, das alle Arten von energieerzeugenden oder energiesparenden Aktivitäten steuert. (Wir werden das in Kapitel 8 ausführlicher behandeln; wenn Sie dieses Buch beenden, werden Sie ein zertifizierter Meister des zirkadianen Rhythmus sein.)

Der Lichtbiologe Dr. Alexander Wunsch hat beschrieben, wie die kürzesten Wellenlängen des natürlichen Lichts – die blauen Farben, die wir im vollen Tageslicht sehen, zusammen mit dem unsichtbaren ultravioletten Licht – eine enorme Belastung auf zellulärer Ebene bewirken.[177] Wunsch fand heraus, dass mit zunehmender Menge an blauem Licht »Heilmittel« für die potenziellen Nachteile einer übermäßigen UV-Belastung produziert werden, wie zum Beispiel Cortisol zur Verringerung von Entzündungen durch Verbrennungen und vasoaktive Substanzen wie Adrenalin, um einer Verbrennung entgegenzuwirken. Das ist richtig – blaues Licht veranlasst den Körper, Stresshormone zu produzieren! Wenn Sie vor Äonen nackt draußen herumgelaufen wären, während dies geschah, hätten diese Hormone geholfen, uns zu schützen. Aber wenn Sie voll bekleidet unter Neonlicht in Ihrem Büro sitzen, sind die Auswirkungen nicht so groß. Dieser lichtinduzierte Stress kommt zu dem ohnehin schon hohen Stressniveau hinzu, das durch unsere sitzende Lebensweise in geschlossenen Räumen entsteht, und verstärkt die Entzündungen und die Erschöpfung, die sie verursachen kann.

Stellen Sie sich nun vor, Sie lassen das Licht mehr oder weniger rund um die Uhr an, und dann kommt noch das blaue Licht von Computerbildschirmen und anderen Geräten hinzu. Nun sind Sie nicht nur den blauen und unsichtbaren UV-Wellenlängen übermäßig ausgesetzt, sondern haben auch noch die roten Wellenlängen des natürlichen Lichts ausgeblendet. Das ist wichtig, denn die roten Wellenlängen (Infrarot- und Nahinfrarotlicht) tragen nachweislich zur Stärkung der Mitochondrien bei.[178] Ohne sie sind Sie nur einem

Bruchteil des Lichtspektrums ausgesetzt, diesem aber in zu hohem Maß, während Ihr – evolutionär betrachtet uralter – Körper das gesamte Spektrum erwartet. Und das viele blaue Licht nach Sonnenuntergang stört auch das wichtige Signalmolekül Melatonin, das dem Nervensystem (über Ihre zirkadiane Uhr) signalisiert, in den Ruhe- und Reparaturmodus zu wechseln. Das Nervensystem kann die normale Melatoninproduktion, die für das Einsetzen des Schlafs entscheidend ist, um mehr als drei Stunden verzögern. Und ohne Schlaf funktionieren die Regenerationsprogramme des Körpers sehr viel schlechter. Melatonin gleicht auch all das immunsuppressive und blutzuckererhöhende Cortisol aus, das Sie möglicherweise zuvor produziert haben – Melatonin ist etwas, das Sie wirklich haben wollen! Das über die Augen aufgenommene Licht fördert auch die Produktion des Motivationshormons Dopamin. Lichtbiologen weisen auch auf eine weitere ermüdende Wirkung moderner Lichtquellen hin: Viele strahlen ein unsichtbares »Flackern« aus, das ebenfalls eine Stressreaktion hervorruft, weil das Gehirn hart daran arbeitet, sich an diese Unbeständigkeit anzupassen und sie als beständig erscheinen zu lassen. Sie sind müde und genervt, weil sie trotzdem nicht schlafen können? Das Licht, das den ganzen Tag und die ganze Nacht brennt, kann daran eine Mitschuld haben.

Im Grunde sind wir überbelichtet, überstimuliert und überlastet. Man kann dem nicht ganz entkommen, aber genauso, wie man gesündere Alternativen zu Junkfood finden kann, kann man so oft wie möglich auf Junklicht verzichten.

Energiestörer #7: Elektromagnetische Felder (EMF)

Wir leben in einer unsichtbaren Suppe aus Elektrosmog. Die elektromagnetischen Schwingungen, die von den drahtlosen Kommunikationssystemen ausgestrahlt werden, auf die wir angewiesen sind, um den Kontakt zu anderen Menschen aufrechtzuerhalten, sind Stressfaktoren, die sich unsere Vorfahren nicht hätten vorstellen können. Sicher, sie wurden von den natürlichen elektromagnetischen Wellenlängen des Sonnenlichts durchflutet. Aber die heutigen menschengemachten (oder »unnatürlichen«) elektromagnetischen Wellen, die über pulsierende Signale mit niedriger Amplitude Daten an unsere Geräte und von einem Mobilfunkmast zum nächsten übertragen, sind in ihrer Signatur ganz anders. Manchen Menschen ergeht es wie dem Kanarienvogel in der Kohlemine (die früher im Bergbau als »Frühwarnsystem« für eine Kohlenmonoxidbelastung eingesetzt wurden und bereits bei geringer Konzentration »umkippten«), darunter mehreren meiner eigenen Patienten: Menschen, die besonders empfindlich auf EMF reagieren, leiden unter Müdigkeit, Gehirnnebel und Kopfschmerzen, wenn sie sich in der Nähe von leistungsfähigen Strahlungsquellen aufhalten, etwa in einem Wohnhaus, das mit Routern, intelligenten Stromzählern und anderen Geräten vollgestopft ist, oder in der Nähe eines Mobilfunkmasts. (Man schätzt, dass etwa 20 Prozent der Menschen auf diese Weise empfindlich sind.) Weniger empfindliche Menschen sind ebenso betroffen, auch wenn sie sich der Auswirkungen, die auf zellulärer Ebene stattfinden, meist nicht bewusst sind.

Die Funkfrequenzen, die Daten in unseren Kommunikationssystemen übertragen, liegen im Mikrowellenbereich des elektromagnetischen Spektrums. Das bedeutet, dass sie in der Lage sind, Wärme in Geweben zu erzeugen. Die Forschung zeigt jedoch viele andere nicht thermische biologische Wirkungen, die von den für die Telekommunikation zuständigen Behörden immer noch nicht berücksichtigt werden. Sie verursachen eine Störung der normalen Signalübertragung im Körper, die schwer genug sein kann, um die Mitochondrien zu verletzen und zu Müdigkeit, kognitiver Unschärfe und nächtlichem Hin- und Herwälzen beizutragen.[179]

Laut Martin Pall, einem emeritierten Professor für Biochemie an der Washington State University, können elektromagnetische Strahlungen aller Art (einschließlich der extrem niederfrequenten Felder, die von Stromleitungen erzeugt werden) in den Zellen Schäden anrichten, indem sie das Spannungsgatter verändern, das reguliert, wie viel Kalzium in die Zelle gelangen kann. Vereinfacht gesagt ist zu viel Kalzium problematisch, aber auch zu wenig. Elektromagnetische Felder überaktivieren dieses Gatter und überfluten die Zellen mit Kalzium. Diese Verletzung katalysiert eine dramatische zelluläre Überlebensreaktion: Ein wenig bekanntes freies Radikal namens Peroxynitrit wird freigesetzt, das erhebliche oxidative Schäden verursacht, die Zellmembranen und Mitochondrien sowie deren DNA beschädigt und die Genexpression beeinträchtigt.[180]

Okay, so weit, so schlecht. Aber es könnte noch schlimmer werden. Das sich anbahnende neue Telekommunikationsnetz der fünften Generation (5G) wird eine neue Schicht von Signalen im Millimeterwellenbereich einführen, die zusätzlich zu den bestehenden Frequenzen mit unendlich höheren Geschwindigkeiten zirkulieren, sodass mehr Daten schneller als je zuvor übertragen werden können. (Hinweis: Das ist nicht dasselbe wie die 5,6 Gigahertz Ihres Routers.) Die Informationen über diese Technologie sind spärlich – vielleicht ist sie absichtlich von Geheimnissen umwittert. Sogar die angesehene Zeitschrift *Scientific American* meinte kürzlich, dass die möglichen Gesundheitsrisiken dieser weitgehend unerforschten Technologie es rechtfertigen würden, ihre Einführung hinauszuschieben. Während ich dies schreibe, haben mehrere Städte, darunter Santa Barbara, wo sich eines meiner Büros befindet, die Einführung von 5G gestoppt.

Die gute Nachricht ist, dass Sie einen Großteil dieser Einflüsse mildern können, indem Sie die Art und Weise, wie Sie Ihre Geräte zu Hause und bei der Arbeit verwenden, ändern und Ihren Arbeitsplatz richtig einrichten. Ich plädiere auch für etwas, von dem nur wenige Menschen wissen: den Unheilstifter Kalziumfluss zu überlisten, indem Sie täglich Kalzium-Magnesium-Präparate einnehmen, idealerweise eine Mischung aus oralen und topischen Präparaten, und täglich Sesamöl konsumieren. Mehr dazu in Kapitel 10.

TEIL 2

Das Energie-Paradox-Programm

Kapitel 7

Der Energie-Paradox-Essensplan

Jetzt, da Sie wissen, warum Ihr »Get-up-and-go« auf und davon ist, ist es an der Zeit, sich auf Lösungen zu konzentrieren, die Ihnen helfen, Ihre Batterie wieder aufzuladen und sich wieder wie Sie selbst zu fühlen. Das beginnt mit den Lebensmitteln, die Sie essen – und genauso wichtig, wenn nicht sogar noch wichtiger, sind die Lebensmittel, die Sie nicht essen. Durch den Verzehr von Lebensmitteln, die Ihr Mikrobiom – und damit Ihre Mitochondrien – nähren, und durch die Vermeidung von Lebensmitteln, die Schäden verursachen, werden wir Entzündungen reduzieren, Ihren Darm heilen und die ATP-Produktion ankurbeln. Und das ist noch nicht alles: Wir werden auch Ihre Essenszeiten ändern. Indem Sie sich an einen Chronokonsum-Zeitplan halten, ermöglichen Sie Ihrem Körper eine Art Generalüberholung, die er braucht, um seine Stoffwechselflexibilität zu verbessern und seine Insulinempfindlichkeit zu steigern.

Das Energie-Paradox-Programm basiert auf drei Hauptzielen: die Heilung Ihrer Wurzeln, die Regeneration Ihres Bodens und die Beendigung der mitochondrialen Blockade. Und wissen Sie was? Es wird gar nicht so lange dauern, bis Sie erste Fortschritte bemerken werden. Ihr Darmbiom und Ihre ATP-Produktion werden schon innerhalb kurzer Zeit besser funktionieren, was Sie motivieren wird, dabei zu bleiben.

Zwar werden Sie wahrscheinlich Ihre Ernährung ein wenig umstellen müssen (denn wenn Sie die richtigen Lebensmittel essen beziehungsweise meiden würden, wären Sie nicht in einer Energiekrise!), aber hier kommt die gute Nachricht: Ich werde Sie nicht zwingen, etwas zu essen, das Sie nicht essen wollen. Mein Programm ist auf Flexibilität und Optionen aufgebaut, egal ob Sie Vegetarier oder Fleischesser, Paleo-Anhänger oder Veganer sind. Egal welchem »Lager« oder »Stamm« Sie sich zugehörig fühlen, Sie werden eine Ernährungsweise kennenlernen, die sowohl Ihre Darmfreunde unterstützt als auch Ihren Horizont erweitert. Indem Sie ihnen die Dinge geben, die sie mögen – viel Grünzeug, präbiotische Ballaststoffe aus Süßkartoffeln, Yamsbohnen oder Artischocken (um nur einige Beispiele zu nennen) –, und die Dinge weglassen, die ihnen schaden, wie Zucker und schlechte Fette, stellen Sie das Gleichgewicht in Ihrem Mikrobiom wieder her.

Unser Programm macht sich auch die Kraft der Ketone zunutze. Denken Sie daran, dass die Signalkraft der Ketone die Aufmerksamkeit Ihrer Mitochondrien erregt, die sich daraufhin vermehren, um Sie und sich selbst vor vermeintlichem Stress zu schützen. Aber dieses Programm ist keine Keto-Diät – ganz und gar nicht. Hier kommt (wieder einmal) die Goldlöckchenregel ins Spiel: Sie wollen genau die richtige Menge an Ketonen haben, um die besten Ergebnisse zu erzielen. Innerhalb eines 24-stündigen Tageszyklus überhaupt keine Ketone zu bilden, ist schlecht, aber über längere Zeit ständig in einem Zustand der Ketose zu sein ist noch schlechter. Keto-Spoiler-Alarm! Wenn Sie sich ständig in Ketose befinden, können Sie tatsächlich anfälliger für schwere Entzündungen und Insulinresistenz werden.[181] Außerdem kann es zu der gefürchteten mitochondrialen Entkopplung kommen, die die ATP- Produktion verringert.[182] Die zeitlich abgestimmte Nahrungsaufnahme, wie sie in diesem Programm vorgesehen ist, ermöglicht es Ihrem Körper, genau den *sweet spot* zu treffen, das heißt genügend Ketone zu bilden, um die Stoffwechselflexibilität zu fördern und nicht zu verhindern, während Sie gleichzeitig Ihre Bakterien mit dem guten Zeug versorgen, das sie brauchen.

Was steht auf der Speisekarte?

Und nun? Wie sieht das alles auf Ihrem Teller aus? Es beginnt damit, Lebensmittel so weit wie möglich in ihrer natürlichen Beschaffenheit zu belassen. Der Großteil Ihrer Ernährung wird aus Gemüse bestehen, das präbiotische Ballaststoffe enthält, sowie aus Nüssen und Samen, im Schnellkochtopf zubereiteten Linsen und anderen Hülsenfrüchten, Wildfisch, Meeresfrüchten und Omega-3-Eiern. Wenn Sie möchten, können Sie auch etwas Fleisch und Geflügel aus Grasfütterung oder Weidehaltung und gelegentlich ein wenig präbiotisches Obst mit niedrigem Fruchtzuckergehalt essen. (Es ist auch möglich – und sogar erwünscht! –, dieses Programm ganz ohne tierische Lebensmittel zu befolgen.) Sogar ein Glas Rotwein oder Champagner zum Abendessen und dunkle Schokolade als Nachtisch sind drin! Ich verspreche Ihnen: Alles, was Sie essen werden, wird köstlich schmecken – nur eben ein bisschen anders als das, was Sie gewohnt sind.

Regeln für mehr Energie durch Lebensmittel

Wenn Sie meine Bücher kennen, wird Ihnen dieses Programm bekannt vorkommen. Es baut auf derselben Philosophie auf wie die anderen Paradox-Ernährungsprogramme (es geht immer noch darum, darmschädigende Lektine um jeden Preis zu vermeiden!), aber es werden gezielt Lebensmittel integriert, die den Energie-Blues vertreiben und die Energieproduktion fördern. Die folgenden Regeln werden Ihnen dabei helfen, den energiefördernden Dreiklang aus der Reparatur der Darmwand, der Wiederherstellung eines vielfältigen und florierenden Mikrobioms und der Wiederherstellung der Insulinempfindlichkeit und der Stoffwechselflexibilität zu bewältigen. Ich habe diese Grundsätze in fünf »Dos« und vier »Don'ts« zusammengefasst, die Ihnen helfen werden, für jede Mahlzeit die richtigen Lebensmittel auszuwählen.

Die »Dos« – Was Sie tun sollen

Regel #1: Essen Sie Lebensmittel, die reich an präbiotischen Ballaststoffen sind

Viele von Ihnen nehmen wahrscheinlich probiotische Präparate ein, um die Gesundheit Ihres Mikrobioms zu unterstützen – und ich bin ein Befürworter von Probiotika, aber noch besser ist es, die guten Bakterien zu füttern, die in den hintersten Winkeln Ihres Darms sitzen und denen es genau an dem fehlt, was sie unbedingt brauchen: präbiotische Ballaststoffe. Lebensmittel, die reich an präbiotischen Ballaststoffen sind, unterstützen die Gesundheit und Vermehrung Ihrer Darmfreunde. Und wenn diese schließlich bekommen, was sie wollen, signalisieren sie Ihrem Gehirn, dass ihre Bedürfnisse befriedigt werden, was bedeutet, dass Sie weniger Hunger verspüren werden. Und genau wie meine fleisch- und kartoffelessenden Patienten werden auch Sie bald feststellen, dass Sie eher Lust auf die Nahrungsmittel haben, die Ihren Darmfreunden guttun, als auf die, die das nicht tun – und Ihre Darmfreunde werden sich revanchieren, indem sie Sie und Ihre Mitochondrien bei guter Gesundheit halten.

Tatsächlich haben aktuelle Studien gezeigt, dass Menschen, die beim Wasserfasten als einzige Nahrung unverdauliche präbiotische Ballaststoffe im Wert von etwa 100 Kalorien pro Tag zu sich nahmen, problemlos sieben bis 14 Tage lang fasten konnten, ohne zu hungern.[183] Denken Sie einen Moment darüber nach. Die Bakterien wurden gefüttert und haben ihrem Wirtsorganismus durch die Produktion von Postbiotika versichert, dass alles in Ordnung ist und er nicht mehr nach Nahrung suchen muss. Wie ich schon seit 20 Jahren sage: Geben Sie Ihren Darmfreunden, was sie brauchen, und sie werden sich um Sie kümmern.[184] Außerdem werden Sie eine bemerkenswerte Verbesserung Ihrer Verdauung, Energie, Stimmungslage und allgemeinen Gesundheit beobachten können.

Zu den Lebensmitteln, die reich an präbiotischen Ballaststoffen sind, gehören Pflanzenknollen, Steckrüben, Pastinaken, Radieschen, Wurzelgemüse, Chicorée (wie Radicchio und Endivie), Okra, Artischocken, im Schnellkochtopf zubereitete Bohnen und andere Hülsenfrüchte, Lauch, Spargel, Zwiebeln, Basilikumsamen, Leinsamen und mehr. Zwei meiner bevorzugten Süßungsmittel sind *Just Like Sugar* (im Onlinehandel erhältlich), das im Wesentlichen aus reinem Inulin besteht (derselbe präbiotische Ballaststoff, der in der Chicorée-Familie und anderen darmfreundlichen Gemüsesorten vorkommt), und Allulose, die beide süßen, ohne den Blutzuckerspiegel in die Höhe zu treiben, und gleichzeitig Ihre Darmfreunde ernähren. Eine weitere Möglichkeit, Präbiotika zu erhalten, ist die Einnahme von Flohsamenschalenpulver oder, mein neuer Favorit, eingeweichten Basilikumsamen. Beginnen Sie mit einem Teelöffel in Wasser gequollener Samen pro Tag und steigern Sie sich bis zu einem Esslöffel pro Tag

Regel #2: Essen Sie Lebensmittel, die die Produktion von Postbiotika fördern

Kreuzblütler wie Brokkoli und Blumenkohl und andere schwefelhaltige Gemüsesorten wie die Lauch-Familie (Zwiebeln, Knoblauch, Lauch, Schnittlauch, Schalotten, Frühlingszwiebeln) stehen ganz oben in der Rangliste der Nahrungsmittel, die die Herstellung von wichtigen Signalstoffen in Ihrem Darm fördern. Kreuzblütler enthalten auch Verbindungen, die von den Darmbakterien in ein Postbiotikum namens Indol umgewandelt werden, das nachweislich zur Vorbeugung von Fettlebererkrankungen beiträgt.[185] Viele dieser Lebensmittel liefern auch Schwefelmoleküle, die zur Herstellung von Schwefelwasserstoff und anderen postbiotischen Stoffen verwendet werden. Kleiner Tipp: Wenn Sie Ihr Kreuzblütlergemüse vor dem Kochen klein schneiden, wird ein Enzym namens Myrosinase freigesetzt, das wichtige krebshemmende Eigenschaften hat. Das ist allerdings nicht der Fall, wenn Sie das Gemüse erst kochen und dann zerkleinern.

Regel #3: Machen Sie Ihre Stärken widerstandsfähiger

Resistente Stärken werden so genannt, weil sie gegen eine schnelle Verdauung »resistent« sind; sie werden im Dünndarm langsamer verarbeitet als nicht resistente Stärken, und einige von ihnen schaffen es bis in den Dickdarm, wo die Darmfreunde darauf warten, bei der Arbeit zu helfen. Die verlangsamte Verdauung trägt dazu bei, den mitochondrialen Brennstoffengpass zu verringern. Süßkartoffeln, Tarowurzeln, Sorghumhirse, Hirse, im Schnellkochtopf zubereiteter Reis und Maniok können zu resistenter Stärke werden, wenn sie gekocht, dann gekühlt und anschließend wieder aufgewärmt werden. Und bevor Sie über das Aufwärmen von »Resten« die Nase rümpfen, bedenken Sie, dass viele Völker, bei denen Reis traditionell ein Hauptbestandteil der Ernährung ist, ihn tatsächlich aufgewärmt essen, nachdem sie einen großen Topf für die ganze Woche gekocht haben. Clever, was? Sie sparen Zeit bei der Essenszubereitung und profitieren von den Vorteilen der resistenten Stärke!

Eine Warnung und Erinnerung: Je ursprünglicher Sie das Pflanzenmaterial belassen, desto widerstandsfähiger wird es für Ihre Verdauung und desto besser können Ihre Darmfreunde es verwerten. Mit anderen Worten, eine ganze gebackene Süßkartoffel enthält gekühlt viel mehr resistente Stärke als Süßkartoffelmehl oder -pasta. Eine Tortilla aus Maniokmehl ist zwar Tortillas aus Weizen- oder Maismehl mit seinem hohen Lektingehalt bei Weitem vorzuziehen, aber sie ist immer noch eine gewaltige Ladung schnell verdauter Zucker für Ihre überlasteten Mitochondrien. Wurzelgemüse wie Rüben und Möhren enthalten viele komplexe Kohlenhydrate und resistente Stärken, deren Vorteile beim Kochen verloren gehen, sie sollten möglichst roh verzehrt werden.

Regel #4: Essen Sie Obst nur in der Saison und in Maßen

Obst wird nicht umsonst die »Süßigkeit der Natur« genannt – es ist voller Fruktose, die Ihren Mitochondrien und Ihrer Leber das Leben schwer macht. Und dank der Hybridisierung – der Kreuzung verschiedener Sorten – wird Obst heutzutage tatsächlich auf Zuckergehalt und Größe gezüchtet. So gibt es heute Äpfel, die die Größe einer Grapefruit haben und Namen wie Golden Delicious tragen. Was sagt Ihnen das? Es ist reiner Zucker. Ein einziger Apfel oder eine Portion kernlose Weintrauben enthält Fruktose im Wert von sechs Teelöffeln Haushaltszucker; sie gelangt auf kürzestem Weg in die Leber und verringert die ATP-Produktion, während sie Palmitat und damit Ceramide bildet, die die Mitochondrien weiter drosseln!

Ob Sie es glauben oder nicht, von allen Beeren enthalten die modernen Blaubeeren die meiste Fruktose, weil sie ebenfalls auf einen möglichst hohen Zuckergehalt gezüchtet wurden. Wilde Blaubeeren, die Sie in der Regel tiefgefroren kaufen müssen, sind hier eindeutig die bessere Wahl. Brombeeren, gefolgt von Himbeeren und Erdbeeren, haben den geringsten Zuckergehalt unter den Beeren. Während ihrer jeweiligen Saison sind Granatapfel- und Passionsfruchtsamen die für unsere Zwecke am besten geeigneten Früchte. Aber nehmen Sie sie nicht als Saft zu sich! Das Trinken von Obstsaft ist im Grunde genommen eine Fruktoseinjektion – Sie »spritzen« sich Zucker. Und schließlich, wie ich immer sage: Im Zweifelsfall sollte man Obst weglassen! Ich schlage vor, Obst wie einen Nachtisch zu behandeln und nur, vorzugsweise im Sommer und Frühherbst, lokales und saisonales Bioobst zu essen.

Regel #5: Genießen Sie das, was Ihre Mitochondrien unbedingt haben müssen: Melatonin und Phospholipide

In Teil 1 haben Sie erfahren, dass Ihre Mitochondrien zwei spezielle Substanzen benötigen, um sich vor übermäßigem oxidativem Stress zu schützen und ihre Funktion zu optimieren. Die erste ist Melatonin, und die gute Nachricht ist, dass Sie Melatonin über die Nahrung aufnehmen können. Zu den melatoninreichen Lebensmitteln gehören Pistazien, Pilze, dunkelfarbiger Reis (bitte im Schnellkochtopf zubereiten) und – ganz wichtig – ein Fett, das ein Eckpfeiler der Paradox-Essphilosophie ist: Olivenöl. In einer kürzlich durchgeführten Studie wurde nachgewiesen, dass der Verzehr von einem Liter Olivenöl pro Woche Patienten mit hohen Ceramidwerten vor einer Verschlechterung von Herzerkrankungen und Demenz schützen kann.[186] Im Folgenden finden Sie eine Liste von Lebensmitteln, die Melatonin enthalten, vom höchsten zum niedrigsten Wert (ng/Gramm).[187] Auch wenn Ihre Darmfreunde Melatonin für Sie herstellen, indem sie Aminosäuren synthetisieren, gibt dieser zusätzliche Schub an Melatonin aus der Nahrung Ihrem mitochondrialen Energiesystem einen richtigen Kick, also achten Sie darauf, regelmäßig einige dieser Lebensmittel in Ihre Ernährung aufzunehmen.

Lebensmittel	ng/Gramm
Pistazien	233 000
Pilze	4300–6400
Schwarzer Pfeffer	1092
Roter Reis	212
schwarzer Reis	182
Senfkörner	129–189
Olivenöl	89–119
Aufgebrühter Kaffee	60–80
Rotwein	8–129
Preiselbeeren	25–96
Mandeln	39
Weißer Basmati-Reis	38,5
Portulak	19
Sauerkirschen	13,5
Erdbeeren	5,5–13
Leinsamen	12

Der zweite mitochondriale Optimierer sind die Phospholipide. Wie Sie bereits gelesen haben, halten diese speziellen Fette die Mitochondrienmembranen in Schuss, damit das Fließband der ATP-Produktion optimal funktionieren kann. Meeresfrüchte enthalten viele Phospholipide, zum Beispiel Muscheln, Jakobsmuscheln, Venusmuscheln, Austern, Garnelen, Krabben, Tintenfische und Hummer. Ich empfehle Ihnen, diese Lebensmittel so oft wie möglich zu essen. Wenn Sie sie nicht frisch bekommen können, können Sie auch zu Konservendosen und Tiefgefrorenem greifen.

Die »Don'ts« – Was Sie nicht tun sollen

Die ersten fünf Regeln helfen Ihnen, Ihren Teller mit den Lebensmitteln zu füllen, die Ihr Energiesystem am besten unterstützen. Wenn Sie das tun, werden Sie automatisch weniger von den Lebensmitteln essen, die Sie unbedingt vermeiden sollten – ich spreche von den stark verarbeiteten Lebensmitteln, die aus der Packung kommen, oder dem Essen zum Mitnehmen aus Ihrem Lieblings-Fast-Food-Laden. Diese Lebensmittel sind nicht nur schädlich für die allgemeine Gesundheit, sondern vermindern auch die Energieproduktion dramatisch.[188] Sehen wir uns also genauer an, warum Sie diese Lebensmittel im Rahmen des Energie-Paradox-Programms meiden sollten.

Regel # 6: Lassen Sie die Lektine weg

Brot, Nudeln, Getreide und Pseudogetreide (wie Amaranth, Quinoa und Buchweizen), weiße Kartoffeln, brauner Reis, Mais, Paprika, Tomaten, Bohnen, Linsen und einige Samen. (Hinweis: Weißer Reis enthält weniger Lektine als brauner Reis; er muss aber im Schnellkochtopf zubereitet werden, um die Lektinbelastung auf ein akzeptables Niveau zu senken. Im Schnellkochtopf zubereiteter schwarzer und roter Reis, die beide einen hohen Melatoningehalt aufweisen, sind akzeptabel).

Was haben diese Lebensmittel gemeinsam? Nun, neben der Tatsache, dass sie wahrscheinlich in fast allen Ihren Lieblingsgerichten enthalten sind, sind sie auch vollgestopft mit Lektinen. Als vor etwa 10 000 Jahren Lebensmittel mit hohem Lektingehalt in Form von Getreide und Bohnen in unsere Ernährung aufgenommen wurden, veränderte sich unsere Gesundheit dramatisch zum Schlechten. Auch wenn viele Menschen noch nie etwas von ihnen gehört haben, bin ich der Meinung – und habe Daten dazu veröffentlicht –, dass Lektine eine der größten Gefahren in der amerikanischen Ernährung darstellen. Hier sind nur einige Gründe dafür:

1. **Lektine verursachen massive Verdauungsschäden.** Lektine sind schwer verdaulich (denken Sie daran, dass sie das Abwehrsystem von Pflanzen sind, um sich vor Fressfeinden zu schützen – sie sollen Ihnen Unbehagen bereiten!) und verringern die Nährstoffabsorption, verursachen Entzündungen und eliminieren Ihre Darmfreunde.

2. **Lektine reißen Löcher in die Darmwand und dringen in den Blutkreislauf ein.** Lektine sind eine der Hauptursachen für einen durchlässigen Darm, da sie in der Lage sind, die Schlussleisten zu durchbrechen, die die Enterozyten in der tennisplatzgroßen Wand Ihres Darms miteinander verbinden. Ist die Darmwand erst einmal »durchlässig«, können Lektine Ihre inneren Organe und Gelenkgewebe schädigen und, wie einige meiner Forschungsarbeiten gezeigt haben, sogar die Ursache für Autoimmunerkrankungen wie rheumatoide Arthritis, Hashimoto-Thyreoiditis, Diabetes mellitus und koronare Herzkrankheiten sein.

3. **Lektine stehen in direktem Zusammenhang mit der Gewichtszunahme.** Lektine wie das Weizenkeim-Agglutinin (WGA), ein Protein, das in Vollkornweizen vorkommt, heften sich an die Insulinrezeptoren der Fettzellen und signalisieren ständig, dass Fett gespeichert wird, während sie gleichzeitig das Hormon Leptin blockieren, das den Appetit kontrolliert. Wenn Leptin blockiert wird, erhält das Gehirn nie die Meldung, dass

man satt ist – man isst also einfach weiter! Studien zeigen eindeutig, dass die Blockierung dieses Hormons tatsächlich zu einer Gewichtszunahme führt.

Die gute Nachricht ist, dass die meisten lektinhaltigen Lebensmittel kein Problem darstellen, wenn sie im Schnellkochtopf zubereitet werden (zum Beispiel in einem Instant Pot, einem Gerät, das für viele Hausfrauen und -männer zu einem Muss geworden ist); beachten Sie jedoch, dass ein Schnellkochtopf weder Gluten zerstört noch ein ähnliches, in Hafer enthaltenes Protein aufspaltet.

Regel #7: Weg mit dem Zucker!

Einer der bedenklichsten Aspekte unserer modernen Ernährung ist, dass viele Lebensmittel stark raffinierten Zucker und Kohlenhydrate enthalten – und dass die meisten Menschen das überhaupt nicht wissen. Sie müssen verstehen, wie viel Zucker wirklich in einem Lebensmittel steckt; es geht nicht nur um die Grammzahl auf dem Etikett! Sehen Sie sich zum Beispiel einen Bagel an. Auf dem Etikett steht zwar, dass er keinen Zucker enthält, aber durch die industrielle Vermahlung wurde aus einer sehr komplexen Stärke, deren Verdauung viel Zeit in Anspruch genommen hätte, schnell verfügbarer Zucker, und zwar etwa acht bis neun Teelöffel. Weißbrot hat einen glykämischen Index von 100, der höher ist als der von Haushaltszucker, weil die Stärkemoleküle sofort als Zucker verfügbar sind. Aber Moment mal, sagen Sie, auf dem Etikett ist doch kein Zucker angegeben. Sie haben recht! Lebensmitteletiketten wurden entwickelt, um den Zuckergehalt vor Ihnen geheim zu halten. Dennoch können Sie den genauen Zuckergehalt ermitteln: Nehmen Sie die Gesamtmenge der Kohlenhydrate, ziehen Sie die Ballaststoffe ab, und voilà, schon wissen Sie, wie viel Zucker in Ihrem Essen ist. Zum Spaß können Sie diese Zahl noch durch vier teilen, dann wissen Sie auch, wie viele Teelöffel Zucker das sind. Und vergessen Sie nicht, dass Maissirup mit hohem Fruchtzuckergehalt in fast jedem abgepackten Lebensmittel, Energieriegel und Keks enthalten ist. Wenn Sie auf dem Etikett Angaben wie »Maissirup«, »brauner Reissirup«, »ausschließlich natürlicher Sirup« oder Ähnliches sehen, sollten Sie wissen, dass dies alles Formen von Fruktose sind, also genau von dem Ceramide produzierenden mitochondrialen Energiefresser, den wir unter allen Umständen vermeiden wollen.

Zum Glück gibt es Alternativen, wenn Sie sich etwas Süßes gönnen wollen. Die Liste der sichereren Zuckerersatzstoffe finden Sie auf Seite 170, darunter Inulin, einer meiner Favoriten, und Allulose. Denken Sie aber bitte an die goldene Regel bei all diesen Produkten: Ein übermäßiger Gebrauch gaukelt dem Gehirn vor, dass echter Zucker im Anmarsch sei, und wenn dieser nicht kommt, kann Ihr Gehirn Sie dazu bringen, auf die »Jagd« nach immer mehr Lebensmitteln zu gehen, um dieses Verlangen zu stillen. Verwenden Sie Zuckerersatzstoffe, auch scheinbar gesunde, also immer in Maßen. (Und lassen Sie bitte die chemischen Süßstoffe weg: Wenn Sie eines meiner anderen Bücher gelesen haben, wissen Sie, dass die meisten künstlichen Süßstoffe, einschließlich Sucralose, Aspartam und Saccharin, Darmbakterien abtöten. Tatsächlich beeinträchtigt Sucralose die Bakterien in Ihrem Darm so sehr, dass es einen entzündungsfördernden Zustand begünstigt – Sucralose ist also ein absolutes No-go.)[189] Wenn es Ihnen schwerfällt, von heute auf morgen auf Süßungsmittel zu verzichten, reduzieren Sie die Menge über mehrere Tage oder Wochen. Ihre Geschmacksnerven werden sich mit der Zeit ganz von allein anpassen.

Regel #8: Essen Sie Proteine zur Wiederherstellung der Flexibilität, aber übertreiben Sie es nicht

In meinem ersten Buch, *Dr. Gundry›s Diet Evolution*, empfahl ich, in der ersten Phase des Programms tierisches Protein als primäre Kalorienquelle zu verwenden und im weiteren Verlauf allmählich auf kleine Mengen zu reduzieren. Ich habe das Programm so aufgebaut, weil eine Ernährung mit hohem Proteingehalt (ob pflanzlich oder tierisch) vorübergehend nützlich sein kann, um die Energieproduktion wieder in Gang zu bringen. Das liegt daran, dass die Verdauung von Proteinen, insbesondere von Vollproteinen (zum Beispiel Garnelen aus Wildfang), sehr viel Energie verbraucht. Tatsächlich verlieren wir etwa 30 Prozent der im Protein enthaltenen Kalorien durch Verdauung und Wärmeerzeugung. Bei einer kalorienreichen Ernährung wird also durch die Verbrennung eines großen Teils der verzehrten Proteinkalorien Wärme erzeugt, und die meisten Menschen verlieren aufgrund dieses Effekts Gewicht. Proteinreiche Diäten wie die modifizierte Atkins-Diät, die karnivore Diät oder die Trinker-Diät (Robert Cameron, der Erfinder dieser Diät, ist übrigens mit 98 Jahren gestorben) funktionieren sowohl durch Thermogenese als auch durch die Beschränkung der mitochondrialen Energiequellen auf ein einziges Substrat, sodass die Mitochondrien nicht durch eine Rushhour belastet werden. Wenn Sie möchten, können Sie sich diesen Vorteil zunutze machen, indem Sie bei der ersten Mahlzeit des Tages (Frühstück) nur Lebensmittel mit hohem Proteingehalt zu sich nehmen. Sie erfahren gleich mehr dazu.

Warum also nicht einfach für immer eine proteinreiche Diät einhalten? Hauptsächlich deshalb, weil dadurch Ihren Darmfreunden die Ballaststoffe entzogen werden, die sie für die Produktion der für die Gesundheit der Mitochondrien wichtigen kurzkettigen Fettsäuren brauchen, deren Anzahl schon wenige Tage nach Beginn einer proteinreichen Ernährung stark abnimmt.[190] Bei Menschen führt die Umstellung von einer hauptsächlich pflanzlichen Ernährung mit vielen komplexen Kohlenhydraten auf eine weitgehend tierische Ernährung mit einem hohen Anteil an gesättigten Fetten und einem geringen Anteil an komplexen Kohlenhydraten dazu, dass die Produktion von KKFS schon nach wenigen Tagen deutlich zurückgeht.[191] Hinzu kommt, dass eine proteinreiche, kohlenhydratarme Ernährung die Butyratproduktion unterdrückt und die Herstellung verschiedener schädlicher Verbindungen fördert.[192] Darüber hinaus kann ein übermäßiger Verzehr von tierischem Protein zu einer übermäßigen H_2S-Produktion im Dickdarm führen, was die Schädigung der Dickdarmzellen begünstigt.[193] Denken Sie an den Goldlöckcheneffekt – zu viel ist in diesem Fall nicht gut.

Ich will tierisches Protein nicht verteufeln; ich möchte nur, dass Sie einen gewissen Überblick haben und kluge Entscheidungen treffen. Wenn Sie tierisches Protein zu sich nehmen, sollten Sie Fisch und Schalentiere aus Wildfang bevorzugen; je kleiner der Fisch, desto besser: Sardinen, Hering und Sardellen sowie Wildlachs, zweischalige Schalentiere (Venusmuscheln, Austern und dergleichen) und andere Meeresfrüchte sind auf alle Fälle eine gute Wahl. Auch Omega-3-Eier sind für die meisten Menschen gut geeignet, aber einige meiner Autoimmunpatienten reagieren leider empfindlich auf die Proteine sowohl im Eiweiß als auch im Eigelb. Wenn es um Fleisch geht, genießen Sie bitte kleinere Portionen (maximal 120 Gramm) des hochwertigsten Fleisches, das Sie bekommen können, das heißt Fleisch und Geflügel aus 100-prozentiger Grasfütterung oder Weidehaltung. Dieses Fleisch ist frei von den energieraubenden Antibiotika, Hormonen und Pestiziden, die wir zu vermeiden versuchen.

Was Milchprodukte anbelangt, so wissen eingefleischte Paradox-Leser hier bereits Bescheid. Die meisten Kuhmilchprodukte in den USA stammen von einer Kuhart, deren Milch ein stark entzündungsförderndes Milchprotein namens A1-Casein enthält. Bitte wählen Sie aus diesem Grund Ziegen- oder Schafmilchprodukte (Joghurt, Käse, Milch und so weiter) oder Käse von südeuropäischen Kühen (A2-Casein).

Anstatt sich auf Fleisch als »unverzichtbare« Proteinquelle zu beschränken, sollten Sie bedenken, dass ein Gorilla oder ein Pferd mehr Muskeln hat, als Sie jemals haben werden, obwohl sie nur Blätter und Gräser fressen! Tatsächlich enthalten pflanzliche Nahrungsmittel überraschend viel Protein. Zum Beispiel stecken in fast jedem Gemüse, das Sie kennen, ungefähr 2 Gramm Protein pro Portion. Ich möchte Sie ermutigen, es mit lektinarmem, gesundem pflanzlichem Protein zu versuchen, zum Beispiel mit im Schnellkochtopf zubereiteten Linsen (die pro Tasse, also 200 Gramm, auf satte 18 Gramm Protein und etwa 15 Gramm darmfreundliche Ballaststoffe kommen) oder Hanf-Tofu und anderen Lebensmitteln auf Hanfprotein-Basis (Hanf enthält alle wichtigen Aminosäuren). Nüsse zeichnen sich durch eine sehr hohe Proteinkonzentration aus, die zwischen 4 und 9 Gramm Protein pro 30 Gramm liegt, einschließlich aller wichtigen Aminosäuren (30 Gramm sind etwa eine Handvoll). Falls Sie es etwas exotischer mögen, haben Barunüsse und Sacha-Inchi-Samen den höchsten Proteingehalt aller Nüsse und Samen. Drei weitere gute pflanzliche Proteinquellen sind Spirulina-Algen, Leinsamenprotein und Hanfproteinpulver.

Der Lektin-Membranangriffskomplex

Wahrscheinlich haben Sie schon die letzte Masche mitbekommen, mit der die Lebensmittelindustrie auf die zunehmende Nachfrage nach vegetarischen Nahrungsmitteln reagiert hat – vegetarische Burger, die unter Namen wie Impossible Burger und Beyond Burger vermarktet werden – und vielleicht haben Sie diese auch als Quelle für »gutes Protein« in Betracht gezogen. Sie sollen schmecken, riechen und aussehen wie »echte« Burger. Aber sollten sich die Kühe über diesen Ersatz für ihr Fleisch freuen? Nun, nur bedingt. Natürlich ist der pflanzliche Burger ein Versuch, das Wohlergehen der Tiere zu schützen, aber das bedeutet nicht automatisch, dass er gesund für Sie ist.

Der Impossible Burger führt Soja- und Kartoffelproteine neben anderen »natürlichen Aromen« als Hauptzutaten auf. Beim Beyond Burger sind es Erbsen- und Reisproteine. Während der Beyond Burger gentechnikfrei ist, steht der Impossible Burger in der Kritik, gentechnisch veränderte Organismen und Glyphosat, einen der in Kapitel 6 beschriebenen Energiestörer, zu enthalten (Seite 129). Und die Hauptbestandteile beider Burger – Erbsen- und Sojaprotein – sind voller Lektine. Unterm Strich handelt es sich immer noch um stark verarbeitete Lebensmittel, die den Darm reizen und Entzündungen verursachen. Wie wir an der Loma Linda University Medical School zu fragen pflegten: Welches »mystery meat« stellen wir heute aus TGP (texturiertes Gemüseprotein, unter hohem Druck und hoher Hitze extrudiertes Soja) her? Mein Standpunkt: Essen Sie bitte Vollwertkost.

Regel #9: Essen Sie kein mit »Frankensteinfett« angereichertes »Frankenfood«

Die typische amerikanische Ernährung besteht aus stark verarbeiteten, zucker- und fettreichen Lebensmitteln. Wir wissen schon seit einiger Zeit, dass diese Art der Ernährung nicht nur der Gesundheit im Allgemeinen schadet, weil sie entzündungsfördernd ist, sondern auch die Energieproduktion drastisch verringert,[194] und dass ein wichtiger Zusatzstoff im Junkfood nachweislich unser Darmmikrobiom verändert und Entzündungen verursacht, vor allem im Dickdarm.[195] Und als ob wir noch mehr Gründe bräuchten, kommt noch hinzu, dass eine Ernährung mit einem hohen Anteil an schlechten Fetten – insbesondere frittierte Lebensmittel, die viele mehrfach ungesättigte und Transfette (Sojaöl, Maiskeimöl und andere) enthalten – Ihre Fähigkeit zerstört, Schwefelwasserstoff zu bilden.[196] Ich hoffe, dass das, was Sie in Kapitel 4 über die Transfette in industriell verarbeiteten und frittierten Lebensmitteln gelesen haben, Sie abgeschreckt hat. Wenn Sie sie dennoch zu sich nehmen wollen, empfehle ich Ihnen, sich zum Ausgleich mit Omega-3-Fettsäuren zu versorgen, entweder in Form von Lachs aus Wildfang oder in Form hochwertiger Nahrungsergänzungsmittel. Die Forschung zeigt, dass DHA und EPA die Mitochondrienmembran umgestalten können, indem sie die Einlagerung von Transfetten in die Membran blockieren und diese Übeltäter gewissermaßen in die Wüste schicken.[197]

Eine wichtige Erinnerung an dieser Stelle: Bitte interpretieren Sie das Gesagte nicht so, als ob ich Ihnen vorschlagen würde, Fett grundsätzlich zu vermeiden! Wie Sie vielleicht wissen, bin ich schon seit Langem ein Fan von Olivenöl, unter anderem wegen der darin enthaltenen Polyphenole (und Melatonin!), die außerordentlich gut für Ihre Gesundheit sind. Mein Lieblingsspruch lautet: »Der einzige Zweck des Essens ist es, mehr Olivenöl in den Mund zu bekommen.« Nun, ich habe jetzt ein neues Lieblingsöl: Sesamöl. Es gibt immer mehr Untersuchungen darüber, welche unglaublichen gesundheitlichen Vorteile es hat: Eine Studie hat gezeigt, dass bereits zwei Esslöffel pro Tag den Bluthochdruck drastisch senken können.[198] Es blockiert auch die Auswirkungen von LPS[199] (ein wichtiger Faktor bei der Insulinresistenz) und elektromagnetischen Feldern, da es ein sehr starkes Antioxidans ist. Nehmen Sie also täglich etwas Sesamöl zu sich – es hat einen sehr hohen Rauchpunkt und eignet sich daher hervorragend zum Kochen.

Es ist Zeit für den Chronokonsum

Da Sie nun besser wissen, was Sie essen sollten und was nicht, um Ihre Mitochondrien und Ihr Mikrobiom (M^2) zu unterstützen, wenden wir uns nun dem C^2-Teil der Energiegleichung zu: dem Chronokonsum. Das ist mein Ansatz für eine zeitlich begrenzte Ernährung (eine Form des intermittierenden Fastens), die dazu beiträgt, die natürlichen zirkadianen Rhythmen Ihres Körpers und Ihres Mikrobioms wiederherzustellen und Ihren Stoffwechsel darauf zu trainieren, jeden Tag in einen Fastenzustand zu gelangen.

Dieser sorgfältig choreografierte Essenszeitplan sieht vor, dass Sie Ihre Mahlzeiten strategisch so planen, dass Sie die Ruhe- und Regenerationsphasen Ihres Körpers optimal nutzen und gleichzeitig den täglichen Ansturm auf Ihre Mitochondrien begrenzen. Übersetzung: Sie werden den Zeitraum zwischen der letzten Mahlzeit eines Tages und der ersten Mahlzeit des nächsten Tages verlängern. Für einige von Ihnen mag dies der deprimierendste Teil des Programms sein. Schließlich wurde uns jahrelang das Dogma eingebläut, das Frühstück sei »die wichtigste Mahlzeit des Tages«, und viele Menschen tun sich schwer damit, ihren Tag mit leerem Magen zu beginnen.

Aber keine Angst: Ich werde es Ihnen leicht machen. Ich könnte Sie jetzt bitten, morgen früh aufzustehen und bis zum Mittag zu fasten (was, ob Sie es glauben oder nicht, in sechs Wochen höchstwahrscheinlich ein Kinderspiel für Sie sein wird); aber ehrlich gesagt wäre das das Äquivalent dazu, Ihrer inneren Uhr und der Ihres Mikrobioms einen sechsstündigen Jetlag zuzumuten. Und wenn Sie schon einmal von einem Kontinent zum anderen geflogen sind, wissen Sie, dass Sie sich noch Tage nach der Ankunft am Zielort desorientiert und ausgelaugt fühlen können. Unser Ziel ist es, Ihre Energie zu erhöhen, nicht zu verringern. Wir fangen also langsam an, mit einem Essensfenster von zwölf Stunden und verkleinern dieses Fenster allmählich auf sechs bis acht Stunden pro Tag, wobei wir vor dem Schlafengehen gut drei Stunden lang nichts essen. Das gibt Ihrem Körper, Ihren Mitochondrien, Ihrem Darm und Ihrem armen, benebelten Gehirn die dringend benötigte Zeit zum Ausruhen, Reparieren und Regenerieren. Und als Belohnung und Anreiz können Sie an den Wochenenden tun und lassen, was Sie wollen, natürlich auf vernünftige Weise und innerhalb gewisser Grenzen. Klingt doch gar nicht so schlecht, oder?

Und jetzt kommt der beste Teil: Ihre erste Mahlzeit des Tages, Ihr »Fastenbrechen«, wird Ihre Energieproduktion auf Hochtouren bringen, weil sie es Ihren Mitochondrien wirklich leicht machen wird. Willkommen zur Monomahlzeit!

Mit einer Monomahlzeit in den Tag

Zusätzlich zur Verkürzung Ihres Essensfensters können Sie Ihren Mitochondrien eine weitere Atempause gönnen, indem Sie ihnen für die erste Mahlzeit des Tages nur einen einzigen Brennstoff zur Verfügung stellen. Erinnern Sie sich an die Wirkungen der Monodiäten, die wir in Kapitel 4 besprochen haben? Ich empfehle zwar nicht, sie über einen längeren Zeitraum einzuhalten, aber am Anfang sind sie effektiv, weil sie den Energiestau in den Mitochondrien verringern. Wir leihen uns jetzt eine ihrer »Spielregeln«, aber wir wenden sie nicht auf eine komplette Diät an, sondern auf eine einzelne Mahlzeit.

Ihre erste Mahlzeit des Tages wird auf einem einzigen Makronährstoff basieren. Anfangs wird diese Mahlzeit aus einer fast reinen Protein- oder einer fast reinen Kohlenhydratquelle bestehen, und später, wenn das Programm fortschreitet, können Sie sich für eine fettreiche Nahrungsquelle entscheiden. Warum sollten Sie mit einer reinen Fettmahlzeit warten? Weil es unwahrscheinlich ist, dass Ihr Stoffwechsel jetzt schon flexibel genug ist, um Fett verbrennen zu können. Für Luftsprünge ist es noch zu früh! Meine Erfahrung mit Tausenden von Patienten, die sich kopfüber in eine Keto-Diät gestürzt haben, ist, dass sie in der Regel abstürzen und verbrennen, weil ihr Insulinspiegel zu hoch ist und ihr Körper Fett nicht als Brennstoff verwenden kann. Aber eine reine Protein- oder Kohlenhydratmahlzeit können Ihre Mitochondrien leicht bewältigen und Ihnen die nötige Energie liefern.

Und jetzt kommt das Beste daran: Es ist mir egal, welchen Makronährstoff Sie wählen, und Ihren Mitochondrien ist es auch egal. Der Kartengeber entscheidet! Kohlenhydrattag? Okay, wie wäre es mit einer Schale Hirsemüsli mit Mandelmilch? Wie wäre es mit einer Schale warmem Porridge aus Foniohirse (der kleine Bruder der »normalen« Hirse), zubereitet wie Haferbrei? Oder ein präbiotischer Shake? Oder Süßkartoffel-Rösti? Zeit für ein proteinreiches Frühstück? Ganz einfach: ein paar Rühreier (das Eiweiß ist der

Prote-inanteil des Eis, das Eigelb ist das Fett), Schinken aus artgerechter Haltung oder kanadischer Frühstücksspeck oder etwas Dörrfleisch aus Weidehaltung. Zu den veganen Proteinoptionen gehören Shakes mit Hanfproteinpulver oder ein Basilikumsamenpudding (Seite 220), der den Chiapudding in den Schatten stellt! Diese erste Mahlzeit des Tages ist ein kleiner Leckerbissen für Ihre Mitochondrien – Sie wecken sie sanft mit einer Popballade und nicht mit Heavy Metal. Und hier noch eine gute Nachricht: Sie können es variieren! An einem Tag Eiweiß, am nächsten Sorghumhirsebrei, am übernächsten ein Hanfshake, dann kanadischen Speck oder Truthahnwurstpasteten, oder, wenn Sie möchten, jeden Tag ein Hirsemüsli. Was ist das für ein verrücktes Ernährungsprogramm? Ich sage Ihnen, was es ist: Es ist eines, das funktioniert, das nachhaltig ist und das Sie davor bewahrt, in einen Trott zu verfallen. Denken Sie daran, dass Monodiäten normalerweise an Langeweile scheitern. Diesmal nicht!

Sobald Sie Woche 3 erreicht haben, können Sie beginnen, fettreiche Nahrungsmittel zum Frühstück zu essen. Mein Favorit ist eine halbierte Avocado, bei der der Kern durch zwei Eigelb ersetzt wird. Einfach in den Ofen schieben und anschließend mit Olivenöl beträufeln und mit Salz und Pfeffer würzen – lecker! Oder wie wäre es mit einem schönen großen Stück dreifachcremigem Brie aus Frankreich? Veganer, wie wäre es mit einer mit entsteinten Oliven gefüllten Avocado mit Olivenöl? Es gibt viele sättigende Möglichkeiten, ganz gleich, für welches »Mono« Sie sich entscheiden.

Wasserfasten ist nicht der schnellste Weg zur Energiegewinnung

Bei all dem Gerede über die Begrenzung von Essenszeiten könnte man versucht sein, stattdessen ein komplettes Fastenprogramm durchzuziehen, bei dem mehrere Tage lang (oder länger) nur Wasser konsumiert wird. Obwohl alle Formen des Fastens ihre Vorteile haben (Seite 108), empfehle ich nicht, das traditionelle Wasserfasten in dieses Programm zu integrieren. Die Sache ist die: Wenn Sie aufhören zu essen, hören Sie auch auf, Ihr Mikrobiom zu ernähren. Ja, ich bin dafür, die Bösewichte auszuhungern, aber wir wollen auch die »guten Jungs« unterstützen. Beim Fasten ist das nicht so einfach möglich. Außerdem sind die meisten Menschen nicht in der Lage, gespeicherte Fette als Brennstoff zu nutzen, weil sie mit chronisch hohen Insulinwerten zu kämpfen haben; wenn sie also fasten, verschwindet ihre Energie. Nicht gerade das, wonach wir suchen, oder? Ganz zu schweigen davon, dass bei übergewichtigen Menschen, die eine Fastenkur beginnen, der Körper die im Körperfett gespeicherten Schwermetalle und Umweltgifte freisetzt. Bei einer schnellen Gewichtsabnahme gelangen große

Mengen dieser Gifte in den Körper, die von unserer Leber nicht sicher entgiftet werden können. Und Sie können sich denken, was Giftstoffe mit Ihren Mitochondrien anstellen! Mit dem Ernährungsplan des Energie-Paradox-Programms können Sie hingegen alle Vorteile des Fastens nutzen, ohne unter den Nachteilen zu leiden.

Das sechswöchige Energie-Paradox-Programm ist schrittweise aufgebaut, was auf Folgendes hinausläuft: Von Montag bis Freitag verschieben Sie Ihr Frühstück um jeweils eine Stunde und versuchen, Ihre letzte Mahlzeit bis spätestens 19 Uhr einzunehmen. Mit anderen Worten: Wenn Sie montags um 7 Uhr frühstücken, frühstücken Sie dienstags um 8 Uhr, mittwochs um 9 Uhr und so weiter und sind jeden Tag bis 19 Uhr mit dem Essen fertig. In jeder weiteren Woche wird das Muster wiederholt, wobei die erste Mahlzeit der Woche um eine weitere Stunde verschoben wird. In Woche 6 werden Sie Ihr Ziel erreicht haben, mit dem Frühstück um 12 Uhr zu beginnen und das gesamte Essenszeitfenster auf sieben Stunden (12 bis 19 Uhr) zu begrenzen. Und denken Sie daran: Ihr Frühstück ist eine Monomahlzeit – Protein oder Kohlenhydrate und nach zwei Wochen auch Fett, wenn Sie möchten.

Am Wochenende können Sie Ihre Ernährung flexibler handhaben; Sie können frühstücken, wann Sie wollen, und Ihr Essen so zusammenstellen, wie es Ihnen gefällt, solange Sie weiterhin die »Dos und Don'ts« und die auf den Seiten 164 bis 174 aufgeführten Lebensmittelempfehlungen befolgen. Es geht nicht darum, sich mit Donuts vollzustopfen, sondern einfach darum, sich die Flexibilität zu bewahren, Wochenendmahlzeiten mit Familie und Freunden so zu genießen, wie Sie möchten.

Der Plan für das schrittweise Verschieben des Frühstücks sieht folgendermaßen aus:

Woche	Montag Frühstück	Dienstag Frühstück	Mittwoch Frühstück	Donnerstag Frühstück	Freitag Frühstück
1	7 Uhr	8 Uhr	9 Uhr	10 Uhr	11 Uhr
2	8 Uhr	9 Uhr	10 Uhr	11 Uhr	12 Uhr
3	9 Uhr	10 Uhr	11 Uhr	12 Uhr	12 Uhr
4	10 Uhr	11 Uhr	12 Uhr	12 Uhr	12 Uhr
5	11 Uhr	11 Uhr	12 Uhr	12 Uhr	12 Uhr
6	12 Uhr	12 Uhr	12 Uhr	12 Uhr	12 Uhr

Sie fragen sich vielleicht, warum wir zu Beginn jeder Woche die Uhr wieder fast ganz zurückstellen und nur eine Stunde später als in der Vorwoche mit dem Frühstück beginnen? Der Grund für diesen gestaffelten Ansatz, bei dem Sie das Frühstück schrittweise über fünf Tage nach hinten verschieben, am Wochenende eine Pause einlegen und dann dieselbe Prozedur wieder von vorn beginnen, ist, dass wir Ihren Körper, ähnlich wie bei einem Fitnessprogramm, langsam an eine neue Routine gewöhnen wollen. Ihre zirkadianen Uhren und Ihre Mitochondrien werden von Tag zu Tag stärker und flexibler, ähnlich wie Ihre Muskeln bei einem Fitnessprogramm, das jeden Tag etwas länger dauert und etwas anstrengender wird. Es hat sich gezeigt, dass dies ein sehr zuverlässiger Weg ist, um Ihren Stoffwechsel allmählich zu konditionieren und zu trainieren, ohne ihm durch ein zu hartes, zu schnelles Vorgehen einen Schock zu verpassen. Außerdem habe ich in den 20 Jahren, in denen ich diese Methode selbst und mit meinen Patienten praktiziere, festgestellt, dass es sehr hilfreich ist, an den Wochenenden frei zu haben, um diese Umstellung durchzuhalten. Tatsächlich haben Studien mit vier- und sechsstündigen Essensfenstern gezeigt, dass es für die Studienteilnehmer sehr hilfreich war, sich das Wochenende freizunehmen – ihre Bereitschaft, sich an die Vorschriften zu halten, nahm zu, und es hatte keine negativen Auswirkungen auf die Verbesserung ihrer Stoffwechselflexibilität.[200]

Am Ende der sechsten Woche werden Sie in der Lage sein, an fünf Tagen pro Woche mit einem achtstündigen Essensfenster auszukommen. Ihr Stoffwechsel wird nicht nur darauf trainiert sein, problemlos auf die Fettverbrennung umzuschalten und fröhlich Ketone zu produzieren, die wichtige Aufräum-, Reparatur- und Regenerationsprozesse in Ihrem ganzen Körper in Gang setzen, sondern auch die Gewohnheit, die erste Mahlzeit des Tages bis mittags hinauszuschieben, wird sich fest etabliert haben. Sie werden sich nicht mehr dagegen wehren und nicht einmal mehr darüber nachdenken. Und ich versichere Ihnen, dass ein spürbar verbessertes Energieniveau das Ergebnis dieser harten Arbeit sein wird – und dass Sie sich darüber freuen werden.

Nach Ablauf der sechs Wochen werden Sie feststellen, dass es Ihnen keine Schwierigkeiten bereitet, diese Routine beizubehalten. Die gewonnene Stoffwechselflexibilität ist ein Geschenk, das es Ihnen erlaubt, zu essen, wann Sie wollen, und zu jeder Zeit mehr Energie zu haben. Ich hoffe für Sie, dass Sie, anders als bei manchen Diäten und Programmen, nicht in Ihre alte Routine zurückfallen. Machen Sie diesen Zeitplan zu Ihrer neuen Normalität, und Ihre Mitochondrien, Ihr zirkadianer Rhythmus und Ihr Mikrobiom werden es Ihnen danken. Und für diejenigen unter Ihnen, die dieses Programm mit Bravour gemeistert haben und noch einen draufsetzen wollen, habe ich einen Vorschlag: Sie können sich mir anschließen und nur eine einzige Mahlzeit am Tag essen. Das ist das bereits erwähnte EOMAD-Programm, auf das ich in Kürze näher eingehen werde (Seite 162).

Was Sie trinken sollen

Die Verkürzung des Zeitfensters für die Nahrungsaufnahme bedeutet nicht, dass Sie auf Flüssigkeitszufuhr verzichten müssen. Sie sollten immer reichlich Wasser oder andere Flüssigkeiten zu sich nehmen, und nein, schwarzer Kaffee oder Tee dehydriert Sie nicht. Im Folgenden möchte ich Ihnen einige weitere Flüssigkeitsoptionen vorstellen, die das Energie-Paradox erlaubt.

Wasserstoffwasser: Wenn Sie mehr Energie tanken möchten, können Sie Wasser mit zugesetzten Wasserstoffmolekülen trinken. Es gibt inzwischen mehr als 1500 veröffentlichte Studien über den Gasotransmitter Wasserstoff (H_2) und die Vorteile des Trinkens von Wasserstoffwasser (das genau das ist, wonach es klingt: in Wasser gelöster Wasserstoff), und viel davon zeigt, dass es helfen kann, Erschöpfung zu bekämpfen.[201] Da Wasserstoff das kleinste aller Moleküle ist, diffundiert er sofort durch Ihre Darmwand. Wasserstoffwasser ist in Dosen erhältlich, obwohl es viel bequemer ist, Wasserstofftabletten in Wasser aufzulösen und es einmal am Tag zu trinken. Es ist allerdings ziemlich teuer; wenn Sie also kostenbewusst sind, ist frisch gefiltertes Wasser immer noch die beste Lösung.

Koffein: Gönnen Sie sich morgens ruhig etwas Koffein und trinken Sie Tee – grünen, schwarzen oder Kräutertee – und schwarzen Kaffee. Denken Sie daran: Wenn Sie Ihrem Kaffee oder Tee irgendetwas hinzufügen, einschließlich Sahne oder Butter, haben Sie Ihr nächtliches Fasten offiziell gebrochen. Okay, Sie sind noch nicht ganz bereit, auf Milch oder Sahne zu verzichten? Versuchen Sie es mit ungesüßter Mandel-, Hanf-, Kokosnuss-, Pistazien- oder Macadamiamilch, aber nur in geringen Mengen. Über MCT-Öl werde ich in Kürze mehr sagen. Die gute Nachricht: Zugelassene kalorienfreie Süßstoffe oder Präbiotika (die Sie per Definition nicht verdauen können) werden beim Fastenbrechen nicht angerechnet.

Alkohol: 120 bis 180 Milliliter biologischer oder biodynamischer Rotwein oder Champagner oder 30 Milliliter dunkle Spirituosen sind während des Abendessens erlaubt.

Lassen Sie keine Mahlzeiten ausfallen

Ich will ganz offen mit Ihnen sein: Wenn Sie mit diesem Programm beginnen, werden Sie höchstwahrscheinlich die erste Zeit ständig hungrig sein. Ich sage meinen Patienten immer, dass sie ihren Hunger annehmen sollen, dass sie sich nicht vor ihm verstecken oder »die Krise kriegen« sollen, aber ich bin auch Realist. Ich verstehe, dass einige Menschen am Anfang dieses Programms mit einem Gefühl des Unbehagens zu kämpfen haben werden. Vor allem in der ersten Woche wird es Ihnen vielleicht schwerfallen, das Frühstück immer weiter nach hinten zu verschieben. Wenn Sie sich so fühlen, liegt das daran, dass Ihr Körper noch nicht flexibel genug ist, um diese Veränderungen vorzunehmen.

Das Ziel ist, das Programm lange genug durchzuhalten, um seine Vorteile nutzen zu können. Wenn Sie also wirklich Schwierigkeiten damit haben, machen Sie sich keinen Stress, sondern versuchen Sie, das Programm so anzupassen, dass es für Sie funktioniert. Nehmen wir zum Beispiel an, am Montag und Dienstag haben Sie es geschafft, sich an den Plan zu halten, aber am Mittwoch haben Sie einfach nicht die nötige Energie, um mit dem Frühstück bis 9 Uhr zu warten. Wenn Sie an den Tagen davor keine Probleme hatten, bis 8 Uhr zu warten, bleiben Sie dabei oder versuchen Sie, bis 8:30 Uhr zu warten. Setzen Sie sich für die nächste Woche ein neues Ziel.

Wenn Sie mit Heißhungerattacken zu kämpfen haben, sind präbiotische Ballaststoffe eine gute Möglichkeit, den Hunger in Schach zu halten. Mischen Sie einfach einen Löffel davon in etwas Wasser und trinken Sie es. Da Sie sie nicht verdauen können, haben Sie auch keine Kalorien zu sich genommen, aber Ihre Darmfreunde bemerken sie und senden Ihrem Gehirn die Nachricht, dass sie zufrieden sind und Sie ihnen keine weitere Nahrung geben müssen! Außerdem machen sie sich sofort an die Arbeit und produzieren Butyrat, diesen unglaublichen mitochondrialen Brennstoff und Heiler.

Eine weitere gute Lösung, wenn Sie sich Ihren Zeitplan etwas weniger unangenehm machen wollen oder nicht bis zum Frühstück warten können, ist die Einnahme einer kleinen Menge MCT-Öl (mittelkettiges Triglyceridöl), das manchmal auch als flüssiges Kokosnussöl bezeichnet wird und in vielen Lebensmittelgeschäften erhältlich ist. MCT-Öl kann in der Leber leicht und schnell in Ketone umgewandelt werden und ist geschmacks- und geruchsneutral. Wenn alles andere fehlschlägt, nehmen Sie während der ersten Tage dreimal täglich etwa einen Teelöffel bis einen Esslöffel davon ein, und Sie werden diese Durst- beziehungsweise Hungerstrecken gut überstehen. Ein Wort der Warnung, vor allem für meine weiblichen Leser, deren Mägen anscheinend empfindlicher darauf reagieren als die von Männern: Gehen Sie sparsam mit MCT um. Wenn Sie am Anfang zu viel davon einnehmen, werden Sie einen Großteil Ihrer Energie für Toilettengänge aufwenden – und dabei auch einige Ihrer Darmfreunde den Abfluss hinunterspülen. Wenn Sie versuchen, an den Punkt zu kommen, dass Sie Ihre eigenen Ketone herstellen können, können Ihnen einige Kapseln oder ein Löffel Ketonpräparate in Form von Ketonsalzen oder -estern dabei helfen; sie liefern Ihnen eine kleine, aber schnell wirkende Dosis (mehr dazu auf Seite 227).

Ein weiterer Trick besteht darin, immer eine Handvoll Nüsse in der Nähe zu haben und immer dann, wenn das Hungergefühl unerträglich wird, ein paar Nüsse zu essen. Gesalzene Nüsse sind dazu am besten geeignet. Wenn wir aktiv abnehmen, urinieren wir viel und verlieren dabei Salz. Die Forschung zeigt, dass es von Vorteil ist, die Salzzufuhr zu erhöhen, wenn man anfängt, sein Essensfenster einzuschränken, und dass dies auch hilft, Heißhungerattacken zu vermeiden.[202] Haben Sie also keine Angst vor ein wenig Salz – es ist nicht der Feind, für den es alle halten. Achten Sie nur darauf, dass es jodiertes Meersalz ist und nicht dieses rosa Zeug (Seite 84).

Wichtig ist auf jeden Fall, dass Sie sich nicht zu viel zumuten – es ist völlig normal, dass Sie anfangs Heißhungerattacken haben und sich müde fühlen. Es dauert eine Weile, bis die bösen Bakterien ausgehungert sind und ihr »Geschnatter« verstummt. Je länger Sie das Unbehagen aushalten, desto schneller verschwinden sie!

Die Uhr zurücksetzen versus die Uhr schlagen

Der Durchschnittsamerikaner isst den ganzen Tag lang. Im Gegensatz zu der weitverbreiteten Annahme, dass wir täglich drei anständige Mahlzeiten essen, vielleicht mit ein paar kleineren Snacks dazwischen, setzen sich nur noch wenige von uns an einen Tisch, um eine richtige Mahlzeit einzunehmen. Untersuchungen zeigen, dass die meisten Menschen 16 Stunden am Tag essen. Wir sind ständig beschäftigt oder unterwegs und nehmen zu jeder Tages- und Nachtzeit hier und da einen schnellen Happen zu uns. Wir sind zu einem Land der Dauer- und Minimahlzeitenesser geworden.

Wenn Sie also Ihr Essensfenster zunächst auf zwölf Stunden begrenzen und dann langsam auf sechs bis acht Stunden pro Tag verkürzen, können Sie ein Essensfenster erreichen, mit dem Sie im wörtlichen und übertragenen Sinne leben können. Denken Sie daran, dass Sie sich schrittweise an dieses Ziel herantasten müssen. Das ist derselbe Ansatz, den ich (mit großem Erfolg) in meiner Praxis anwende, und so viele meiner Patienten sind genau wie Sie.

Tatsächlich sind die meisten Menschen, die meine Kliniken aufsuchen, insulinresistent und metabolisch unflexibel. Es ist wichtig zu verstehen, dass es bei einem erhöhten Insulinspiegel sehr schwierig ist, sofort mit einer zeitlich begrenzten Ernährung zu beginnen, weil der Körper keine freien Fettsäuren aus den Fettspeichern mobilisieren kann, wenn er so lange auf Zucker gelaufen ist. Warum gegen die Biologie ankämpfen? Wenn Sie metabolisch unflexibel sind, können Sie einfach nicht in die Ketose kommen, geschweige denn freie Fettsäuren als Brennstoffquelle nutzen. Es ist schlicht und einfach unmöglich. Alle Willenskraft der Welt wird Ihren Körper nicht dazu bringen, Ketone zu bilden. Und wenn Sie die Zähne zusammenbeißen und versuchen, Ihren Körper in die Ketose zu zwingen, werden Sie sich schrecklich fühlen: energielos und in schlechter »Hungerlaune«. Sie werden unter der »Keto-Grippe« oder dem »Atkins-Blues« leiden. Die meisten meiner Patienten haben noch nie ihren Nüchterninsulinspiegel messen lassen, bevor sie in meine Praxis kommen, und erzählen von gescheiterten Versuchen mit intermittierendem Fasten, einer Keto-Diät oder einer drastischen Kalorienreduktion. Sie geben sich selbst die Schuld, aber in Wirklichkeit hatten sie nie eine Chance auf Erfolg – ihr Stoffwechsel war einfach nicht flexibel genug, um freie Fettsäuren als Brennstoff zu nutzen, und ihr Körper war nicht in der Lage, sich freie Fettsäuren aus seinen Fettzellen zu verschaffen, um sie dann in der Leber in Ketonkörper umzuwandeln. Sie befanden sich in einer Sackgasse, in der sie Zucker für eine schlechte Energieproduktion verwendeten. Wenn Sie also anfangen, alle Zucker, Stärken und Junkfood aus Ihrer Ernährung zu streichen, machen Sie tatsächlich einen Zuckerentzug durch, weil Ihre Mitochondrien kein Fett als Brennstoff verwenden können. Aber mit meinem gestaffelten Plan werden Sie den Zucker langsam abbauen, sodass es nicht zu einem plötzlichen Absturz kommt – ich führe Sie den Berg hinunter, anstatt Sie die Klippe hinunterzustürzen.

Vielleicht denken Sie jetzt: »Hören Sie, Dr. G., ich bin keiner von Ihren üblichen Patienten – ich ernähre mich gesund und biologisch. Aber ich bin trotzdem erschöpft. Was sagen Sie dazu?« Ein paar Dinge: Erinnern Sie sich an diese tödlichen Energiestörer aus Kapitel 6? Wir müssen sie loswerden oder zumindest ihre Auswirkungen neutralisieren. Zweitens: Die meisten von euch »gesunden Essern« konsumieren ein Sammelsurium aus lektinreichen Lebensmitteln, die die Darmwand zerstören und Entzündungen hervorrufen. Damit ist ein für alle Mal Schluss, wenn Sie mein Programm absolviert haben. Und schließlich: Erinnern Sie sich an die Mäuse, die gesundes Futter bekamen, aber den ganzen Tag lang vor sich hinknabberten? Im Vergleich zu den Mäusen mit begrenzten Essenszeiten war ihre Stoffwechselflexibilität äußerst gering. Wenn Sie zwar gesund, aber ständig essen, werden Sie sich trotzdem einen Energieverlust einhandeln. Als letzten Punkt möchte ich noch erwähnen, dass einige meiner selbst ernannten »gesündesten Esser« ihre Leber und Mitochondrien durch ihren massiven Obstkonsum mit energieraubender Fruktose völlig überfordert haben.[203, 204]

Und jetzt kommt die gute Nachricht: Schon nach den ersten kleinen Schritten mit dem Programm werden Sie einen echten Unterschied in Ihrem Energieniveau und Ihrem allgemeinen Wohlbefinden bemerken, denn sowohl das Mikrobiom als auch die Mitochondrien verändern sich schnell, wenn Sie Ihre Ernährung umstellen. Und wenn Sie sich besser fühlen, werden Sie auch motiviert bleiben weiterzumachen. Vergessen Sie nicht, Sie müssen nicht perfekt sein. Das Wichtigste ist, »zu tun, was Sie können, mit dem, was Sie haben, wo immer Sie sind«.

Hin und wieder habe ich Patienten, die nicht darauf verzichten können oder wollen, ihr Frühstück, nun ja, zur Frühstückszeit einzunehmen. Sie müssen zu Beginn des Tages etwas essen, da führt kein Weg dran vorbei! In der Regel helfen ihnen die Tricks, die ich hier vorgestellt habe, über den Berg. Aber wenn alles andere fehlschlägt, gibt es noch einen letzten Ausweg.

Essen – Pause – Essen

Wenn Sie wirklich nicht in den Tag starten können, ohne etwas zu essen, empfehle ich Ihnen, im Ramadan-Stil zu fasten. Wie wir auf Seite 116 gesehen haben, zeigen Untersuchungen, dass Menschen, die während des Ramadans fasten, daraus denselben Nutzen ziehen wie Menschen, die eine zeitlich kontrollierte Ernährung praktizieren. Während des Ramadans nehmen die Fastenden vor Sonnenaufgang eine kleine Mahlzeit zu sich und essen und trinken erst nach Sonnenuntergang, wenn sie ihre Hauptmahlzeit zu sich nehmen. Durch die zwölfstündige Essenspause während des Tages und die ungefähr achtstündige Nachtruhe, während der ja auch nicht gegessen wird, kommen sie insgesamt auf etwa 20 Stunden Fasten pro Tag.

Warum sollte man diese Option ausprobieren? Der Verzicht auf das Frühstück fällt vielen Menschen schwer, die ihren Tag um eine morgendliche Mahlzeit herum strukturieren. An einem normalen Arbeitstag kommt einem das Mittagessen oft nur in die Quere, sodass sich viele dafür entscheiden, zu frühstücken und das Mittagessen auszulassen. Vielleicht gehören Sie zu dieser Gruppe oder haben einfach Schwierigkeiten mit dem Chronokonsum an sich, aber, und das meine ich ernst, ich möchte Sie und Ihre Mitochondrien nicht verlieren, nur weil Sie glauben, Sie könnten diesen Kampf nicht gewinnen. Bevor Sie aufgeben, versuchen Sie es mit einem Monofrühstück (vorzugsweise mit viel Protein), lassen Sie das Mittagessen aus und nehmen Sie abends Ihre letzte Mahlzeit des Tages ein. Und wer weiß, wenn sich Ihre Stoffwechselflexibilität erst einmal verbessert hat, fühlen Sie sich vielleicht bereit, das Frühstück immer weiter hinauszuzögern.

Wenn Sie auf dem Pfad des Chronokonsums schon ein Stück weit vorangekommen sind und an den Wochenenden weitermachen wollen, versuchen Sie es einmal mit der Option Essen, Pause, Essen. Tatsächlich ist das die Option, die ich selbst fast jedes Wochenende wähle, das ganze Jahr über!

Der Turbobooster des Energie-Paradox-Programms: EOMAD

Denjenigen Lesern, denen es nach sechs Wochen gut geht und die eine neue Herausforderung suchen, empfehle ich, die EOMAD-Methode auszuprobieren: *Enjoy One Meal A Day* – genießen Sie eine Mahlzeit pro Tag! Ich weiß, dass diese Strategie funktioniert, denn ich habe sie in den letzten 18 Jahren angewandt. Ich kann Ihnen aus erster Hand sagen, dass sie praktikabel, machbar und nachhaltig ist. Wenn meine Patienten diese Methode ausprobieren, sinken ihre IGF1- und HbA1c-Werte, beides wichtige Voraussetzungen für ein langes und gesundes Leben. Ich bin davon überzeugt, dass die drastische Reduzierung der Zeit und Energie, die Ihr Körper für die Verdauung aufwenden muss, und die Auflösung des mitochondrialen Energiestaus zu den besten Dingen gehören, die wir für unsere Gesundheit tun können.

Wenn Sie EOMAD ausprobieren möchten, empfehle ich Ihnen, ab der siebten Woche des Programms damit zu beginnen. In Woche 7 nehmen Sie Ihre erste Mahlzeit um 13 Uhr ein und hören um 19 Uhr auf zu essen. In Woche 8 beginnt Ihre erste Mahlzeit um 14 Uhr und in Woche 9 um 15 Uhr. Ihr Essensfenster ist jetzt nur noch vier Stunden lang; Sie können jederzeit aufhören, aber hey, noch zwei Wochen durchhalten, und Sie haben das zweistündige EOMAD-Essensfenster erreicht.

Einer der größten Vorteile von EOMAD ist übrigens die zusätzliche Freizeit, die man hat, wenn man seine Zeit nicht mit Essen verschwendet. In meinem Büro machen wir Witze darüber, denn meine »Mittagspause« verbringe ich damit, Podcasts aufzunehmen oder zu schreiben, aber nicht mit Essen. Das ist unglaublich befreiend! Übrigens bin ich nie hungrig, denn ich achte sorgfältig darauf, dass meine Darmfreunde gut versorgt sind, während ich EOMAD praktiziere. Auf diese Weise besteht keine Gefahr, dass sie oder ich verrückt werden – kein GOMAD weit und breit!

Was ist mit Kalorienzählen und Makronährstoffen?

Im Gegensatz zu vielen populären Diäten müssen Sie sich beim Energie-Paradox-Programm keine Gedanken über das Zählen von Kalorien oder Makronährstoffe machen. Kalorienzählen ist ziemlich bedeutungslos, vor allem, wenn ein Großteil dieser Kalorien von Ihren Darmfreunden verzehrt wird; und ehrlich gesagt interessiert es mich auch nicht, in welchem Verhältnis Sie Proteine, Fette und Kohlenhydrate zu sich nehmen. Es ist auch gar nicht nötig, die Kalorienzufuhr zu beschränken, damit das Programm funktioniert. Tatsächlich lässt sich die Stoffwechselflexibilität viel leichter durch zeitlich kontrolliertes Essen verbessern als durch eine Verringerung der Kalorienaufnahme.[205] Die Energieproduktion hängt von der Begrenzung des Zeitfensters für die Nahrungsaufnahme und der Auswahl der mitochondrialen Brennstoffe ab, nicht von der Begrenzung der Kalorien oder Makronährstoffe. Wenn ich Sie dazu bringen kann, den Zeitraum, in dem Sie essen, zu verkürzen und dafür zu sorgen, dass einige der Lebensmittel, die Sie essen, auch Ihre Darmfreunde ernähren, dann werden Sie den Unterschied in Ihrer Energie spüren (und ihn meistens auch auf der Waage sehen und an der Passform Ihrer Kleidung merken).

Die Lebensmittelempfehlungen des Energie-Paradox-Programms

Okay, liebe Leserinnen und Leser, hier sind sie: die Listen, auf die Sie gewartet haben. Die folgenden Ja- und Nein-Listen bilden das Rückgrat des Energie-Paradox-Programms. Diese Lebensmittellisten sollten als Ergänzung zu den »Dos und Don'ts« betrachtet werden, die Sie bereits gelesen haben, und sie sind gut geeignet, um schnell und einfach etwas nachzuschlagen. Wie immer finden Sie diese Informationen auch online auf meiner Website unter www.DrGundry.com, wo Sie sie auch als PDF-Datei herunterladen können.

Energiesteigernde Lebensmittel

Kreuzblütlergemüse

Blattkohl

Blumenkohl

Brokkoli

Brunnenkresse

Chinakohl

Grünkohl

Kimchi

Kohlrabi

Kopfkohl (grün und rot)

Mangold

Pak Choi (Chinesischer Senfkohl, Chinesischer Blätterkohl)

Radicchio

Rosenkohl

Rukola

Sauerkraut (roh)

Anderes Gemüse

Artischocken

Bambussprossen

Chicorée

Frühlingszwiebeln

Ingwer

Jerusalem-Artischocken (Topinambur)

Knoblauch

Knoblauchstängel

Lauch

Meerrettich

Möhren (roh)

Möhrengrün

Nopales (Feigenkaktus; online erhältlich)

Okra (Gemüse-Eibisch)

Palmherzen

Pastinaken

Pilze

Puntarelle (italienischer Chicorée)

Radieschen

Rote Bete (roh)

Schalotten

Schnittlauch

Sellerie

Spargel

Steckrübe

Wasserkastanien

Winterrettich

Zitronengras

Zwiebeln

Blattgemüse

Algen

Basilikum

Brauner Senf

Buttersalat (zarter Kopfsalat)

Endivie

Escariol (Winter-Endivie)

Fenchel

Koriander

Löwenzahn

Meeresgemüse

Mesclun (Salatmischung)

Minze

Mizuna (Japanisches Senfgrün, auch Japanischer Senfkohl)

Perilla (Roter Shiso)

Petersilie

Portulak

Römersalat

roter und grüner Kopfsalat

Seetang

Spinat

Früchte, die wie Fette wirken

Avocado (bis zu einer ganzen Avocado pro Tag)

Oliven, alle Arten

Öle

Algenöl

Avocadoöl

(Dorsch-)Lebertran (die Geschmacksrichtungen Zitrone und Orange haben keinen Fischgeschmack)

Kokosnussöl

Macadamiaöl

MCT-Öl (MCT = mittelkettiges Triglycerid)

Olivenöl (nativ extra)

Perillaöl

Pistazienöl

Rapsöl (nicht gentechnisch verändert, nur bio!)

Reiskleieöl

rotes Palmöl

Schwarzkümmelöl

Sesamöl (normal und geröstet)

Walnussöl

Nüsse und Samen (½ Tasse pro Tag)

Hinweis: Eine Tasse (Cup) entspricht in etwa 240 Millilitern beziehungsweise 125 Gramm. Für die Rezepte (ab Seite 194) können Sie eine normale Kaffeetasse verwenden. Noch einfacher ist es aber, wenn Sie sich einen Messbecher mit genauer Maßeinheit besorgen. Praktisch sind auch die Umrechnungstabellen (zum Beispiel unter www.american-cooking.de/?page_id=39), die die gängigsten Lebensmittel enthalten.

Barunüsse

Flohsamen

Hanfproteinpulver

Hanfsamen

Haselnüsse

Kastanien

Kokosmilch (als ungesüßter Milchersatz)

Kokosnuss (aber kein Kokosnusswasser)

Kokosnussmilch als Sahneersatz (ungesüßt, vollfett, aus der Dose)

Leinsamen

Macadamianüsse

Mandeln (nur blanchierte oder Marcona-Mandeln)

Nussbutter (wenn aus Mandeln, dann vorzugsweise aus geschälten Mandeln, da die Mandelhaut Lektine enthält)

Paranüsse (in geringen Mengen, etwa 3 Stück pro Tag für Selen)

Pekannüsse

Pili-Nüsse

Pinienkerne

Pistazien

Sacha-Inchi-Samen

Sesamsamen

Tahini (Sesampaste)

Walnüsse

Energieriegel Bitte nicht mehr als einen pro Tag!

Achten Sie bitte darauf, dass diese keinen Zucker enthalten, einen hohen Proteingehalt haben und soja- und glutenfrei sind. Häufig sind diese Produkte mit »Keto« oder »Paleo« gekennzeichnet.

Verarbeitete resistente Stärke (kann täglich in begrenzten Mengen verzehrt werden)

Hinweis: Menschen mit Diabetes oder Prädiabetes sollten verarbeitete resistente Stärke im Durchschnitt nur einmal pro Woche konsumieren.

Achten Sie beim Konsum von Brot, Brötchen und Gebäck bitte darauf, dass es sich ausschließlich um getreidefreie Produkte aus Getreidealternativen wie Kokosnussmehl, Maniok- oder Mandelmehl beziehungsweise Sorghumhirse handelt.

Resistente Stärken (in Maßen)

Hinweis: Menschen mit Diabetes und Prädiabetes sollten diese Lebensmittel zunächst nur in geringen Mengen verzehren.

Baobab-Frucht

Erdmandeln (Tigernüsse)

Glucomannane (Konjakwurzel)

grüne Bananen

grüne Kochbananen

grüne Mango

grüne Papaya

Hirse

Kaki-Frucht

Maniok (Tapioka)

Pastinaken

Rüben

Selleriewurzel (Knollensellerie)

Sorghumhirse

Steckrübe

Süßkartoffeln oder Yamswurzeln

Tarowurzel

Yambohnen

Yuca (Maniok)

»Foodles« (akzeptable »Nudeln«)

Hirse-Nudeln

Konjak-Nudeln

Maniok-Nudeln

Seetang-Nudeln

Shirataki-Nudeln

Sorghumhirse-Nudeln

Meeresfrüchte (nach Möglichkeit aus Wildfang, ungefähr 115 Gramm pro Tag)

Alaska-Lachs	Jakobsmuscheln
Austern	Krabben
Calamari/Oktopus	Miesmuscheln
Dorsch/Kabeljau	Muscheln
Felchen/Renken/Maränen	Sardellen
Garnelen (nur aus Wildfang)	Sardinen
Heilbutt	Süßwasserbarsch
Hummer	Thunfisch (aus der Dose)

Geflügel aus Weidehaltung (115 Gramm pro Tag)

Eier aus Weidehaltung oder Omega-3-Eier (bis zu 4 Stück täglich)	Strauß
Ente	Truthahn
Gans	Wildvögel (Fasan, Moorhuhn, Taube, Wachtel)
Huhn	

Fleisch (100-prozentige Weidehaltung oder 100-prozentige Grasfütterung, 115 Gramm pro Tag)

Dörrfleisch (100-prozentige Grasfütterung, zuckerarme Sorten)	Schweinefleisch (aus artgerechter Haltung, einschließlich Prosciutto, Iberico-Schinken)
Elch	Rotwild
Lamm	Wildbret
Rind	Wildschwein

Pflanzliche Proteine und Fleischalternativen

Hinweis: Achten Sie bei allen Fleischersatzprodukten bitte darauf, dass sie keine Lektine/Gluten enthalten.

Fleischalternativen aus Algen

Hanf-Tofu

im Schnellkochtopf zubereitete Linsen und andere Hülsenfrüchte (aus der Dose) oder getrocknet, eingeweicht* und dann im Schnellkochtopf zubereitet (verwenden Sie am besten einen Schnellkochtopf der Marke »Instant Pot«)

** Anleitungen zum Einweichen und zur Zubereitung von Linsen und Hülsenfrüchten im Schnellkochtopf sind im Internet leicht zu finden.*

Obst (Beschränken Sie sich auf eine kleine Portion am Wochenende und essen Sie nur Obst, das gerade Saison hat)

Am besten geeignet sind Granatapfel- und Passionsfruchtsamen, gefolgt von Himbeeren, Brombeeren, Erdbeeren und Heidelbeeren

Äpfel

Aprikosen

Brombeeren

Erdbeeren

Granatäpfel

Heidelbeeren

Himbeeren

Kirschen

Kiwis

knackige Birnen (Anjou, Bosc, Comice)

Nektarinen

Passionsfrucht

Pfirsiche

Pflaumen

Zitrusfrüchte (keine Säfte)

Milch- und Milchersatzprodukte (nicht mehr als 30 Gramm Käse oder 115 Gramm Joghurt pro Tag)

A2-Casein-Milch

Crème double bio (Doppelrahm)

Biorahmkäse

Biosauerrahm

Büffelmozzarella (italienisch)

französische/italienische Butter

französischer/italienischer Käse

Ghee (100-prozentige Grasfütterung)

Joghurt (auf Pflanzenbasis)

Käse aus der Schweiz

Kefir aus Ziegen- und Schafsmilch (naturbelassen)

Kokosnussjoghurt (naturbelassen)

Molkenproteinpulver (100-prozentige Grasfütterung Kuh, Ziege, Schaf)

Parmesan (Parmigiano Reggiano)

Ricotta (auf Mandelbasis)

Schafmilchjoghurt (naturbelassen)

Schafmilchkäse

Ziegenmilchjoghurt (naturbelassen)

Ziegenmilchkäse

Kräuter, Gewürze und Würzmittel

Avocado-Mayonnaise (Rezepte sind leicht im Internet zu finden)

Essige (alle ohne Zuckerzusatz)

Fischsoße (ohne Zuckerzusatz)

Kokos-Aminos-Soße (als glutenfreie Alternative zu Sojasoße)

Kräuter und Gewürze (alle außer Chiliflocken)

Meersalz (idealerweise jodiert)

Miso

Nährhefe

Senf

Tahini

Vanilleextrakt (rein)

Wasabi

Mehle aus …

Erdmandeln (Tigernüsse)

grünen Bananen

Haselnuss

Hirse

Kaffeefrucht

Kastanie

Kokosnuss

Mandeln (blanchiert)

Maniok

Pfeilwurz

Sesam (und Samen)

Sorghumhirse

Süßkartoffel

Traubenkern

Süßungsmittel

Allulose (nicht gentechnisch verändert)

Erythrit

Inulin

lokaler Honig und/oder Manuka-Honig (aber nur sehr wenig!)

Mönchsfrucht; auch bekannt als Luo Han Guo (in Deutschland bisher nur online erhältlich)

Stevia (SweetLeaf ist mein Favorit)

Xylit

Yacón (Sunfood Sweet Yacon Syrup)

Schokolade und Eisspeisen

Eisspeisen mit Kokosnussmilch ohne Milchprodukte

dunkle Schokolade, ungesüßt, 72 Prozent oder mehr (30 Gramm pro Tag)

nicht alkalisiertes Kakaopulver

Getränke

Champagner (180 Milliliter pro Tag)

dunkle Spirituosen (30 Milliliter pro Tag)

Kaffee

Kombucha mit niedrigem Zuckergehalt (zum Beispiel Kokosnuss und Kokosnuss-Mojito)

Pellegrino- oder Panna-Wasser

Rotwein (180 Milliliter pro Tag)

Tee (alle Sorten)

Wasserstoffwasser

Die »Nein, danke«-Liste der lektinhaltigen Lebensmittel

Raffinierte, stärkehaltige Lebensmittel

Backwaren

Brot

Cracker

Kartoffelchips

Kartoffeln

Nudeln

Plätzchen/Kekse

Reis

Tortillas

Weizenmehl

Zerealien

Getreide, ausgekeimte Getreide, Pseudogetreide und Gräser

brauner Reis (Vollkornreis, Naturreis)

Buchweizen

Bulgur

Dinkel

Einkorn

Gerste (kann nicht im Schnellkochtopf zubereitet werden)

Gerstengras

Hafer (kann nicht im Schnellkochtopf zubereitet werden)

Kamut (Khorasan- oder Orientalweizen)

Kascha (Buchweizen)

Mais

Maisprodukte

Maissirup

Popcorn (Puffmais)

Quinoa

Roggen (kann nicht im Schnellkochtopf zubereitet werden)

weißer Reis (ausgenommen im Schnellkochtopf zubereiteter weißer Basmati-Reis aus Indien*)

Weizen

Weizen (kann nicht im Schnellkochtopf zubereitet werden; bei sämtlichen Weizensorten werden Lektine durch die Zubereitung im Schnellkochtopf nicht entfernt)

Weizengras

Wildreis

** Indischer weißer Basmati-Reis enthält hoch resistente Stärke; amerikanischer weißer Basmati-Reis nicht.*

Zucker und Süßstoffe

Agavensirup

Kokosblütenzucker

Diätgetränke

granulierter Zucker (sogar Biorohrzucker)

Maltodextrin

Bitte meiden Sie zudem alle Süßstoffe, die Aspartam, Sucralose und Saccharin enthalten.

Gemüse

Bohnen* (alle, auch Sprossen)

Edamame

Erbsen

Erbsenprotein

grüne Bohnen

Hülsenfrüchte*

Kichererbsen* (auch als Hummus)

Linsen* (alle)

Soja

Sojaprotein

texturiertes Gemüseprotein (TGP)

Tofu

Zuckerschoten

** Nur erlaubt, wenn sie ordnungsgemäß in einem Schnellkochtopf zubereitet werden.*

Nüsse und Samen

Cashew-Nüsse

Chiasamen

Erdnüsse

Kürbiskerne

Mandeln mit Schale

Sonnenblumenkerne

Früchte (von denen manche auch als Gemüse bezeichnet werden)

Auberginen

Chilischoten

Goji-Beeren

Gurken

Kürbis (alle Sorten)

Melonen (alle Sorten)

Paprika

Tomaten

Zucchini

Milchprodukte, die A1-Casein enthalten

Butter (sogar Grasfütterung), außer von A2-Kühen, -Schafen oder -Ziegen

Hüttenkäse

Joghurt (auch griechischer Joghurt)

Joghurteis

Käse

Kefir

Milch

Ricotta

Speiseeis

Öle

Erdnussöl

Färberdistelöl

Maiskeimöl

Rapsöl (meistens GVO)

Sojaöl

Sonnenblumenöl

teilgehärtete Öle

Traubenkernöl

Kräuter und Gewürze

Ketchup

Mayonnaise (außer Avocado-Mayonnaise)

rote Chiliflocken

Sojasoße

Steaksoße

Worcestershiresauce

Da haben Sie es also: ein Ernährungsprogramm, das Ihren Darm heilt, Ihre Darmfreunde ernährt und sicherstellt, dass Ihre Mitochondrien bekommen, was sie brauchen, um die Energieproduktion zu maximieren. Jetzt ist es an der Zeit, sich mit all den anderen Entscheidungen zu beschäftigen, die Sie jeden Tag treffen und die sich auf Ihr »Get-up-and-go« auswirken. Es ist an der Zeit, Ihren gesamten Lebensstil gründlich unter die Lupe zu nehmen und die verborgenen Ursachen Ihres Energieverlusts zu identifizieren und zu beseitigen.

Fehlerbehebung alias FAQ – häufig gestellte Fragen

Frage: Was ist, wenn ich eine Einladung zu einem späten Abendessen nicht ausschlagen kann? Was mache ich dann am nächsten Tag?

Zunächst einmal, ich verstehe das. So ist das Leben halt. Vielleicht handelt es sich um eine wichtige berufliche Besprechung inklusive eines Abendessens, das um 20 Uhr beginnt und um 21 oder 22 Uhr endet. Am nächsten Morgen machen Sie einfach da weiter, wo Sie aufgehört haben – wenn Sie Ihr Essensfenster auf zehn Stunden reduziert haben, versuchen Sie, Ihr Fastenbrechen bis zum Mittag zu verschieben. Wenn Sie einmal vom Pferd gefallen sind, wie ich allen meinen Patienten sage, steigen Sie einfach wieder auf. Ein einzelner Tag macht keinen so großen Unterschied.

Frage: Es fällt mir schwer, mit dem Programm anzufangen. Haben Sie irgendwelche Vorschläge für den Umgang mit Heißhungerattacken und Hunger allgemein?

Zunächst einmal ist es völlig normal, wenn Sie Lust auf Junkfood haben. Es sind Ihre schlechten Darmbakterien, die hinter den Kulissen die Fäden für Ihr Verlangen nach diesen Lebensmitteln ziehen, und es dauert eine Weile, bis sie ausgehungert sind. Glauben Sie mir, ich weiß, dass ihre Rufe unwiderstehlich sind. Es ist ein bisschen wie bei Odysseus und dem Gesang der Sirenen. Sie müssen für ein paar Tage an den Mast gefesselt werden! Eine Möglichkeit, auf dem richtigen Weg zu bleiben, besteht darin, Ihr Unterstützungssystem – Ihre(n) Lebensgefährtin/Lebensgefährten, Ihre Freunde und Kollegen oder wen auch immer – um Hilfe zu bitten. Bitten Sie sie, Sie an all die Gründe zu erinnern, warum Sie dieses Programm absolvieren, und versprechen Sie ihnen, dass Sie nicht sauer werden, wenn sie Ihnen helfen, stark zu bleiben. Wenn alles andere fehlschlägt, betrachten Sie mich als Ihr Team – Sie können jederzeit zu diesem Buch zurückkehren und nachlesen, wie viel besser Sie sich fühlen werden, wenn Sie Ihre Gewohnheiten umstellen. Geben Sie sich drei Tage Zeit: Die Bösewichte werden verschwinden und Sie werden anfangen, sich nach den Lebensmitteln zu sehnen, die gut für Ihre Darmfreunde sind.

In meinem Untersuchungszimmer habe ich nicht nur ein großes Poster von Yoda, sondern auch mehrere Yoda-Puppen, und eines unserer Mottos lautet »Nicht versuchen Du sollst. Tun oder nicht tun. Einen Versuch es nicht gibt.« Wenn Sie immer später und später frühstücken und der Hunger Ihnen zu schaffen macht, nehmen Sie ihn an. Wie ich allen meinen Patienten versichere: Sie werden nicht verhungern.

Frage: Wie kann ich das Programm an Feiertagen aufrechterhalten?

Einer der großen Vorteile dieses Plans ist die eingebaute Auszeit fürs »Bravsein«. Glücklicherweise fallen viele Feiertage auf ein dreitägiges Wochenende, also machen Sie sich nicht zu viele Sorgen und beginnen Sie Ihren Wochenplan einfach am Dienstag statt am Montag. Sie können aber auch auf YouTube oder Instagram unzählige Videos finden, in denen fantastische Feiertagsmenüs zubereitet werden, die gut in das Energie-Paradox-Programm passen. Sie müssen also nicht automatisch auf die »schiefe Bahn« geraten, um es sich an Feiertagen gut gehen zu lassen!

Frage: Wie kann ich meine Familie mit ins Boot holen?

In erster Linie geht es bei diesem Programm darum, Ihre Energie zurückzugewinnen. Und je mehr Energie Sie haben, desto mehr wird Ihre Familie »das wollen, was Sie haben« (eine Anspielung auf den Film *Harry und Sally*. Und, wie ich schon sagte, machen Sie Ihre Familienmitglieder zu Ihrer Crew, die Sie in der Verantwortung halten wird. Ich kann Ihnen gar nicht sagen, wie viele Kinder ihrer Mutter oder ihrem Vater (oder beiden) die Leviten lesen, wenn sie etwas anderes essen als die erlaubten »Ja«-Nahrungsmittel.

Frage: Ich muss aus beruflichen Gründen viel reisen. Wie kann ich den Plan einhalten, vor allem, wenn ich mich in einer anderen Zeitzone befinde?

Vor COVID-19 bin ich viel gereist, habe Vorträge gehalten, meine Arbeit auf internationalen Konferenzen präsentiert und langlebige, kerngesunde Menschen auf der ganzen Welt studiert. Die Realität ist, dass Sie dieses Programm überall praktizieren können. Wie Sie wissen, kommen Ihre zirkadiane Uhr und die Uhren Ihres Mikrobioms aus dem Takt, wenn Sie über Zeitzonen hinweg reisen. Setzen Sie sich am Anreisetag hellem Licht aus und bleiben Sie bis spät auf, damit Sie zur »neuen« richtigen Zeit ins Bett gehen können. Außerdem hilft die Einnahme von Probiotika und Präbiotika während der ersten Tage nach der Ankunft, die Uhr des Mikrobioms neu zu stellen. Sie können auch in Erwägung ziehen, einige Tage lang drei bis fünf Milligramm Melatonin in Form von Retardkapseln einzunehmen.

Frage: Durch meine Arbeit komme ich oft erst um 19 oder 20 Uhr nach Hause – wie kann ich das schaffen?

Ich habe während meines gesamten Studiums als technisch-chirurgischer Assistent in der Nachtschicht gearbeitet, daher weiß ich, was »verrückte Arbeitszeiten« bedeuten. Studien mit Mäusen (die sich nachts ernähren) haben gezeigt, dass eine Verkürzung des Essensfensters die Mäuse vor Fettleibigkeit und Diabetes schützt, selbst wenn sie eine fett- und zuckerreiche Ernährung erhalten.[206] Andere Forschungen haben gezeigt, dass, soweit es die Gewichtsabnahme betrifft, sechs Stunden eingeschränkter Nahrungsaufnahme genauso effektiv sind wie ein sehr enges vierstündiges Essensfenster.[207] Wenn Sie spät gegessen haben, beginnen Sie das Programm zwölf Stunden nach dieser Mahlzeit und verschieben Sie das Frühstück jeden Tag um eine Stunde. Ihr Frühstück kann also ohne Weiteres auch erst um 15 Uhr beginnen!

Kapitel 8

Der Energie-Paradox-Lebensstil

Der Puls der modernen Welt und die damit verbundenen Annehmlichkeiten – die Klimaanlage, die uns an einem glühend heißen Tag abkühlt, oder die Heizung, die uns an einem beißend kalten Morgen wärmt, die Elektrizität, die unsere Häuser nach Sonnenuntergang mit Licht erfüllt, die Autos, die uns in Minutenschnelle von A nach B bringen – haben unser Leben sicherlich auf unzählige Arten verbessert. Aber diese großartigen Innovationen, die uns das Leben erleichtern, machen es unserem Körper schwer, optimal zu funktionieren. Der menschliche Körper ist nicht nur darauf ausgelegt, Herausforderungen zu bewältigen, sondern »blüht« auch auf, wenn er gefordert wird. Unsere Physiologie benötigt ein moderates Maß an biologischen und umweltbedingten Unannehmlichkeiten, um optimal zu funktionieren, und es liegt an uns, dafür zu sorgen, dass er die Herausforderungen findet, nach denen er sich sehnt.

Die Entscheidungen, die wir jeden Tag treffen, können in ihrer Gesamtheit zu einem Energieschub oder umgekehrt zu einem Energieverlust führen. Ich habe diese Lebensstilfaktoren in sechs Kategorien eingeteilt, die ich die »sechs S« nenne: Schweiß, Sonnenlicht, Shutdown-Modus, Schlaf, sensorische Herausforderungen und Stressmanagement.

Es ist keine Neuigkeit, dass wir heute weniger körperlich aktiv sind als je zuvor in der Geschichte der Menschheit und dass sich unsere sitzende Lebensweise negativ auf unsere Gesundheit auswirkt und uns anfälliger für Fettleibigkeit und andere Stoffwechselkrankheiten macht. Dieselben modernen Annehmlichkeiten, die das Leben angenehmer gemacht haben, haben es uns auch zu einfach gemacht, längere Zeit still zu sitzen. Es mag den Anschein haben, als könne dieses »Energiesparen« verhindern, dass wir uns ausgelaugt fühlen, aber in Wirklichkeit ist das Gegenteil der Fall: Wir müssen Energie verbrauchen, um Energie zu gewinnen.

Schweiß: Es braucht Energie, um Energie zu erzeugen

Unser Körper ist auf Bewegung ausgelegt. Sie erinnern sich vielleicht an die Studie über den superfitten und gesunden Hadza-Stamm aus Kapitel 1. Der Lebensstil der Hadza als Jäger und Sammler ist nicht nur wesentlich aktiver als der des durchschnittlichen amerikanischen Büroangestellten, sondern er ist auch dann nicht so »sesshaft« wie unserer, wenn die Hadza im »Ruhezustand« sind. Zum Beispiel ist etwas so Einfaches wie sich hinsetzen und aufstehen für sie ein viel dynamischerer Vorgang: Sie gehen in die Hocke, sie sitzen quasi auf ihren Hüften. Versuchen Sie, während Sie diesen Absatz lesen, aus Ihrem bequemen Sitz aufzustehen und in die Hocke zu gehen – Sie werden spüren, wie sehr dabei die Muskeln in den Beinrückseiten und im Gesäß beansprucht werden. Mehrmals pro Tag vom Boden aufstehen und sich auf den Boden setzen hält die großen Muskeln aktiv und mobilisiert den gesamten Bewegungsumfang der Gelenke. Diese ständige Bewegung verbraucht Energie, hält unser Stoffwechselfeuer am Brennen und fördert die Effizienz der Mitochondrien.

Die Forschung zeigt, dass jede Art von kontinuierlicher Bewegung, die den Körper aktiv hält und Muskeln beansprucht, als Herz-Kreislauf-Aktivität betrachtet werden kann. Tatsächlich gibt es zahlreiche Forschungsergebnisse, die zeigen, dass selbst minimale Bewegungen wie mit einem Stift herumzufuchteln oder mit den Zehen zu wippen dazu beitragen, dass die Körpersysteme Energie effizienter nutzen und bis zu 300 bis 350 Kalorien pro Tag mehr verbrennen können.[208] Wir leben in einer Kultur, in der die meisten Menschen die Vorstellung verinnerlicht haben, dass Fitness nur durch sehr spezielle (und in der Regel teure) Aktivitäten erworben werden kann, zum Beispiel durch die Teilnahme an einem Fitnesskurs – doch der menschliche Körper ist nicht dafür geschaffen, zehn Stunden am Tag zu sitzen und dann aufzustehen und 45 Minuten Zumba zu machen. Ich bin der Meinung, dass wir unsere Vorstellung von körperlicher Betätigung überdenken müssen und uns, statt ausgeklügelte Methoden zur Verbesserung unserer Fitness zu entwickeln, ein Beispiel an den Hadza nehmen und uns einfach mehr bewegen sollten, um unser Energiesystem in Schuss zu halten. Jedes Mal, wenn Sie die Muskeln Ihres Körpers beanspruchen, und sei es nur bei der Hausarbeit oder während Sie an einem Stehpult arbeiten, verbrennen Sie Glukose, dann gespeichertes Glykogen und schließlich (vorausgesetzt, Sie nehmen währenddessen keine Kohlenhydrate zu sich) stellen Ihre Mitochondrien auf die Verbrennung von Fettsäuren um. Wenn Sie Ihren Körper stärker bewegen (wie beispielsweise beim Zumba-Training), beginnen Sie, Ketone zu produzieren und zu verbrennen.

Das ist eine Kurzfassung dessen, was wir unter Stoffwechselflexibilität verstehen, und regelmäßige Bewegung hilft, das Feuer in den Mitochondrien am Brennen zu halten. Die gute Nachricht ist, dass es nie zu spät ist, in Bewegung zu kommen: Die Forschung zeigt, dass Bewegung und körperliche Anstrengung die beeinträchtigte Funktion der Mitochondrien wiederherstellen können.[209] Außerdem gibt es Hinweise darauf, dass die positive Wirkung, die körperliche Betätigung auf die Funktion und Regeneration der Mitochondrien hat, auch mit zunehmendem Alter erhalten bleibt.[210] Körperliche Anstrengung trägt auch dazu bei, die Insulinempfindlichkeit des Körpers aufrechtzuerhalten, und schützt daher nachweislich vor Insulinresistenz und Diabetes.

Eine weitere großartige Kettenreaktion, die in Ihrem Körper abläuft, wenn Sie Ihre Muskeln beanspruchen – sei es mit geringer oder hoher Intensität –, ist, dass erst vor Kurzem entdeckte Signalmoleküle, die sogenannten Myokine, produziert werden, die nahezu jedes Organsystem beeinflussen, auch das Gehirn. Die Forschung zeigt sogar, dass Myokine der Grund dafür sein könnten, dass regelmäßige körperliche Anstrengung die kognitive Gesundheit fördert. Wie ich in meinem Buch *Das Paradox des langen Lebens* dargelegt habe, korreliert körperliche Anstrengung mit weniger Hirnnebel, weniger Angst und innerer Unruhe und einem geringeren Risiko für neurodegenerative Krankheiten, einschließlich Alzheimer und Demenz. Neben den Vorteilen, die körperliche Anstrengung für Ihr Gehirn hat, unterstützen die dadurch produzierten Myokine auch Ihre energieerzeugenden Mitochondrien, indem sie die Mitogenese oder die Bildung neuer Mitochondrien anregen.[211] Die Myokine steigern auch die Gehirnleistung, helfen, die Neurodegeneration abzuwehren, und ermöglichen Ihnen einen erholsamen Schlaf. (Achten Sie nur darauf, sich während der letzten 60 bis 90 Minuten vor dem Zubettgehen nicht mehr körperlich zu fordern, um eine Überstimulation zu vermeiden.)

Es ist offensichtlich, dass Bewegung ein Muss ist – die Vorteile sind einfach zu groß, um darauf zu verzichten. Die Frage ist: Wie können wir ein Trainingsprogramm erstellen, das für Sie funktioniert? Wenn Sie dieses Buch lesen, haben Sie wahrscheinlich weder Zeit noch Lust, sich eine neue Trainingsroutine zu erarbeiten – Sie sind bereits überlastet und erschöpft. Lassen Sie uns also daran arbeiten, Sie dort abzuholen, wo Sie jetzt sind, und überlegen, wie Sie mit dem geringsten Aufwand an Schmerz (und Zeit) den größten Nutzen erzielen können.

Bewegungssnacks

Im Gegensatz zu dem, was Sie vielleicht denken, müssen Sie nicht 45 Minuten oder länger trainieren, um von den Vorteilen der Bewegung zu profitieren. Tatsächlich zeigen Studien, dass drei über den Tag verteilte zehnminütige Trainingseinheiten mindestens genauso viel bringen oder vielleicht sogar mehr als 30 Minuten kontinuierliches Training.[212, 213] Das übergeordnete Ziel besteht darin, den ganzen Tag lang in Bewegung zu bleiben, mit gelegentlichen »Ausbrüchen« hoher körperlicher Anstrengung, die den Stoffwechsel dahingehend konditionieren, dass er flexibler wird.

Im Energie-Paradox-Programm bezeichne ich diese kurzen Einheiten als »Snacks«; es sind schnelle, einfache Übungen, die Sie überall und jederzeit machen können. Wenn Sie sich zum ersten Mal sportlich betätigen, ist sogar so etwas Einfaches wie ein zehnminütiger Spaziergang ein guter Anfang, denn das Gehen ist in unserem evolutionären Design verankert – unsere Gene erwarten, dass wir gehen! Ein täglicher Spaziergang kann dazu beitragen, die Energieproduktion anzukurbeln, den Stoffwechsel zu verbessern, das Diabetesrisiko zu senken[214] und die geistige Klarheit zu steigern. Eine Studie aus dem Jahr 2016 ergab sogar, dass ein zehnminütiger Spaziergang nach dem Abendessen den Blutzuckerspiegel drastisch senkt[215] – und Sie wissen ja, was ein Aufschub dieses Zuckerschocks für Ihre Energieproduktion bedeutet. Ich mache gern einen Abendspaziergang mit meiner Frau Penny und unseren Hunden, die immer darauf brennen, nach draußen zu kommen. (Ich sage meinen Patienten oft, dass die Anschaffung eines Hundes eine gute Investition in ihre langfristige Gesundheit ist – Studien zeigen, dass Hundebesitzer länger leben als Menschen, die keinen Hund haben!)[216]

Versuchen Sie nach Möglichkeit, bei Ihren täglichen Spaziergängen bergauf und bergab zu gehen, um mehr Muskeln zu beanspruchen und noch mehr Nutzen daraus zu ziehen. Wenn Sie nicht in einer Gegend leben, in der dies möglich ist, können Sie dieselbe Wirkung auch in geschlossenen Räumen erzielen. Gibt es bei Ihnen zu Hause oder am Arbeitsplatz eine Treppe? Studien haben gezeigt, dass bereits eine Minute zügigen Treppensteigens (aufwärts und abwärts) die Mitochondrienfunktion verbessert, während fünf oder zehn Minuten um ein Vielfaches wirksamer sind.[217, 218]

Verbessern Sie Ihre Leistungsfähigkeit durch Fastentraining

Ein Spaziergang nach dem Abendessen ist zwar toll, aber ich empfehle auch, sich morgens zu bewegen. Wie wir in Kapitel 6 besprochen haben, profitieren Sie sogar noch mehr von körperlicher Anstrengung, wenn Sie in nüchternem Zustand trainieren – daher ist eine morgendliche Trainingseinheit vor dem Frühstück ideal. Wie sehr Ihr Energiesystem von einem Training auf nüchternen Magen profitiert, hängt von Ihrem Fitnessniveau ab (je weniger fit Sie sind, desto größer ist der potenzielle Nutzen), aber unabhängig davon trägt körperliche Anstrengung in nüchternem Zustand dazu bei, die Mitogenese zu steigern, die ROS-Produktion zu verringern und die Insulinempfindlichkeit zu verbessern.[219] Es schadet auch nicht, dass Sport dazu beitragen kann, den Appetit zu zügeln, indem er die Hormonspiegel verändert, die uns signalisieren, dass wir Hunger haben.[220] Ich glaube auch, dass Hungergefühle teilweise durch Langeweile ausgelöst werden können, und Langeweile kann ebenfalls durch körperliche Aktivität vertrieben werden.[221] Bewegung ist also nicht nur gut für Ihre Mitochondrien, sondern Sie werden bei der Umsetzung Ihres neuen Zeitplans für den Chronokonsum vielleicht auch feststellen, dass es Ihnen durch das morgendliche Training leichter fällt, Ihr Essensfenster zu verschieben. Und ein schnelles Workout am Morgen bringt Ihre Energieproduktion für den Rest des Tages garantiert in Gang!

Wenn Sie gerade erst damit beginnen, sich mehr zu bewegen oder Sport zu treiben, brauchen Sie keine spezielle Ausrüstung, um Ihren Energiehaushalt zu verbessern. Bewegen Sie sich einfach. Gehen Sie nach draußen und jäten Sie Unkraut im Garten oder mähen Sie den Rasen. Räumen Sie im Haus auf. Joggen Sie fünf Minuten lang auf der Stelle oder machen Sie Hampelmänner. Stützen Sie sich auf der Rückenlehne eines Stuhls ab, um das Gleichgewicht zu halten, während Sie Kniebeugen oder Ausfallschritte machen. Besorgen Sie sich ein Minitrampolin (oder einen Rebounder, eine spezielle Form des Minitrampolins; sie kosten heutzutage nicht mehr viel) und springen Sie zehn Minuten lang darauf herum. Vor allem Rebounding ist eine wunderbare, gelenkschonende Aktivität, die nicht allzu anstrengend ist, aber das Immunsystem und die Lymphdrainage (Abtransport von Giftstoffen) fördert. Es gibt viele Möglichkeiten, wie Sie etwas mehr Bewegung in Ihren Tag einbauen können – und all diese Bewegungs-Snacks können sich zu großen Verbesserungen summieren.

Wenn Sie lieber von Anfang an ein etwas spezifischeres Trainingsprogramm haben möchten, habe ich einen kleinen »Snack-Parcours« für Sie zusammengestellt. Beginnen Sie damit, diese Abfolge von Übungen zweimal am Tag zu absolvieren oder immer dann, wenn Sie das Bedürfnis haben, aufzustehen und Ihren Körper zu bewegen, was besonders wichtig ist, wenn Sie einen großen Teil des Tages im Sitzen verbringen.

Der Bewegungssnack-Parcours

1. Joggen Sie eine Minute auf der Stelle, nicht zu schnell und nicht zu langsam, und versuchen Sie dabei locker zu bleiben. Wenn Ihnen das zu viel ist, versuchen Sie es im Sitzen und bewegen Sie Ihre Beine und Arme so, als ob Sie laufen würden.

2. Crunch: Für diese Übung legen Sie sich auf den Rücken, winkeln die Knie an und heben zuerst den Kopf und die Schultern vom Boden und dann ganz langsam, Wirbel um Wirbel, den Oberkörper. Die Arme sind dabei entweder hinter dem Kopf verschränkt oder werden in Richtung der Füße ausgestreckt. Heben Sie den Oberkörper so weit an, wie Sie können, und wiederholen Sie diese Übung so oft wie möglich innerhalb einer Minute, ohne die Bewegung zu beschleunigen; Sie wollen ja die ganze Mi-

nute durchhalten können und sicherstellen, dass Ihre Bauchmuskeln die Arbeit verrichten und nicht Ihre Arme oder Ihr Hals.

3. Plank: Planks sind eine großartige Kräftigungsübung für den ganzen Körper und können praktisch überall durchgeführt werden. Um eine Plank zu machen, gehen Sie zunächst auf alle Viere, das heißt auf Hände und Knie, wobei sich die Hände genau unter den Schultern befinden sollten. Heben Sie die Knie vom Boden, sodass Sie auf den Zehen stehen, und strecken Sie die Arme und Beine so, dass der Rücken gerade wird und sich Kopf und Nacken in neutraler Position befinden. (Wenn das zu schwierig für Sie ist, können Sie auch auf den Knien bleiben.) Drücken Sie nun eine Minute lang Ihre Gesäß- und Bauchmuskeln und den Quadrizeps (das ist das Muskelbündel an der Vorderseite Ihrer Oberschenkel) nach oben. Wenn Sie die Übung zum ersten Mal machen, ist sie vielleicht etwas anstrengend – legen Sie bei Bedarf eine Pause ein. Eine Variante dieser Übung ist der Unterarmstütz, bei dem Sie sich auf die Ellbogen stützen und die Unterarme nach vorn strecken. Unabhängig davon, welche Position Sie wählen, sollten Sie spüren, dass Ihre Körpermitte angespannt ist. Wenn Planks nicht Ihr Ding sind, machen Sie einen normalen oder modifizierten (mit den Knien auf dem Boden) Liegestütz.

4. Kniebeuge: Die Kniebeuge ist eine weitere großartige Übung, die Sie überall ausführen können. Stellen Sie sich so hin, dass die Füße parallel zueinander ausgerichtet sind und etwas weiter als hüftbreit geöffnet sind. Heben Sie die nach vorn gestreckten Arme auf Schulterhöhe und beugen Sie langsam die Knie, während Sie die Bauchmuskeln anspannen. Achten Sie darauf, dass Oberkörper und Kopf aufgerichtet bleiben. Beugen Sie die Knie so tief, wie es Ihre Beweglichkeit zulässt, und kehren Sie dann in die Ausgangsstellung zurück, indem Sie Ihre Gesäßmuskeln anspannen. Machen Sie so viele Kniebeugen wie möglich in einer Minute und achten Sie dabei auf Ihre Körperhaltung. Wenn es Ihnen schwerfällt, das Gleichgewicht zu halten, stützen Sie sich mit einer Hand an einer Tischkante oder an der Rückenlehne eines Stuhls ab.

Von Snacks zu ganzen Mahlzeiten

Wenn Sie bereits einigermaßen fit waren, als Sie mit dem Training begonnen haben, oder sich durch das regelmäßige Training der beschriebenen Bewegungssnacks fit genug fühlen, um einen Schritt weiterzugehen, können Sie das Training intensivieren – Ihr Körper wird es Ihnen danken, wenn Sie ihn ein wenig stärker fordern. Längere Kardioworkouts und hoch intensives Intervalltraining (HIIT) sind zwei Möglichkeiten, um Ihr Training von einem Snack zu einer vollständigen Mahlzeit zu steigern. Längere Dauer und höhere Intensität sind keine wesentlichen Bestandteile des Energie-Paradox-Programms, aber je mehr Sie Ihren Körper fordern können, desto mehr Energie werden Sie haben.

HIIT wird häufig als ein Wechsel von kurzen, intensiven anaeroben Trainingseinheiten und etwas längeren, aber immer noch kurzen Erholungsphasen beschrieben. Es gibt zahlreiche Varianten, aber am einfachsten ist es, kurze Trainingseinheiten auf einem Hometrainer, einem Laufband oder einem Rudergerät zu absolvieren. Und so funktioniert es: Sie radeln, laufen oder rudern 45 Sekunden lang so schnell Sie können, machen dann zwei Minuten Pause und wiederholen das Ganze, so oft Sie können. Ich persönlich absolviere mindestens einmal pro Woche eine 30-minütige HIIT-Trainingseinheit auf dem Hometrainer. Auf Instagram und YouTube finden Sie HIIT-Workouts zum Mitmachen, und es gibt unzählige Fitnessapps, die Sie nutzen können. Das Trainingskonzept kann auf vielfältige Weise variiert werden, also schauen Sie sich ruhig um und finden Sie heraus, was Ihnen gefällt. Außerdem empfehle ich Ihnen, Ihr Training so oft wie möglich im Freien durchzuführen. Denn je mehr Sie Ihre Haut – und Ihre Augen – dem vollen Spektrum des natürlichen Tageslichts aussetzen, desto mehr profitieren Ihre Mitochondrien davon und desto besser werden Sie schlafen. Und wer möchte nicht frische Luft einatmen und die Sonne auf seinem Gesicht spüren, wenn er beim Workout ins Schwitzen gerät? Es tut einfach gut, im Freien körperlich aktiv zu sein.

Werfen wir nun einen Blick auf einige der anderen Vorteile, die ein Aufenthalt in der freien Natur mit sich bringen.

Sonnenlicht – das kostenlose Vitamin der Natur

Ich sage meinen Patienten oft, dass sie das Sonnenlicht als eines der preiswertesten und wirksamsten Nahrungsergänzungsmittel betrachten sollten, die es gibt. Sonnenlicht hilft dem Körper, Vitamin D zu produzieren, das, wie in Kapitel 3 beschrieben, eine wichtige Rolle für das Energieniveau spielt, weil es die Integrität und die Immunfunktion der Darmwand unterstützt.[222] Darüber hinaus zeigen Studien, dass hier eine Haut-Darm-Achse am Werk ist, wobei die UVB-Strahlen des natürlichen Lichts gut für das Mikrobiom sein können.[223] Ich verschreibe Sonnenlicht auch aus einem anderen Grund: Natürliches Vollspektrumlicht ist von großer Bedeutung für unsere Energiespeicher, weil es dem Melanin in unserer Haut die nötige Energie liefert, die es braucht, um die ATP-Produktion zu unterstützen (wir sind den Pflanzen ähnlicher, als wir denken!). Und mithilfe des Infrarotlichts der Sonne können wir den Blutdruck senken und gleichzeitig die allgemeine Durchblutung verbessern.[224] Wie Sie wahrscheinlich schon festgestellt haben, hebt viel helles Tageslicht auch Ihre Stimmung und hilft Ihnen, nachts besser zu schlafen. Gehen Sie also nach draußen – je mehr Sonnenstrahlen Sie abbekommen (das funktioniert auch, wenn es bewölkt ist), desto besser arbeiten Ihre inneren Energiesysteme.

Ich empfehle Ihnen, Ihre Haut jeden Tag eine Stunde lang der Sonne auszusetzen und dabei so viel Haut zu zeigen wie möglich (ich weiß, ich weiß, das sagt sich leicht, wenn man in Südkalifornien lebt!). Aber im Ernst: Ich weiß, dass ein Spaziergang in T-Shirt und kurzer Hose im Januar ein schwieriges Unterfangen sein kann, aber die Kälte ist ein weiterer positiver Stressor, der die Hormese aktiviert – zwei Fliegen mit einer Klappe!

Ein regelmäßiger Aufenthalt in der Sonne ist nicht nur wichtig, um die energiefördernden Wirkungen des Sonnenlichts zu nutzen, sondern kann auch (paradoxerweise?) entscheidend dazu beitragen, dass wir vor Schäden durch zu viel Sonnenlicht geschützt sind. Matt Maruca, ein Forscher auf dem Gebiet der Fotobiologie und Gründer der blaues Licht blockierenden Brillenmarke Ra Optics, hat von neuen wissenschaftlichen Erkenntnissen über die Bildung einer »Sonnenhornhaut« berichtet, die mit der normalen Hornhaut vergleichbar ist, die man bekommt, wenn man Gitarre spielen lernt oder barfuß läuft – eine Schutzschicht, die entsteht, wenn man ein und dieselbe Sache immer und immer wieder macht. Maruca führt an, dass eine regelmäßige, moderate Bestrahlung mit Sonnenlicht während des ganzen Jahres eine schützende Wirkung hat.[225] Wenn wir uns im Laufe der Jahreszeiten nicht ausreichend dem Sonnenlicht aussetzen, gehen wir im Sommer völlig unvorbereitet ins Freie und braten unsere Zellen, was zu krebserregenden Schäden und Stress führen kann. Regelmäßige Sonnenbestrahlung hilft uns, eine gesunde »Sonnenhornhaut« aufzubauen, die die Wahrscheinlichkeit von Hautschäden verringert, während wir gefahrlos von den Multivitaminwirkungen der Sonne profitieren können.

Essen Sie Ihren Sonnenschutz

Ihr Dermatologe hat Ihnen wahrscheinlich erklärt, dass Sie sich vor jedem längeren Aufenthalt im Freien mit Sonnenschutzmitteln eincremen sollten, und die Gefahren, die von der UV-Strahlung ausgehen, sind sehr real. Allerdings blockieren Sonnenschutzmittel die energieerzeugenden Strahlen der Sonne vollständig. Wenn Sie also ständig Sonnenschutzmittel tragen, können Sie die positive Wirkung, die das Sonnenlicht auf Ihre Energie haben könnte, einfach nicht nutzen. (Und wenn Sie ein herkömmliches Sonnenschutzmittel verwenden, das endokrindisruptive Chemikalien enthält, schaden Sie Ihrer Energieproduktion sogar! Weitere Informationen über sichere Sonnenschutzmittel finden Sie auf Seite 132.) Je nachdem, wo Sie leben und welchen Hauttyp Sie haben, brauchen Sie vielleicht gar nicht so viel Sonnenschutzmittel, um Ihre Haut zu schützen – vorausgesetzt, Sie halten sich an die Regeln, die Ihnen Ihr gesunder Menschenverstand vorgibt.

Sie können Ihren Sonnenschutz auch essen, wie ich es tue, um zusätzlichen Schutz zu erhalten, während Sie allmählich eine Sonnenhornhaut aufbauen. Nein, damit meine ich nicht, dass Sie eine Flasche Sonnenschutzmittel trinken sollten. Vielmehr bieten mehrere natürlich vorkommende Verbindungen in einer Vielzahl von Lebensmitteln Schutz vor der Sonne (diese Verbindungen können auch in Form von Nahrungsergänzungsmitteln eingenommen werden). Hier sind ein paar Beispiele:

- **Lycopin:** Diese Verbindung ist häufig in Tomaten enthalten, aber Sie wissen ja, wie ich über diese lektinhaltigen Nachtschattengewächse denke! Kohl, Spargel und rosa Grapefruit (während der Saison) sind ebenfalls reich an Lycopin.

- **Omega-3-Fettsäuren:** Um Ihre Haut vor Sonnenschäden zu schützen, essen Sie Omega-3-Eier, Walnüsse, Wildlachs, Leinsamen und Portulak; noch besser ist es, DHA-, DPA- und EPA-Präparate auf Fisch- oder Algenbasis einzunehmen.

- **Sulforaphan:** Diese Verbindung, die in Kreuzblütlern wie Brokkoli und Rucola enthalten ist, reduziert nachweislich durch UV-Strahlung verursachte Entzündungen.[226]

- **Vitamin C:** Ich nenne Vitamin C den »Schönheitsnährstoff«, weil es sehr gute Beweise dafür gibt, dass Vitamin C Sonnenschäden der Haut verhindern kann.[227] Brokkoli, Grünkohl und andere Kreuzblütler sowie Zitronensaft und -schalen enthalten viel Vitamin C. (Ja, die Zitrone ist eine Frucht, aber sie enthält kaum Zucker.) Um sicherzustellen, dass Sie genügend Vitamin C zu sich nehmen, empfehle ich, zweimal täglich 1000 Milligramm in Form von Retardkapseln zu sich zu nehmen.

Shutdown-Modus: Schalten Sie das blaue Licht aus!

Wir sind noch nicht fertig mit der Sonne. Wie Sie sich vielleicht aus Kapitel 6 erinnern, reguliert die Sonne unseren Schlaf- und Wachrhythmus sowie unsere Essenszyklen. Bevor es Elektrizität gab, richteten unsere Vorfahren ihre Ernährung nach den täglichen und jahreszeitlichen Veränderungen des Sonnenlichts aus, nicht unähnlich der Art und Weise, wie die langen Tage mit blauem Licht im Sommer Bären dazu veranlassen, sich den Bauch mit Beeren und Lachs vollzuschlagen, die sie, in Fett umgewandelt, durch den Winterschlaf bringen. Wie die Bären werden auch wir Menschen durch warme, lange Tage dazu ermutigt, unsere Nahrungsaufnahme zu erhöhen (einschließlich des einzigen süßen Lebensmittels, das uns früher zur Verfügung stand, nämlich Obst), damit wir in den mageren Wintermonaten zusätzlichen Brennstoff zur Verfügung haben. Menschen halten zwar keinen Winterschlaf, aber auch für unsere Vorfahren bedeuteten die kälteren, kürzeren Tage und längeren Nächte des Winters weniger Nahrungsmöglichkeiten, weniger Zeit für Aktivitäten wie Jagen oder Sammeln und mehr Zeit für Ruhe und sitzende Tätigkeiten.

So haben wir Jahrtausende lang gelebt. Doch mit der Entdeckung der Elektrizität und der anschließenden Erfindung der künstlichen Beleuchtung wurden diese natürlichen Rhythmen empfindlich gestört. Heute nutzen wir nicht nur elektrisches Licht, sondern zusätzlich eine Vielzahl von Geräten, die eine eigene Lichtquelle haben – zum Beispiel Fernseher, Computer und Smartphones. All diese Geräte werden mit künstlichem blauem Licht beleuchtet, das seit einigen Jahren auch als »Junklicht« bezeichnet wird. Blaues Licht stört unsere zirkadiane Uhr, und es ist schwer, ihm zu entkommen. Lange nach Sonnenuntergang starren wir in das blaue Licht unserer Geräte, während wir uns in unseren Wohnungen oder an öffentlichen Plätzen aufhalten, die ebenfalls von künstlichem Licht erhellt werden. Diese Lichtverschmutzung der Umwelt erschwert nicht nur die Sicht auf die Sterne, sondern stört auch die Melatoninregulierung und erschwert uns das Einschlafen, weil sie unserem Gehirn die Botschaft übermittelt, dass wir wach sein sollten.

Eine weitere Folge all dieser Junklicht-Bestrahlung ist die Gewichtszunahme. Wenn unsere Netzhautzellen blaues Licht wahrnehmen, übermitteln sie Informationen an Bereiche des Gehirns, die den Appetit regulieren, und signalisieren, dass es Zeit zum Essen ist (erinnern Sie sich daran, dass wir früher im Sommer und Herbst mehr gegessen haben, als die längeren Tage mehr blaues Licht bedeuteten). In einer Studie aus dem Jahr 2019 setzten Forscher Ratten nächtlichem Blaulicht aus und maßen anschließend die Nahrungsaufnahme und Glukosetoleranz der Ratten.[228] Um die Lichtexposition des Menschen besser zu simulieren, wurden die Ratten, die normalerweise nachts fressen, so gezüchtet, dass sie tagaktiv waren, das heißt, sie waren tagsüber wach und schliefen nachts wie wir Menschen. Bereits eine Stunde Blaulichtexposition pro Nacht veränderte die Glukosetoleranz der männlichen Ratten, ein Warnzeichen für Prädiabetes. Außerdem wählten die Ratten, wenn ihnen verschiedene Nahrungsmittel angeboten wurden, mehr zuckerhaltige Nahrungsmittel, nachdem sie dem blauen Licht ausgesetzt waren. Hm … ist es ein Zufall, dass Sie eher zu süßen Snacks greifen, wenn Sie Ihre Lieblingsserie bingewatchen? Das glaube ich nicht. Es scheint, dass das Junklicht uns dazu bringt, nach Junkfood zu greifen.

Um unsere Energie – und unser allgemeines Wohlbefinden – wiederzuerlangen, müssen wir unbedingt unseren zirkadianen Rhythmus wiederherstellen und uns wieder auf die natürlichen »Gezeiten« des Tageslichts einstellen. Das bedeutet, dass wir uns so wenig wie möglich blauem Licht aussetzen sollten, aber unsere Augen umso mehr seinem natürlichen Regulativ, dem roten Licht des Sonnenauf- und -untergangs. (Denken Sie daran, dass die roten und infraroten Wellenlängen des Lichtspektrums Ihre Mitochondrien bei ihrer Arbeit unterstützen.) Um dieses Licht zu imitieren, können Sie ein im Fachhandel erhältliches Rotlichtgerät verwenden; ich persönlich benutze ein Gerät von Joovv. Sie können sich auch selbst eine einfache Lichtbox mit Infrarotlampen bauen, die in jedem Baumarkt erhältlich sind. (Auf meiner Website finden Sie einen Podcast mit den Joovv-

Gründern, aus dem Sie viel darüber lernen können, wie man mehr Rotlicht bekommen kann.)

Mir ist klar, dass das Abschalten des blauen Lichts am Abend nicht unbedingt praktisch oder angenehm ist – es könnte die einzige Zeit des Tages sein, in der Sie Ihre sozialen Medien nutzen, E-Mails beantworten oder einfach nur entspannt fernsehen können. Glücklicherweise hält die Entwicklung von Funktionen, die uns die gefahrlose Nutzung unserer Geräte ermöglichen, mit dem allgemeinen technologischen Fortschritt mit. Zum Beispiel kann man jetzt für fast jedes Gerät Apps herunterladen (eine der besten ist die von iristech.co), mit denen man bei Sonnenuntergang auf nicht blaues Licht oder einen Nachtmodus (zum Beispiel beim iPhone) umschalten kann. Wenn Sie nach Einbruch der Dunkelheit fernsehen – und ich weiß, dass Sie das tun –, tun Sie sich selbst einen Gefallen und investieren Sie in eine Brille mit bernsteinfarbenen Gläsern, die das blaue Licht herausfiltern (Ra Optics oder BLUblox sind zwei Marken, die Sie ausprobieren könnten). Die besten Ergebnisse erzielen Sie, wenn Sie die Brille vom Sonnenuntergang bis zum Schlafengehen tragen. Sowohl in Ihrer Wohnung als auch im Außenbereich Ihres Hauses können Sie auch spezielle Glühbirnen verwenden, die Licht mit einem geringen Blauanteil ausstrahlen (Lighting Science ist eine gute, erschwingliche Marke; in Deutschland ist die bekannteste Marke PRiSMA).

Ich hoffe, es versteht sich von selbst, dass Sie Ihre elektronischen Geräte ausschalten sollten, wenn Sie sich tatsächlich ins Bett legen, um zu schlafen – nehmen Sie sie nicht mit ins Bett! Einige strahlen selbst im Stand-by-Modus oder sogar nach dem Ausschalten blaues Licht und EMF aus (zum Beispiel das Mobiltelefon), die den Schlafrhythmus stören. Schließen Sie sie also zum Aufladen auf der anderen Seite des Zimmers an (oder besser noch außerhalb des Zimmers, damit Sie nicht in Versuchung kommen, mitten in der Nacht Ihren Twitteraccount zu checken). Und das bringt uns zum nächsten »S« in unserem Lebensstilplan, von dem viele meiner Patienten zu wenig bekommen: Schlaf.

Schlaf, um unsere Zellen aufzutanken

Schlaf (oder Schlafmangel) ist ein perfektes Beispiel für »Ich bin schon so lange unten, dass es sich für mich wie oben anfühlt«. Wir sind eine Nation von Menschen, die wie Zombies auf Schlafentzug durch die Welt stolpern, und traurigerweise haben wir uns daran gewöhnt. Viele Menschen werden sich dessen erst bewusst, wenn ihr Schlafmangel echte Konsequenzen für ihr Leben hat – und dann haben sich die dadurch verursachten Schäden schon seit einiger Zeit angehäuft. Wie meine gute Freundin Arianna Huffington in ihrem Buch *Die Schlaf-Revolution* berichtet, lernte sie die Bedeutung des Schlafs auf die harte Tour kennen, als sie versuchte, sich als ultimative »Superfrau« durchs Leben zu schlagen. Sie wachte erst auf, nachdem ihr chronischer Schlafmangel zu einem schrecklichen Unfall geführt hatte.

Die Bedeutung von genug Schlaf und guter Schlafqualität kann gar nicht überbewertet werden. Sie ist für unser Wohlbefinden genauso wichtig wie unsere Ernährung, und doch ist sie – um eine Analogie zum Rad zu verwenden – oft die einzige Speiche, die kaputt ist. Erst in jüngster Zeit hat die wissenschaftliche Gemeinschaft begonnen, die unzähligen Auswirkungen des Schlafs auf unsere Gesundheit in vollem Umfang zu würdigen, und ich hoffe, dass die Öffentlichkeit davon erfährt und die Menschen beginnen, ihrer Nachtruhe mehr Bedeutung beizumessen und ihr Vorrang vor anderen Bedürfnissen einzuräumen.

Ein Hindernis für einen erholsamen Schlaf ist bekanntlich blaues Licht, das die zirkadiane Uhr beeinflusst und den Schlafrhythmus stört. Um den Schlaf zu bekommen, den Ihr Körper braucht, ist es wichtig, Ihren zirkadianen Rhythmus wiederherzustellen und mit den natürlichen Zyklen des Tageslichts in Einklang zu bringen. Aber Licht ist nicht der einzige Faktor, der einem erholsamen Schlaf im Wege steht. Der wichtigste Ratschlag, den ich meinen Patienten mit Schlafproblemen gebe, ist, drei Stunden vor dem Schlafengehen nichts mehr zu essen. Wie wir in Kapitel 5 besprochen haben, befindet sich der Körper während des Schlafs im Reparaturmodus, und insbesondere das Gehirn »reinigt« sich selbst, eine Funktion, die für eine gesunde kognitive und neurologische Funktion unerlässlich ist.[229] Durch den Verdauungsprozess wird jedoch der Blutfluss in den Darm umgeleitet, anstatt dem Gehirn die Energiequellen zuzuführen, die es braucht, um sich über Nacht »frisch zu machen«. Beenden Sie also mindestens einmal pro Woche, am besten aber jeden Tag, Ihr Abendessen spätestens drei Stunden vor dem Schlafengehen. Sie werden überwältigt sein, wie viel besser und tiefer Sie schlafen werden.[230]

Wenn Sie Probleme haben, ein- oder durchzuschlafen, und normalerweise nur wenig körperlich aktiv sind, empfehle ich Ihnen, sich tagsüber einfach mehr zu bewegen. Schlaf und körperliche Anstrengung sind zwei Seiten einer Medaille. Schlafmangel hindert Sie daran, körperlich aktiv zu sein und umgekehrt – oder anders ausgedrückt: Es gibt nur wenige Dinge, die Ihnen so sehr helfen, gut zu schlafen, wie Muskeln, die sich »müde gearbeitet« haben.

Schlaffördernde Nahrungsergänzungsmittel

Im Allgemeinen schadet es Ihnen nicht, wenn Sie sich den Eintritt ins Traumland etwas einfacher machen. Aber bitte beachten Sie, dass nicht alle Schlafmittel gleich sind – Nahrungsergänzungsmittel, die Ihnen auf natürliche Weise beim Einschlafen helfen, sind in Ordnung, aber von Medikamenten, die Ihren natürlichen Schlafzyklus verändern, sollten Sie besser die Finger lassen. Hier sind ein paar sichere Schlafmittel, die ich meinen Patienten mit Schlaflosigkeit empfehle:

Melatonin: Diese synthetische Version des Hormons, das Ihr Körper von Natur aus nachts produziert, ist seit Langem als ein nützliches Schlafmittel mit wenigen Nebenwirkungen bekannt. Ich empfehle nicht unbedingt, es jede Nacht einzunehmen – Sie sollten stattdessen die in diesem Kapitel beschriebenen Änderungen Ihres Lebensstils vornehmen –, aber wenn Ihre innere Uhr durch Reisen oder einen hektischen Arbeitsplan aus dem Takt geraten ist, empfehle ich die Einnahme von Melatonin in Form von Retardkapseln, um Ihren natürlichen Schlaf-wach-Rhythmus wiederherzustellen. Die Tabletten sind normalerweise in Dosen von drei bis fünf Milligramm erhältlich – und das reicht auch völlig aus.

Relora: Diese Mischung aus Magnolienrindenextrakt und Phellodendron (Rinde des Korkbaums) hat ebenfalls bemerkenswerte schlaffördernde Eigenschaften, ohne jedoch ein Beruhigungsmittel zu sein. Wenn Sie zufällig zu den wenigen Menschen gehören, die tatsächlich einen erhöhten Cortisolspiegel haben, wird diese Nahrungsergänzung Ihnen helfen, diesen wieder zu normalisieren. Nehmen Sie 300 Milligramm zwei- bis dreimal pro Tag.

Glycin: Glycin hat eine doppelte Wirkung. Es senkt die Körpertemperatur, wenn es kurz vor dem Schlafengehen eingenommen wird (und eine niedrige Körpertemperatur ist wichtig, um den Schlaf einzuleiten), und bietet den zusätzlichen Vorteil, dass es mit Glyphosat um Bindungsstellen im Gewebe konkurriert. Während es Ihnen also beim Einschlafen hilft, schützt es Sie auch vor Pestizidrückständen in Ihrem Abendessen! Nehmen Sie 1000 Milligramm pro Tag vor dem Schlafengehen.

Probiotika und Präbiotika: Ich habe immer einige Probiotika und Präbiotika dabei, wenn ich auf Reisen bin. Manchmal hilft es schon, die Darmflora anzukurbeln, um die Uhr zurückzustellen, vor allem, wenn man gerade in einer anderen Zeitzone angekommen ist.

GABA, L-Theanin, Ashwagandha, Baldrianextrakt und Rosenextrakt: Wenn Sie unter Schlafstörungen leiden, sind diese Präparate eine gute Ergänzung Ihrer nächtlichen Routine. Es gibt kommerzielle Schlafmittel, die alle diese Stoffe in einer Pille vereinen; die Dosierung ist allerdings unterschiedlich.

Auch ein wenig Selbstdisziplin kann viel bewirken, und ich rate Menschen immer, ihre Schlafgewohnheiten konsequent einzuhalten. Unterdrücken Sie den Drang nach einem Bingewatching-Marathon und gehen Sie jeden Abend, oder zumindest so oft wie möglich, zur selben Zeit ins Bett. Achten Sie darauf, dass Sie volle sieben bis acht Stunden Schlaf bekommen. Denken Sie daran, dass das kein Luxus ist, sondern dass Ihr Gehirn, Ihr Körper und Ihre Darmfreunde darauf angewiesen sind. Halten Sie sich an den Zeitplan, auch an den Wochenenden. Langes Ausschlafen macht die unter der Woche verlorene Zeit nicht wieder wett, sondern bringt Ihren gesamten Tagesrhythmus durcheinander.

Sensorische Herausforderungen: Wenn zu viel von einer schwierigen Sache eine gute Sache ist

Sie wissen, dass Sie die Hormese durch zeitlich begrenztes Essen und körperliche Betätigung aktivieren können, aber wie ich bereits angedeutet habe – als ich vorschlug, Sie sollten in T-Shirt und kurzer Hose in der Januarsonne spazieren gehen –, sind extreme sensorische Bedingungen (sowohl kalt als auch heiß) eine weitere Möglichkeit, eine positive Stressreaktion Ihres Körpers auszulösen. Die Forschung zeigt, dass eine solche Belastung unser Energiesystem effizienter macht: Unsere Zellen erhalten die Botschaft, dass sie sich besser wappnen sollten, wenn sie überleben wollen (eine kleine Anspielung auf Darwin), und entwickeln Proteine als Schutzmittel. Diese Proteine weisen alle Zellen, die nicht für sich selbst sorgen können, an, sich selbst zu zerstören und zu recyceln (Autophagie), sodass nur gesunde, frische Zellen übrigbleiben, wenn sich das Blatt gewendet hat und alles wieder in Ordnung ist.[231] Darüber hinaus aktiviert der Schock, den extreme Temperaturen auf unser System ausüben, entzündungshemmende Eigenschaften und erhöht die Produktion des Wohlfühlhormons Serotonin.

Vielleicht haben Sie schon einmal von der Kälte- oder Kryotherapie gehört – eine Methode, bei der Sie ohne Kleidung für zwei bis vier Minuten in einen Tank steigen, in dem die Lufttemperatur deutlich weniger als 0 Grad Celsius beträgt. Die Kältetherapie bietet viele Vorteile, kann aber teuer sein und ist nicht für jeden geeignet (wenn Sie sich dazu entschließen, sie auszuprobieren, sollten Sie sich vorher gut informieren und einen zertifizierten Therapeuten aufsuchen). Sie können ähnliche Ergebnisse erzielen, indem Sie eine sogenannte »schottische Dusche« nehmen, bei der Sie abwechselnd warm und so kalt duschen, wie Sie es aushalten können. (Ich empfehle, klein anzufangen und Ihre Widerstandsfähigkeit langsam zu trainieren). Ein Wort der Warnung an dieser Stelle: Das ist nichts für »schwache Nerven« – für POTS-Patienten oder Menschen mit Herzproblemen (wie koronare Herzkrankheiten, Stents, Herzschrittmacher oder Vorhofflimmern) ist die »schottische Dusche« nicht geeignet, da sie zu Herzrhythmusstörungen und plötzlichen dramatischen Blutdruckabfällen führen kann.

Sie können Kälte besser und länger ertragen, als Sie denken – es ist nur eine Frage der Einstellung –, und wenn Sie sich regelmäßig kälteren Bedingungen aussetzen, können Sie eine größere Toleranz entwickeln. Die richtige Atemtechnik ist eine Möglichkeit, um mit Kälte fertig zu werden. Der Sportler Wim Hof hat eine intensive Atemtechnik bekannt gemacht, die sich als bemerkenswert wirksam erwiesen hat, um die Toleranz gegenüber extremer Kälte zu erhöhen. Im Internet finden Sie kostenlose Videos, die Ihnen helfen, diese überraschend einfache und effektive Technik zu erlernen.

Manche mögen's heiß

Okay, vielleicht sind Sie ja eher ein Sommermensch. Eine gute Möglichkeit, sich mal so richtig »durchzuheizen«, ist ein Saunabesuch. Wenn Sie schon einmal in einer guten Sauna waren, wissen Sie, dass dies eine wunderbar entspannende (wenn auch schweißtreibende) Methode ist, um Ihre Muskeln zu lockern. Eine Sauna findet sich heute praktisch in jedem größeren Ort, und vielleicht bietet Ihr Fitnessstudio sogar die kostenlose Nutzung einer Sauna an, was sie zu einer ebenso großartigen wie kostengünstigen Option für eine temperaturinduzierte Hormese macht. Wenn Sie jedoch kein Fan des Schwitzens sind, können Sie einen ähnlichen Effekt – und sogar noch mehr Vorteile für Ihre Mitochondrien – mit einer Infrarotsauna erzielen.

Die Infrarotsauna nutzt elektromagnetische Infrarotstrahlung, um die Kerntemperatur des Körpers zu erwärmen – mit anderen Worten, der Körper erwärmt sich, aber nicht die Luft um ihn herum, und die Temperaturen sind deutlich niedriger. Bei einer Infrarotheizung liegen sie in der Regel zwischen 45 und 50 Grad Celsius, was im Vergleich zu den 70 (oder mehr) Grad Celsius in einer traditionellen Sauna relativ wenig ist. Und ohne den ganzen Dampf und die Feuchtigkeit ist es eine »trockene« Sauna. Die Infrarottherapie gilt als äußerst sicher – sie wird schon seit einiger Zeit in Krankenhäusern eingesetzt, sogar zur Erwärmung von Neugeborenen.

Neben der Anregung der Hormese hat die Infrarotsauna nachweislich auch andere energiesteigernde Wirkungen, einschließlich der Linderung von Ermüdungserscheinungen, was höchstwahrscheinlich darauf zurückzuführen ist, dass sie dazu beiträgt, den Blutdruck und den Kreislauf zu normalisieren.[232] Die Infrarotsauna kann dem Herz-Kreislauf-System sogar den gleichen Schub geben wie körperliche Anstrengung. Der Körper beginnt zu schwitzen und die Blutgefäße erweitern sich, um den Blutfluss zu verbessern. In einer Studie mit Patienten, die am chronischen Müdigkeitssyndrom litten, war nach 15 bis 25 wärmetherapeutischen Behandlungen eine deutliche Verbesserung der Symptome zu beobachten.[233]

Versuchen Sie also etwa einmal pro Woche, einige Zeit in einer Sauna, einem Dampfbad oder einer Nahinfrarot- oder Rotlichtsauna zu verbringen, nehmen Sie an einem Hot-Yoga-Kurs teil – oder besuchen Sie mich im Sommer in Palm Springs! Wenn diese Möglichkeiten nicht realistisch sind, nehmen Sie einfach ein schönes heißes Bad. Studien aus jüngster Zeit haben gezeigt, dass ein heißes Bad leichte Depressionen besser lindert als Antidepressiva.[234] Um Ihre Zellen nicht zu sehr zu belasten, steigen Sie in die Badewanne, wenn sie schon recht warm ist, lassen Sie dann immer wieder etwas Wasser ab und neues heißes Wasser einlaufen. Solange Sie schwitzen, erzielen Sie dieselben hormetischen Wirkungen.

Stressbewältigung: Energie durch Entspannung

In früheren Zeiten war Stress ein Phänomen, das nur in kurzen Schüben auftrat, und wir hatten ausreichend Zeit für Ruhe und Erholung. Natürlich ist die Art und Weise, wie Stress unser Leben heute beeinflusst, eine ganz andere Geschichte – Stress ist oft chronisch und unerbittlich, und schlimmer noch, wir haben diesen Zustand (ähnlich wie das ständige Müdesein) als Preis des modernen Lebens akzeptiert und halten ihn für normal.

Wir wissen, dass die ständige Ausschüttung von Stresshormonen die systemische Entzündung in unserem Körper erhöht, den Darm schädigt und eine der Hauptursachen für Entzündungen im Gehirn (und daraus resultierende kognitive Beeinträchtigungen) ist. Ein Leben mit hohem Stressniveau ist einfach keine Option, wenn wir unsere Energie (und unseren Verstand) zurückgewinnen wollen. Ich weiß, dass das leichter gesagt als getan ist, aber ich möchte, dass Sie verstehen, dass Stress ein sehr reales physiologisches Phänomen mit gefährlichen Nebenwirkungen ist.

Lassen Sie uns also darüber sprechen, wie Sie Ihre Reaktionen auf die scheinbar endlosen Herausforderungen des Tages in den Griff bekommen können. Jedem, der viel Stress hat, sage ich, dass er mit zwei nicht verhandelbaren Dingen beginnen soll: tägliche Bewegung, von der wir wissen, dass sie Stress stark abbaut, und Beseitigung des Schlafmangels. Sobald diese Gewohnheiten fest verankert sind, sollten Sie damit beginnen, sich Ihrer Stressreaktion während des Tages bewusst zu werden. Sie haben viel mehr Macht darüber, als Ihnen klar ist! Ihre bewussten Gedanken können Ihr Stresshormonnetzwerk und damit Ihren Darm sowohl aktivieren als auch beruhigen. Der einfachste und billigste Weg, die Stressreaktion Ihres Körpers zu beruhigen, ist eine kontrollierte Atmung. Durch bewusste Atemkontrolle können Sie die Kraft Ihres Vagusnervs anzapfen, um Ihr Nervensystem zu beruhigen und Ihrem Darm und Ihren Darmfreunden mitzuteilen, dass »alles gut ist«. Atemtechniken sind ein kostenloser, einfacher und bemerkenswert effektiver Weg zur Stressbewältigung.

Meine Lieblingsatemübung

In meinen Jahren als Chirurg habe ich mir eines der einfachsten Mittel zum Stressabbau angeeignet, das es gibt. (Eine Operation am Herzen eines Säuglings ist nichts für schwache Nerven.) Meistens bin ich im Operationssaal konzentriert und in meinem Element, ähnlich wie ein Sportler, der zu einem Wettkampf antritt. Wenn jedoch etwas Unerwartetes passiert, versuche ich, durch kontrollierte Atmung meinen Herzschlag zu stabilisieren und mein Nervensystem unter Kontrolle zu halten. Das sieht dann so aus:

Atmen Sie durch die Nase ein und zählen Sie dabei bis drei, dann durch den Mund aus, während Sie bis sechs zählen (als ob Sie eine Kerze ausblasen würden). Wiederholen Sie dies, bis Sie spüren, dass sich Ihr Atem vertieft, Ihr Herzschlag sich beruhigt und Ihr Geist sich besser unter Kontrolle hat – ein bis drei, aus bis sechs, ein bis drei, aus bis sechs. Versuchen Sie es das nächste Mal, wenn Sie das Gefühl haben, in Panik zu geraten, und ich garantiere Ihnen, dass Sie einen Unterschied merken werden!

Neben der Arbeit an Ihrer Atemtechnik empfehle ich Ihnen auch, sich jeden Tag etwas Zeit zu nehmen – vielleicht als erstes am Morgen oder als letztes am Abend –, um sich auf die positiven Dinge in Ihrem Leben zu konzentrieren. Ich habe mit einer Reihe von wunderbaren Gästen in meinen Podcasts über dieses Thema gesprochen – erstaunlich viele sehr erfolgreiche Menschen sagen, dass Dankbarkeit für die guten Dinge in ihrem Leben ihnen hilft, Stress zu bewältigen. Sich nur ein paar Augenblicke Zeit zu nehmen, um dankbar zu sein für das, was man hat, kann eine bemerkenswerte Wirkung haben, die es leichter macht, überbordende Negativität oder trübselige Grübeleien in den Griff zu bekommen. So schwierig es auch sein mag, das in einer belastenden Situation zu erkennen – es gibt immer etwas, für das man dankbar sein kann.

Neben der Konzentration auf die Dankbarkeit würde ich jeden dazu ermutigen, mit Meditation zu experimentieren. Es gibt sehr überzeugende Beweise für einen Zusammenhang zwischen Meditation und verbesserter Darmgesundheit – zum Beispiel wurde festgestellt, dass Meditierende ein viel vielfältigeres Mikrobiom haben als Menschen, die nicht meditieren. Und je vielfältiger Ihr Mikrobiom ist, desto besser können Sie mit Stress umgehen.[235] Meditation bietet auch tiefe Momente der Ruhe in kurzen, konzentrierten Schüben – für diejenigen, die sie praktizieren, ist sie ein Energieretter! Heutzutage sind wirksame Meditationspraktiken buchstäblich zum Greifen nah – es gibt eine Fülle toller Apps, die Ihnen helfen können, Ihren Geist zu beruhigen.

Aber nachdem Sie Ihr Smartphone für eine geführte Meditation benutzt haben, legen Sie es bitte weg. Verbringen Sie Zeit abseits der sozialen Medien und machen Sie sich selbst das Geschenk einer »lebensechten« sozialen Verbindung mit denjenigen, die positive Kräfte in Ihrem Leben sind. Manchmal gibt es nichts Besseres, um Stress abzubauen, als eine Stunde mit dem besten Freund oder seinen Geschwistern zu verbringen. Wir haben gesehen, wie der Zoom-Kontakt zur Familie und zu Freunden den Menschen Kraft gegeben hat, um die Erfahrung der Einsamkeit während der Pandemie auszuhalten – dieses angeborene Bedürfnis nach einer Verbindung mit anderen Menschen verbessert unsere Stimmung, was wiederum dazu beiträgt, dass sich alles in unserem Körper entspannt.

Kapitel 9

Energie-Paradox-Rezepte

Sie haben es bis zum Ende geschafft, und ich wette, jetzt sind Sie verdammt hungrig. Zum Glück für Sie habe ich eine Reihe neuer Rezepte, die Ihnen helfen werden, das Energie-Paradox-Programm in die Praxis umzusetzen. Diese Rezepte wurden speziell für Ihre Mitochondrien und Ihr Mikrobiom entwickelt. Denken Sie daran, dass Sie für sie essen, nicht für sich selbst, und das bedeutet, dass Sie viele Prä-, Pro- und Postbiotika produzierende Lebensmittel verwenden werden, die Ihre Bakterien satt machen, damit sie Ihnen die Energie geben können, die Sie brauchen. Sie werden feststellen, dass bei vielen Rezepten Meeresfrüchte, Mollusken (Weichtiere wie Schnecken und Muscheln) und Schalentiere, die Sie mit Phospholipiden, dem Rückgrat Ihrer Mitochondrienmembranen, versorgen, ein wichtiger Bestandteil sind. Hey, Sie werden sogar einen Garnelenkuchen zum Frühstück probieren!

Wenn Sie ein langjähriger Paradox-Anhänger sind, behalten Sie im Hinterkopf, dass sämtliche Rezepte in meinen anderen Büchern ebenfalls gut in den Energie-Paradox-Ernährungsplan passen. Vergessen Sie nur nicht den C^2-Teil (Chronokonsum) der Energiegleichung und ändern Sie jedes Rezept, das als erste Mahlzeit des Tages dienen soll, so ab, dass es zu einer Monomahlzeit wird. Um Ihnen den Einstieg zu erleichtern, habe ich als Beispiel einen Essensplan für fünf Tage zusammengestellt, der Ihnen einen Eindruck davon vermittelt, wie Ihre erste Woche mit dem Energie-Paradox-Programm aussehen könnte.

Beispiel für einen Mahlzeitenplan

Tag 1

Frühstück
Eine Schale Hirseflocken mit ungesüßter Mandelmilch

Mittagessen
Pilzsuppe 2.0 (Seite 205)

Abendessen
Kates Thanksgiving-Salat (Seite 202)

Tag 2

Frühstück
Foniohirse-, Sorghum- oder Hirsebrei (zubereitet wie Haferbrei) mit ungesüßter Mandelmilch

Mittagessen
Grünkohl-Brokkoli-Hirse-Burger mit Avocadocremesoße (Seite 213)

Abendessen
Lektinfreie gebratene Austern und »Bánh mì«-Schale (Seite 216)

Tag 3

Frühstück
Rührei aus 4 Eiweiß (nach Belieben mit Kräutern würzen)

Mittagessen
Tacos aus gemahlenem »Rindfleisch« (Seite 217)

Abendessen
Meeresfrüchteeintopf nach spanischer Art (Seite 210)

Tag 4

Frühstück
Grüner Proteinsmoothie mit Hanf (Seite 202)

Mittagessen
Beinah-klassische sämige Muschelsuppe (Seite 207)

Abendessen
Kokosnusscurry mit Pilzen und Meeresfrüchten (Seite 209)

Tag 5

Frühstück
Blumenkohlwaffeln (Wählen Sie die Monovariante, Seite 201)

Mittagessen
Pilzsuppe mit Grünkohl, Lauch und im Schnellkochtopf zubereiteten Linsen (Seite 206)

Abendessen
Blumenkohlrisotto mit Jakobsmuscheln (Seite 208)

Snacks und Nachtisch

½ Avocado mit Miso-Sesam-Dressing (Seite 221)

Ein kleines Stück Obst der Saison

Heiße Schokolade mit Pilzen (Seite 219)

Blumenkohl-Brownies mit dunkler Schokolade (Seite 222)

Nüsse

Die Rezepte

Frühstück

Lektinfreies Kardamom-Haselnuss-Granola mit geriebener Orangenschale

Ich hatte schon einige Patienten, denen es schwerfiel, ihr Hauptfrühstück aufzugeben: Joghurt mit Knuspermüsli. Anstatt sie zum Aufhören zu zwingen, habe ich mir eine lektin- und zuckerfreie Alternative ausgedacht, die hervorragend zu ungesüßtem Kokosnussjoghurt passt. Sie können dieses Müsli sogar mit Obst der Saison zu einem Crumble kombinieren! Denken Sie nur daran, dass dies keine Monomahlzeit ist, also genießen Sie es bitte erst, nachdem Sie die ersten sechs Wochen des Programms absolviert haben.

Für 8 bis 10 Personen

2 Tassen grob gehackte Haselnüsse
1 Tasse ungesüßte Kokosnussflocken
¼ Tasse gemahlene Leinsamen
¼ Tasse Sesamsamen
½ Tasse Butter (gemäß den Empfehlungen auf Seite 173) oder Kokosnussöl
geriebene Schale von 2 Orangen
1 TL gemahlener Kardamom
¼ TL gemahlener Zimt
½ TL Salz
¼ Tasse Mönchsfrucht-Süßstoff
¼ Tasse Süßstoff in Pulverform
½ TL Vanilleextrakt

1. Den Backofen auf 150 °C vorheizen. Ein Backblech mit Backpapier oder einer Silikonmatte auslegen und beiseitestellen.
2. In einer großen Schüssel Haselnüsse, Kokosnussflocken, Leinsamen und Sesamkörner mischen und beiseitestellen.
3. Die Butter in einem kleinen Topf zum Schmelzen bringen. Orangenschale, Kardamom, Zimt, Salz, Mönchsfrucht-Süßstoff und Süßstoff hinzugeben und bei schwacher Hitze unter häufigem Rühren kochen lassen, bis sich die Süßungsmittel weitgehend aufgelöst haben. Vom Herd nehmen und die Vanille einrühren.
4. Die Buttermischung über die Nussmischung gießen und umrühren, bis sie sich gut miteinander verbunden haben.
5. Die Mischung auf das vorbereitete Backblech geben und zu einer dünnen, gleichmäßigen Schicht verteilen. 20 bis 30 Minuten backen, bis sie goldbraun ist und stark duftet, dann aus dem Backofen nehmen und abkühlen lassen.
6. In mundgerechte Stücke brechen und 10 Tage bei Raumtemperatur oder 3 Monate im Gefrierschrank aufbewahren.

Süße oder herzhafte Blumenkohlwaffeln

Waffeln aus Blumenkohl? Es mag ungewöhnlich klingen, aber Blumenkohl eignet sich hervorragend als Basis für so ziemlich jedes herkömmliche Rezept mit hohem Kohlenhydratanteil, und jetzt habe ich einen Weg gefunden, dieses darmfördernde Kreuzblütlergemüse in Waffeln einzubauen! Fetten Sie Ihr Waffeleisen gut ein und seien Sie vorsichtig mit den Waffeln – sie fallen leicht auseinander.

Für 2 Personen

Grundrezept Waffelteig:
3 Tassen Blumenkohlreis (gekochter Blumenkohl, in der Küchenmaschine fein püriert); Blumenkohlreis, den es auch fertig zu kaufen gibt, ist eine gute, kohlenhydratarme Alternative zu herkömmlichem Reis und zudem äußerst schmackhaft.

3 EL Mandelmehl
2 EL Kokosnussmehl
3 große Omega-3-Eier
Avocadoöl-Spray
zum Servieren mit frischen Kräutern oder Obst der Saison garnieren

Für herzhafte Waffeln folgende Zutaten unterrühren:
¼ Tasse Parmesankäse
1 TL Paprikapulver
½ TL granulierter Knoblauch
3 EL gehackter frischer Schnittlauch
1 EL gehackter frischer Rosmarin

Für süße Waffeln folgende Zutaten unterrühren:
2 EL Mandelmehl
2 EL Kokosnussmehl
1½ TL Tapiokastärke
2 EL Mönchsfrucht-Süßstoff oder Stevia
3 große Omega-3-Eier
Avocadoöl-Spray
1 TL gemahlener Zimt
geriebene Schale von 1 Orange

1. In einer großen Schüssel Blumenkohlreis, Mandelmehl, Kokosnussmehl und Eier aus dem Grundrezept miteinander verrühren.
2. Die Zutaten der süßen oder herzhaften Variante hinzugeben (Sie müssen sich für eine der beiden Varianten entscheiden!) und gut verrühren.
3. Das Waffeleisen mit Avocadoöl-Spray einfetten und auf mittlerer Stufe erhitzen. Wenn die Kontrollleuchte aufleuchtet, erneut mit Öl besprühen.
4. Eine Tasse der Blumenkohlmischung in das Waffeleisen geben, schließen und 5 bis 7 Minuten backen, bis die Waffel goldbraun ist.

5. Die Waffel vorsichtig herausnehmen und den restlichen Teig auf dieselbe Weise zu Waffeln backen. Die Waffeln pur, mit frischen Kräutern oder nach Wahl mit Früchten der Saison servieren.

Monomahlzeiten für das Frühstück

Hier sind einige meiner Favoriten, mit denen Sie das nächtliche Fasten mit einer Monomahlzeit brechen können. Denken Sie daran: Egal, ob Sie Protein, Kohlenhydrate oder (ab Woche 2) Fett als erste Mahlzeit zu sich nehmen, Sie erleichtern Ihren Mitochondrien auf diese Weise den Einstieg in ihren Arbeitstag, sodass sie so effizient wie möglich Energie für Sie produzieren können.

Protein

Hühnerwurst-Frikadellen

Für 2 Personen

Olivenöl-Spray
1 Schalotte, gehackt
1 TL Geflügelgewürz
¼ TL süßes Paprikapulver
½ TL jodiertes Meersalz

1. 230 Gramm gemahlenes Hühnerfleisch aus Freilandhaltung
2. Eine große Pfanne mit Olivenöl-Spray einfetten und bei mittlerer Hitze erwärmen.
3. Schalotte, Geflügelgewürz und Paprikapulver hinzugeben und mischen, bis die Mischung duftet und die Schalotte weich ist. Die Mischung in eine Schüssel geben und auf Zimmertemperatur abkühlen lassen. Die Pfanne reinigen und beiseitestellen (Sie werden sie noch einmal brauchen). Salz und Fleisch zu der Schalottenmischung geben und verrühren.
4. Aus der Mischung 4 dünne Frikadellen formen (wie die Brötchenhälften beim Fast-Food-Burger) und beiseitestellen.
5. Die Pfanne erneut mit Öl besprühen und auf mittlerer bis hoher Stufe erhitzen. Die Frikadellen in die Pfanne geben und 4 bis 5 Minuten pro Seite braten (7 bis 10 Minuten bei dunklem Fleisch), bis ein in die Mitte der Frikadellen eingeführtes Thermometer 70 °C erreicht. Aus der Pfanne nehmen und servieren.

Garnelenküchlein

Für 2 Personen (große Portionen)

400 g rohe Wildfang-Garnelen ohne Schalen, fein gehackt
2 Selleriestangen, gewürfelt
½ gelbe Zwiebel, gewürfelt (1 TL für die Soße aufheben)
2 Knoblauchzehen, zerdrückt
1 TL Old Bay Seasoning (oder alternative Gewürzmischung)
geriebene Schale von 1 Zitrone
2 EL Maniokmehl, bei Bedarf auch mehr
¼ Tasse Omega-3-Eiweiß (2 Eier)
¼ Tasse blanchiertes Mandelmehl
Avocadoöl-Spray

1. In einer großen Schüssel Garnelen, Sellerie, Zwiebel, Knoblauch, Old Bay Seasoning, Zitronenschale, Maniokmehl und Eiweiß vermischen. Die Mischung sollte sich mit den Händen leicht zu einem Kuchen formen lassen – wenn sie auseinanderfällt, einen Teelöffel mehr Maniokmehl hinzugeben, bis sie zusammenhält.
2. Das Mandelmehl in eine flache Schüssel geben. Aus der Garnelenmischung vier gleich große Küchlein formen, mit dem Mandelmehl panieren und das Mehl leicht einklopfen, damit es an den Küchlein haften bleibt. Die Küchlein auf einen Teller legen und für 15 bis 20 Minuten in den Kühlschrank stellen.
3. Eine große Pfanne mit Avocadoöl-Spray einfetten und bei mittlerer bis hoher Hitze erhitzen. Die Garnelenküchlein 3 bis 4 Minuten lang braten, bis sie auf der Unterseite gebräunt sind. Vorsichtig umdrehen und weitere 3 bis 4 Minuten braten, um die andere Seite zu bräunen. Die Hitze auf niedrige Stufe reduzieren und weitergaren, bis ein scharfes Messer, das in die Mitte eines Küchleins gesteckt wird, nach dem Herausziehen heiß ist, dann weitere 1 bis 2 Minuten garen lassen.

Kohlenhydrate

Hirse-Erdbeer-Porridge

Für 4 bis 6 Personen

1½ Tassen ungekochte Hirse
2 Tassen Wasser
1 Tasse fettarme ungesüßte Kokosnussmilch aus der Dose
½ Tasse ungesüßte Kokosnussraspel
¼ Tasse Mönchsfrucht-Süßstoff (optional)
1 TL gemahlener Zimt
¼ TL gemahlener Piment
½ TL jodiertes Meersalz
1 Tasse klein geschnittene Bioerdbeeren (gefrorene Erdbeeren gehen auch)
geriebene Schale von 1 Zitrone

1. Die Sauté-Einstellung des Instant Pot wählen und den Topf ein paar Minuten lang aufheizen lassen. Die Hirse hinzugeben und unter häufigem Rühren rösten, bis sie nussig duftet, etwa 5 bis 6 Minuten.
2. Wasser, Kokosnussmilch, Kokosnussraspeln, Mönchsfrucht-Süßstoff (falls gewünscht), Zimt, Piment, Salz, Erdbeeren und Zitronenschale hinzugeben und verrühren. Den Deckel schließen, den Topf auf Hochdruck und die Kochzeit auf 10 Minuten einstellen.
3. Abbrechen wählen und den Druck manuell ablassen. Den Deckel öffnen, umrühren und servieren.

Blumenkohlwaffeln im Monostil

Für 2 Personen

3 Tassen Blumenkohlreis, in der Küchenmaschine fein püriert
5 EL Mandelmehl
¼ Tasse Kokosnussmehl
1½ TL Tapiokastärke
2 EL Mönchsfrucht-Süßstoff
1 TL gemahlener Zimt
geriebene Schale von 1 Orange
6 Eiweiß (oder 3 Leinsamen-Eier)
Avocadoöl-Spray
½ Tasse frische Beeren (zum Servieren)

1. In einer großen Schüssel Blumenkohlreis, Mandelmehl, Kokosnussmehl, Tapiokastärke, Mönchsfrucht-Süßstoff, Zimt und Orangenschale verrühren.
2. Wenn Sie Eiweiß verwenden, schlagen Sie es in einer kleinen Schüssel schaumig. Das Eiweiß (oder die Leinsamen-Eier) mit der trockenen Mischung vermengen und verrühren, bis ein kohäsiver (stabiler, zusammenhaftender) Teig entstanden ist. 5 bis 10 Minuten ruhen lassen, damit das Kokosnussmehl hydratisieren kann.
3. Das Waffeleisen mit Avocadoöl-Spray einfetten und auf mittlerer Stufe erhitzen. Wenn die Kontrollleuchte aufleuchtet, erneut mit Öl besprühen.
4. 1 Tasse der Blumenkohlmischung in das Waffeleisen geben (bei Jumbo-Waffeleisen entsprechend mehr), das Waffeleisen schließen und die Waffel 5 bis 7 Minuten goldbraun backen.
5. Die Waffel vorsichtig herausnehmen und den restlichen Teig auf dieselbe Weise zu Waffeln backen. Zum Servieren mit den Beeren garnieren.

Grüner Proteinsmoothie mit Hanf

Für 1 Person

- 1 Tasse gehackter Römersalat
- ½ Tasse Babyspinat
- ¼ Tasse Hanfherzen
- 1 Zweig Minze mit Stiel
- ¼ Tasse frisch gepresster Zitronensaft
- 3–6 Tropfen Stevia-Extrakt oder 1 TL Allulose-Süßstoff
- ¼ Tasse Eiswürfel (oder mehr)
- 1 Tasse Wasser

Alle Zutaten in einen Hochleistungsmixer geben und auf höchster Stufe pürieren, bis die Masse glatt und schaumig ist; wenn Sie möchten, weitere Eiswürfel hinzugeben.

Vorspeisen

Kates Thanksgiving-Salat

Die Leute haben mich immer komisch angesehen, wenn ich vorschlug, an Thanksgiving einen Salat zu genießen – bis ich ihnen diesen Salat serviert habe. Dieser Salat hat Restaurantqualität, denn es sind so viele Leckereien in ihm versteckt, dass jeder einzelne Bissen besonders und aufregend schmeckt.

Für 4 Personen (große Portionen)

- 1 große Süßkartoffel, geschält und in kleine Würfel geschnitten
- 2 Tassen in Streifen geschnittene Champignons (Zucht- oder weiße Champignons)
- ¼ Tasse Olivenöl (wird in mehreren Einzelportionen verwendet)
- 3 EL gehackter frischer Salbei (wird in mehreren Einzelportionen verwendet)
- 1 TL jodiertes Meersalz (gegebenenfalls etwas mehr zum Abschmecken)
- 2 Tassen geriebene Kohlsprossen (= etwa 170 g)
- 1 Bund Grünkohl ohne Stiele, in dünne Scheiben geschnitten
- 2 Tassen Brokkoli-Krautsalat
- 1 Fenchelknolle, in dünne Scheiben geschnitten
- geriebene Schale von 1 Orange
- geriebene Schale und Saft von 1 Zitrone
- 2 Schalotten, gehackt
- 1 TL gemahlener schwarzer Pfeffer
- 2 TL Dijon-Senf
- 3 EL Rotweinessig
- ½ Tasse geriebener Parmesankäse (optional)
- 1 Tasse geröstete Haselnüsse
- ¼ Tasse geröstete Sesamsamen
- 1 Tasse Granatapfelkerne (wenn Granatäpfel gerade Saison haben)

1. Den Backofen auf 200 °C vorheizen.

2. In einer großen Schüssel die Süßkartoffel und die Pilze mit 2 Esslöffeln Öl anschwenken. 1 Esslöffel Salbei und eine Prise Salz hinzugeben.
3. Die Süßkartoffelmischung auf ein Backblech geben und rösten, bis die Süßkartoffeln weich sind (10 bis 15 Minuten). Aus dem Backofen nehmen und auf Zimmertemperatur abkühlen lassen.
4. In einem kleinen Topf die restlichen 2 Esslöffel Öl mit den restlichen 2 Esslöffeln Salbei bei schwacher Hitze erhitzen. Sobald der Salbei zu duften beginnt (nach etwa 2 Minuten), vom Herd nehmen.
5. In der Zwischenzeit Rosenkohl, Grünkohl, Brokkoli-Krautsalat und Fenchel mit dem restlichen Salz vermischen. Das Salz vorsichtig zwischen den Händen in das Gemüse einreiben. 5 bis 10 Minuten ruhen lassen.
6. In der Zwischenzeit Orangen- und Zitronenschale, Zitronensaft und Schalotten in einer Schüssel vermengen. Schwarzen Pfeffer, Senf und Essig hinzugeben und verrühren, bis sich der Senf aufgelöst hat. Das mit Salbei versetzte Öl hinzugeben und kräftig durchrühren, bis das Dressing emulgiert ist.
7. Das Dressing mit der Gemüsemischung vermengen, dann die Süßkartoffeln und Pilze hinzugeben. Vorsichtig durchschwenken, mit Käse (falls gewünscht), Haselnüssen, Sesam und Granatapfelkernen garnieren und servieren.

Pilzbrühe

Da es so viele verschiedene Arten von Brühen gibt, ist es einfach, in den nächsten Laden zu rennen und das zu kaufen, was gerade im Angebot ist – aber viele dieser Brühen enthalten unglaublich viel Natrium und werden mit Zutaten hergestellt, die viele Lektine enthalten. Wenn Sie diese köstliche Pilzbrühe einmal zubereitet haben, werden Sie sich in sie verlieben – und nie wieder etwas anderes verwenden wollen!

Ergibt etwa 2 Liter

¼ Tasse Avocadoöl
4 Schalotten, grob gewürfelt
10 Knoblauchzehen, grob gehackt
2 EL frische Thymianblätter
geriebene Schale und Saft von 1 Zitrone
1 Pfund frische Pilze (weiße Champignons, Portobellos, Austernpilze oder eine Mischung aus mehreren Sorten), gewürfelt
¼ Tasse rotes oder weißes Miso
¼ Tasse Kokos-Aminos-Soße
230 g getrocknete Pilze (Shiitake-Pilze, Trompetenpilze, Hummerpilze, Steinpilze oder eine Mischung aus mehreren Sorten)
1 Tasse trockener Weißwein*
1 EL Mönchsfrucht-Süßstoff
8 Tassen Wasser

* *Wenn Sie keinen Wein verwenden möchten, nehmen Sie stattdessen eine Tasse Wasser mehr.*

1. In einem großen Suppentopf das Öl bei mittlerer Hitze erhitzen.
2. Schalotten, Knoblauch, Thymian, Zitronenschale und -saft sowie die frischen Pilze hinzugeben und unter häufigem Rühren garen, bis die Pilze gut gebräunt sind und duften. Das Miso hinzugeben, die Hitze auf mittlere bis niedrige Stufe reduzieren und unter häufigem Rühren weitergaren, bis die Miso-Mischung sich gut mit den Pilzen verbunden hat. Kokos-Aminos-Soße, getrocknete Pilze, Wein und Süßstoff hinzugeben und verrühren.
3. Das Wasser hinzugeben, abdecken und zum Köcheln bringen. Die Hitze reduzieren und 30 bis 40 Minuten köcheln lassen, bis die Pilze sehr zart sind und die Brühe einen ausgeprägten Pilzgeschmack hat.
4. Abseihen und sofort verwenden oder abkühlen lassen. Die Brühe kann in einem luftdichten Behälter bis zu 2 Wochen im Kühlschrank aufbewahrt oder bis zu 3 Monate lang eingefroren werden.

Mangold-»Nudelsuppe« mit Knoblauch

Knoblauchliebhaber, das ist etwas für euch. Die Kombination aus süßem, nussigem geröstetem Knoblauch und sautiertem Knoblauch in dieser Suppe ist absolut köstlich und wird Ihnen guttun. Pürierter Blumenkohl bildet eine cremige Basis, die sich wunderbar mit den Mangold-»Nudeln« zu einer herzhaften, sättigenden Wintersuppe verbindet, die Sie aber auch in den anderen Jahreszeiten gern essen werden.

Für 4 Personen

- 40 Knoblauchzehen, geschält
- ¼ Tasse natives Olivenöl extra (wird in mehreren Einzelportionen verwendet)
- 1 mittelgroße gelbe Zwiebel, gehackt
- 2 Selleriestangen, gehackt
- 2 Tassen Blumenkohlröschen
- 1 TL frische Thymianblätter
- 1 TL jodiertes Meersalz (gegebenenfalls etwas mehr zum Abschmecken)
- 1 TL gemahlener schwarzer Pfeffer
- 6 Tassen Pilzbrühe (Seite 203)
- 1 Tasse ungesüßte Kokosnusscreme aus der Dose
- ¼ Tasse geriebener Parmesankäse (optional)
- 2 Tassen dünn geschnittene Mangoldblätter

1. Den Backofen auf 180 °C vorheizen.
2. 30 Knoblauchzehen in eine kleine Auflaufform geben und mit 2 Esslöffeln Öl beträufeln. Mit Aluminiumfolie abdecken und etwa 20 Minuten rösten, bis der Knoblauch leicht goldbraun wird.
3. In der Zwischenzeit die restlichen 10 Knoblauchzehen grob hacken.

4. Die restlichen 2 Esslöffel Öl in einem großen Suppentopf auf mittlerer Stufe erhitzen. Zwiebel, Sellerie, Blumenkohl, gehackten Knoblauch, Thymian, Salz und Pfeffer hinzugeben. Unter häufigem Rühren garen, bis die Zwiebel glasig wird und die Mischung duftet (etwa 5 bis 7 Minuten).
5. Die Pilzbrühe hinzugeben und zum Köcheln bringen. Die Hitze auf niedrige Stufe reduzieren, abdecken und 15 bis 20 Minuten köcheln lassen, bis der Blumenkohl sehr zart ist.
6. Den Topf vom Herd nehmen und den gerösteten Knoblauch, die Kokosnusscreme und den Käse (falls gewünscht) einrühren. Mit einem Stabmixer oder portionsweise in einem Standmixer pürieren, bis die Masse glatt und cremig ist. Den Topf wieder auf den Herd stellen und die Hitze auf niedrig stellen. Den Mangold hinzugeben und umrühren, bis er weich wird.
7. Abschmecken, die Gewürz- und Flüssigkeitsmenge nach Wunsch anpassen (je nachdem, ob Sie eine dünnere oder dickere Suppe möchten) und servieren.

Pilzsuppe 2.0

In fast allen meinen Kochbüchern gibt es eine Variante der Pilzsuppe – weil ich einfach nicht genug davon bekommen kann! Wenn Sie eine klassischere Pilzcremesuppe wollen, können Sie das Relish (Würzsoße) weglassen, aber glauben Sie mir, Sie werden etwas verpassen. Das Relish kann bis zu zwei Tage im Voraus zubereitet werden.

Für 8 Personen

Für die Suppe:

1 großer Kopf Blumenkohl ohne die äußeren Blätter, grob gehackt
¼ Tasse natives Olivenöl extra (wird in mehreren Einzelportionen verwendet)
500 g Pilze, fein gewürfelt
1 TL frische Thymianblätter
1 TL frische Rosmarinblätter
geriebene Schale von 1 Zitrone
4 Schalotten, grob gehackt
2 Knoblauchzehen, gehackt
2 Selleriestangen, gewürfelt
1½ TL jodiertes Meersalz
½ TL gemahlener schwarzer Pfeffer
½ TL Zwiebelpulver
1 TL Dijon-Senf
1 EL weiße Miso-Paste
2 EL Tahini (Sesampaste)
6 Tassen Pilzbrühe (Seite 203)
1 Tasse ungesüßte Kokosnusscreme aus der Dose

Für das Relish:

1 Tasse in Scheiben geschnittene weiße Champignons oder Portobellos
geriebene Schale von 1 Orange
geriebene Schale und Saft von 1 Zitrone

½ TL jodiertes Meersalz
¼ Tasse frische glatte Petersilie, gehackt
1 Knoblauchzehe, gehackt
¼ Tasse Olivenöl

1. Den Backofen auf 200 °C vorheizen.
2. In einer großen Schüssel den Blumenkohl in 2 Esslöffel Öl schwenken. Den Blumenkohl auf ein Backblech geben und 15 bis 20 Minuten rösten, bis er nussig duftet und goldbraun ist.
3. Inzwischen die restlichen 2 Esslöffel Öl in einem großen Suppentopf bei mittlerer Hitze erhitzen. Pilze, Thymian, Rosmarin und Zitronenschale hinzugeben und unter häufigem Rühren garen, bis die Pilze an den Rändern gebräunt sind und die Mischung duftet (5 bis 7 Minuten).
4. Schalotten, Knoblauch, Sellerie, Salz, Pfeffer und Zwiebelpulver hinzugeben und garen, bis der Sellerie und die Schalotten weich sind (2 bis 3 Minuten). Senf, Miso und Tahini hinzugeben und verrühren, bis alles gut vermischt ist. Die Pilzbrühe hinzugeben, zum Köcheln bringen, dann die Hitze auf niedrige Stufe reduzieren und zugedeckt 10 bis 15 Minuten köcheln lassen, bis die Pilze weich sind.
5. Während die Suppe köchelt, das Relish zubereiten: Alle Zutaten in eine große Schüssel geben und 15 Minuten bei Raumtemperatur stehen lassen, damit sich die Aromen verbinden können (oder bis zu 2 Tage in den Kühlschrank stellen).
6. Den gerösteten Blumenkohl in die Suppenmischung geben und pürieren (entweder in einem Standmixer oder mit einem Stabmixer), bis alles glatt ist. Die Kokosnusscreme einrühren und bei mittlerer bis niedriger Hitze zugedeckt kochen, bis die gewünschte Konsistenz erreicht ist. Abschmecken und nach Belieben würzen. Die Suppe zusammen mit dem Pilzrelish servieren.

Pilzsuppe mit Grünkohl, Lauch und im Schnellkochtopf zubereiteten Linsen

Diese herzhafte vegane Suppe ist pikant, frisch im Geschmack und macht sehr satt. Sie schmeckt am nächsten Tag noch besser, wenn die Aromen Zeit hatten, sich zu verbinden, aber ich empfehle, die Minze und die Petersilie erst kurz vor dem Servieren hinzuzufügen, damit sie ihr Aroma behalten. Um die Suppe etwas »dekadenter« zu machen, können Sie einen Klecks Kokosnusscreme dazugeben.

Für 6 bis 8 Personen

¼ Tasse natives Olivenöl extra
1 große Lauchstange, geputzt und in dünne Scheiben geschnitten
2 Schalotten, gehackt
3 Knoblauchzehen, gehackt
2 Tassen grob gehackte Champignons oder Portobellos
1 TL getrockneter Oregano

1 TL jodiertes Meersalz
½ TL gemahlener Kreuzkümmel
½ TL gemahlener Kardamom
geriebene Schale von 1 Zitrone
geriebene Schale von 1 Orange
2 EL Tomatenmark (optional)
2 EL Tahini (Sesampaste)
1 Tasse getrocknete rote Linsen
8 Tassen Pilzbrühe (Seite 203) oder Gemüsebrühe
4 Tassen dünn geschnittener Grünkohl
¼ Tasse frische Minzblätter, grob gehackt
¼ Tasse frische glatte Petersilie, grob gehackt

1. Wählen Sie die Sauté-Einstellung Ihres Instant Pot und lassen Sie ihn ein paar Minuten lang aufheizen. Öl, Lauch, Schalotten, Knoblauch und Pilze hinzugeben und unter häufigem Rühren garen, bis die Pilze weich sind (3 bis 5 Minuten). Oregano, Salz, Kreuzkümmel und Kardamom hinzugeben und 1 bis 3 Minuten garen, bis sie duften. Die Zitronen- und Orangenschale hinzugeben und eine weitere Minute garen, dann das Tomatenmark (falls gewünscht) und das Tahini einrühren. Die Linsen und die Brühe in den Topf geben und gut durchrühren. Den Deckel schließen, den Topf auf Hochdruck und die Kochzeit auf 12 Minuten einstellen.
2. Abbrechen wählen und den Druck 10 Minuten lang auf natürliche Weise abfallen lassen. Den restlichen Druck manuell aus dem Topf ablassen, dann den Deckel öffnen und den Grünkohl hinzugeben. Den Topf wieder verschließen und 2 Minuten lang bei hohem Druck garen, dann 5 Minuten lang den Druck auf natürliche Weise ablassen und anschließend den restlichen Druck manuell ablassen. Den Deckel öffnen, die Minze und die Petersilie unterrühren und servieren.

Beinah-klassische sämige Muschelsuppe

Ich liebe eine gute, deftige Muschelsuppe, aber die meisten werden mit Kartoffeln, Milch und anderen ziemlich ungesunden Zutaten zubereitet. Zum Glück kann man auch ohne Lektine eine ultra-cremige, ultra-aromatische Suppe zaubern.

Für 6 bis 8 Personen

570 g Venusmuscheln aus der Dose
¼ Tasse Avocadoöl
1 Zwiebel, fein gehackt
2 Selleriestangen, fein gehackt
1 Tasse Selleriewurzel (Knollensellerie), fein gewürfelt
3 Tassen Blumenkohlröschen
1 TL gemahlener schwarzer Pfeffer
½ TL Meersalz (oder etwas mehr zum Abschmecken)
1 Tasse Muschelsaft aus der Flasche
1 TL Fischsoße
4 Tassen Gemüse- oder Hühnerbrühe
2 Tassen ungesüßte Vollfett-Kokosnussmilch aus der Dose
1 Lorbeerblatt

1 Zweig Thymian
geriebene Schale von 1 Zitrone
frische gehackte glatte Petersilie und Schnittlauch zum Garnieren

1. Die Muscheln abtropfen lassen und grob hacken, die Flüssigkeit aufbewahren. Bis zur Verwendung im Kühlschrank aufbewahren.
2. In einem großen Suppentopf das Öl bei mittlerer Hitze erhitzen. Zwiebel, Sellerie, Selleriewurzel und Blumenkohl hinzugeben und unter gelegentlichem Rühren garen, bis die Zwiebel glasig ist und das Gemüse anfängt, weich zu werden (5 bis 6 Minuten). Pfeffer und Salz hinzugeben und 1 Minute weitergaren. Den Muschelsaft und die aufgehobene Muschelflüssigkeit sowie Fischsoße, Brühe und Kokosnussmilch in den Topf geben und zum Köcheln bringen. Das Lorbeerblatt, den Thymian und die Zitronenschale hinzugeben. Die Hitze auf niedrige Stufe reduzieren und 20 bis 30 Minuten köcheln lassen, bis die Mischung duftet und der Blumenkohl sehr zart ist.
3. Vom Herd nehmen und das Lorbeerblatt und den Thymian herausnehmen. Mit einem Stabmixer oder in einem Standmixer die Suppe vorsichtig so lange pürieren, bis die Brühe cremig ist, aber noch einige Brocken übrig bleiben. Die Venusmuscheln hinzugeben und langsam einrühren. Bei niedriger Hitze garen, bis die Muscheln durchgewärmt sind. Die Suppe mit gehackten Kräutern garnieren und servieren.

Blumenkohlrisotto mit Jakobsmuscheln

Dieses Gericht ist inspiriert von einer meiner liebsten Erinnerungen – der an ein reichhaltiges, leuchtendes, zitroniges Risotto, das ich in Italien mit meinem absoluten Lieblingsmenschen, meiner Frau Penny, gegessen habe. Ich bin stolz darauf, dass wir es geschafft haben, die Cremigkeit und Textur eines klassischen Risottos mit Blumenkohlreis einzufangen und das Gericht mit buttrigen Jakobsmuscheln und Spargel zu einer sättigenden, frisch schmeckenden Mahlzeit abzurunden.

Für 4 Personen

¼ Tasse Avocadoöl (wird in mehreren Einzelportionen verwendet)
2 mittelgroße Lauchstangen, abgespült und in dünne Scheiben geschnitten
¼ Tasse Schalotten, gehackt
jodiertes Meersalz
1 Paket Blumenkohlreis (1 Pfund)
3 EL Pfeilwurzstärke
2 Tassen Pilzbrühe (Seite 203)
½ Tasse Kokosnusscreme
geriebene Schale und Saft von 2 Zitronen (wird in mehreren Einzelportionen verwendet)
¼ Tasse Nährhefe oder Parmesankäse
¼ Tasse frische glatte Petersilie, gehackt
1 Pfund Jakobsmuscheln aus Wildfang, trocken getupft
230 g grüner Spargel, grob gehackt

1. 2 Esslöffel Öl in einem großen Topf bei mittlerer Hitze erhitzen. Lauch und Schalotten sowie eine kleine Prise Salz hinzugeben und 4 bis 5 Minuten garen, bis Lauch und Schalotten glasig sind. Den Blumenkohlreis hinzugeben und etwa 5 Minuten kochen, bis der Blumenkohl weich und die überschüssige Flüssigkeit verdampft ist, dann die Pfeilwurzstärke hinzugeben und etwa 1 Minute lang einrühren. Die Pilzbrühe hinzugeben und zum Kochen bringen; sie sollte ziemlich schnell eindicken (2 bis 3 Minuten).
2. Sobald das Risotto kocht und eingedickt ist, die Kokosnusscreme hinzugeben und die Hitze auf ein leichtes Köcheln reduzieren. Die Hälfte der Zitronenschale und des Zitronensafts, Nährhefe (oder den Käse) und Petersilie hinzugeben und gut durchrühren. Beiseitestellen.
3. Die Pfanne reinigen und gut abtrocknen, dann das restliche Öl bei mittlerer Hitze erwärmen.
4. Die Jakobsmuscheln mit einem Papiertuch trocken tupfen und mit einer Prise Salz würzen. Die Jakobsmuscheln in die Pfanne geben und anbraten, bis sie goldbraun sind (2 bis 3 Minuten pro Seite). Aus der Pfanne nehmen und beiseitestellen.
5. Den Spargel sowie die restliche Zitronenschale und -saft in die Pfanne geben. Die Hitze auf niedrige Stufe stellen und 1 bis 2 Minuten garen, bis der Spargel eine kräftige grüne Färbung annimmt. Die Pfanne vom Herd nehmen.
6. Servieren Sie das Risotto mit den Jakobsmuscheln, dem Spargel und der restlichen Petersilie.

Kokosnusscurry mit Pilzen und Meeresfrüchten

Früher, als ich mir noch öfter Essen aus einem Imbiss mit nach Hause nahm, war eines meiner Lieblingsgerichte thailändisches Essen – ich liebe das würzige rote Kokosnusscurry über alles. Ich schlage vor, dieses würzige Curry mit gedünstetem Blumenkohlreis zu servieren, um eine sättigende Mahlzeit zu erhalten. Und wenn Sie Vegetarier sind, können Sie natürlich die Meeresfrüchte weglassen und stattdessen Palmherzen nehmen – geben Sie sie einfach zusammen mit dem Grünkohl in den Topf.

Für 8 Personen

- 1 EL Sesamöl (geröstet oder naturbelassen)
- 3 Lauchstangen, geputzt und fein gehackt
- 2 Knoblauchzehen, gepresst oder gehackt
- 1 EL frischer Ingwer, gehackt
- 2 Tassen braune Champignons, in Scheiben geschnitten
- 2 EL rote Thai-Curry-Paste
- 1 EL Tahini (Sesampaste)
- 230 g Miesmuscheln in der Schale, ohne Bart
- 230 g Venusmuscheln in der Schale (Littleneck oder Cherrystone)
- 2 Dosen ungesüßte vollfette Kokosnussmilch (= 2 x 420 Milliliter)
- ½ Tasse Pilzbrühe (Seite 203)

170 g Garnelen aus Wildfang, geschält
1½ Tassen Grünkohl, dünn geschnitten
5–6 Tropfen flüssiges Stevia
1 EL Fischsoße oder Kokos-Aminos-Soße
Saft von 1 Limette
1 kleine Handvoll frische Basilikum- oder Korianderblätter, gehackt
Blumenkohlreis zum Servieren (optional)

1. Erhitzen Sie das Öl in einem großen Suppentopf bei mittlerer Hitze. Den Lauch hinzugeben und 3 bis 5 Minuten lang garen, bis er weich und glasig ist. Knoblauch und Ingwer hinzugeben und etwa 2 bis 3 Minuten garen, bis sie glasig sind. Die Pilze hinzugeben und 4 bis 6 Minuten garen, bis sie weich sind. Currypaste und Tahini hinzugeben und durchrühren, bis alles gut vermischt ist. 1 bis 2 Minuten köcheln lassen, bis es stark duftet. Die Miesmuscheln, Venusmuscheln, Kokosnussmilch und Pilzbrühe hinzugeben und durchrühren. Abgedeckt 6 bis 10 Minuten garen, bis sich die Muscheln geöffnet haben.
2. Garnelen (oder Palmherzen), Grünkohl, Stevia und Fischsoße (oder Kokos-Aminos-Soße) hinzugeben, abdecken und weitere 4 bis 6 Minuten garen, bis die Garnelen durchgegart sind und der Grünkohl weich ist. Den Deckel abnehmen und 3 bis 4 Minuten köcheln lassen, bis die Flüssigkeit leicht eingedickt ist. Limettensaft und Basilikum oder Koriander hinzugeben und nach Belieben auf Blumenkohlreis servieren.

Meeresfrüchteeintopf nach spanischer Art

Dieser köstliche Eintopf ist von der Zarzuela inspiriert, einem klassischen Gericht aus der spanischen Region Katalonien. Meiner Meinung nach macht der Safran das Gericht erst so richtig perfekt (und ein wenig davon reicht auch völlig aus), aber wenn Sie keinen Safran finden können oder er zu teuer ist, empfehle ich eine kleine Prise Kurkuma, um dem Gericht etwas Farbe zu geben.

Für 4 bis 6 Personen

500 g mittelgroße Garnelen mit Schale
½ Tasse trockener Weißwein
1 große Messerspitze Safran
¼ Tasse natives Olivenöl extra
¼ Tasse gewürfelter Prosciutto (optional)
1 große Zwiebel, gewürfelt
1 Selleriestange, gewürfelt
1 weiße Süßkartoffel, geschält und gewürfelt
2 Tassen Blumenkohlröschen
½ TL gemahlener schwarzer Pfeffer
½ TL geräuchertes Paprikapulver
½ TL jodiertes Meersalz (oder etwas mehr zum Abschmecken)
6 Knoblauchzehen, gehackt
1 EL frischer Rosmarin, gehackt
1 EL frische Thymianblätter
½ Tasse Tomatenmark (ohne Schalen und Kerne)
5 Tassen Fischsud, Pilzbrühe (Seite 203) oder Gemüsesud

1 kg Miesmuscheln, gesäubert und ohne Bart
3 Lorbeerblätter
¼ Tasse Mandelmehl
Saft von 1 Zitrone
¼ Tasse frische glatte Petersilie, gehackt

1. Die Garnelen schälen und die Schalen in einen kleinen Kochtopf geben. Die Garnelen bis zur Verwendung im Kühlschrank aufbewahren.
2. Den Wein über die Schalen gießen und den Safran in die Pfanne geben. Bei schwacher Hitze zum Köcheln bringen, abdecken und 15 bis 20 Minuten köcheln lassen, bis der Safran »aufgeblüht« und das Garnelenschalenaroma extrahiert ist. Beiseitestellen.
3. In der Zwischenzeit das Öl in einem großen Suppentopf bei mittlerer Hitze erhitzen. Wenn Sie den Prosciutto verwenden, geben Sie ihn in die Pfanne und braten ihn unter ständigem Wenden 3 bis 4 Minuten, bis das Fett geschmolzen und das Fleisch knusprig geworden ist. Mit einem Sieblöffel die Schinkenwürfel aus dem Öl nehmen und für später aufbewahren.
4. Zwiebel und Sellerie in den Suppentopf geben und unter häufigem Rühren garen, bis die Zwiebel glasig ist (2 bis 3 Minuten). Süßkartoffel, Blumenkohl, Pfeffer, Paprika, Salz, Knoblauch, Rosmarin und Thymian hinzugeben und unter häufigem Rühren 2 bis 3 Minuten garen, bis sie stark duften. Lorbeerblätter und Tomaten (falls gewünscht) hinzugeben und weitere 2 bis 3 Minuten garen. Die Brühe in die Pfanne geben, die Hitze auf niedrige Stufe reduzieren und zugedeckt 10 bis 20 Minuten köcheln lassen, bis der Blumenkohl und die Süßkartoffel sehr zart sind.
5. Die Weinmischung durch ein Sieb in den Topf abseihen und die Schalen, Lorbeerblätter und Safranfäden entsorgen. Garnelen, Miesmuscheln und Mandelmehl hinzugeben und 7 bis 10 Minuten köcheln lassen, bis die Garnelen rosa und durchgegart sind und sich die Muscheln geöffnet haben. Zitronensaft und Petersilie sowie den gebratenen Prosciutto (falls gewünscht) hinzugeben und durchrühren. Sofort servieren.

Schockierend gesunder Brokkoliauflauf

Ich bin im Mittleren Westen aufgewachsen – dem Land des Auflaufs. Und wenn ich ehrlich bin, ist ein mit Käse überbackener Auflauf eines meiner liebsten heimlichen Vergnügen. Also habe ich den klassischen Brokkoli-Cheddar-Auflauf aus dem Mittleren Westen in etwas umgewandelt, das tatsächlich gut für den Körper ist (und trotzdem ziemlich lecker schmeckt!).

Für 6 Personen

2 Tassen Macadamianüsse, über Nacht in Wasser eingeweicht (Nehmen Sie so viel Wasser, dass die Nüsse bedeckt sind.)
Olivenöl-Spray

8 Tassen Brokkoliröschen
¼ Tasse Olivenöl (wird in mehreren Einzelportionen verwendet)
¼ Zwiebel, gehackt
1 Tasse Pilze, fein gehackt
1 Dose ungesüßte vollfette Kokosnussmilch (= 420 Milliliter)
½ Tasse Pilzbrühe (Seite 203)
Saft von ½ Zitrone
¼ Tasse Nährhefe
1 TL Dijon-Senf
1 TL Zwiebelpulver
½ TL gemahlener schwarzer Pfeffer
1½ TL jodiertes Meersalz (wird in mehreren Einzelportionen verwendet)
1½ TL Avocadoöl
1 Tasse Süßkartoffel- oder Maniokchips, zerstoßen
½ Tasse Walnüsse, fein gehackt
1 TL frischer Rosmarin, fein gehackt

1. Den Backofen auf 220 °C vorheizen. Eine große Auflaufform (20 x 30 Zentimeter) mit Olivenöl-Spray (oder Olivenöl) einfetten und beiseitestellen.
2. Die Macadamianüsse abseihen und beiseitestellen.
3. In einer großen Schüssel den Brokkoli in 2 Esslöffel Olivenöl schwenken. Den Brokkoli auf einem Backblech (ohne Backpapier) verteilen und 10 bis 20 Minuten rösten, bis er zart ist und beginnt, an den Rändern braun zu werden.
4. Die Backofentemperatur auf 180 °C reduzieren und den Brokkoli aus dem Backofen nehmen.
5. Während der Brokkoli röstet, die restlichen 2 Esslöffel Olivenöl in einer großen Sautépfanne bei mittlerer Hitze erhitzen. Zwiebel und Pilze hinzugeben und braten, bis die Zwiebel weich und die Pilze goldbraun sind.
6. Die Zwiebel-Pilz-Mischung vom Herd nehmen und mit der Brokkolimischung verrühren. In die vorbereitete Auflaufform geben. Die Pfanne mit einem trockenen Handtuch auswischen und beiseitestellen.
7. Die »Käse«-Soße zubereiten: Die abgeseihten Macadamianüsse in einer Küchenmaschine mit S-Klinge fein zerkleinern. Kokosnussmilch, Pilzbrühe und Zitronensaft hinzugeben und 2 bis 3 Minuten lang verarbeiten, bis die Masse glatt und cremig ist. Nährhefe, Senf, Zwiebelpulver, Pfeffer und die Hälfte des Salzes hinzugeben und zu einer glatten, cremigen Masse verarbeiten (bei Bedarf mit Wasser oder Brühe verdünnen, bis die Konsistenz einer Nacho-Käse-Soße erreicht ist). Die »Käsemischung« über den Brokkoli gießen und gut durchschwenken. Beiseitestellen.
8. In der Sautépfanne das Avocadoöl bei mittlerer Hitze erwärmen. Chips, Walnüsse, Rosmarin und das restliche Salz hinzugeben und unter häufigem Rühren braten, bis die Nüsse geröstet sind und der Rosmarin duftet.
9. Die Nussmischung auf dem Auflauf verteilen, in den Backofen schieben und 25 bis 30 Minuten backen, bis er Blasen wirft. Sofort servieren.

Brokkoli-Grünkohl-Pesto

Eine der besten Möglichkeiten, übrig gebliebenes grünes Gemüse zu verwenden, ist, es zu einem Pesto zu verarbeiten. Ich liebe die Süße, die Brokkoli dieser Soße verleiht, und finde, dass sie sehr gut mit dem leicht bitteren Grünkohl und den buttrigen Sesamsamen harmoniert. Sie können dieses Pesto auf vielerlei Weise verwenden. Probieren Sie es mit Miracle Noodles oder Süßkartoffelnudeln oder servieren Sie es als Dip zu rohem Gemüse.

Ergibt etwa 1½ Tassen

- ½ Tasse leicht gedünstete Brokkoliröschen, abgekühlt
- ½ Tasse Lacinato-Kohlblätter (Palmkohl oder toskanischer Kohl), dünn geschnitten
- ¼ Tasse frische Basilikumblätter (die Blätter nicht in der Tasse zusammendrücken, da es sonst zu viele werden)
- ¼ Tasse glatte Petersilie (die Blätter nicht in der Tasse zusammendrücken, da es sonst zu viele werden)
- 1 kleine Knoblauchzehe, geschält
- ¼ Tasse geröstete Sesamsamen (oder 2 EL Tahini)
- ¼ Tasse Parmesankäse oder Nährhefe
- ½ Tasse natives Olivenöl extra
- jodiertes Meersalz

Brokkoli, Grünkohl, Basilikum, Petersilie und Knoblauch in einer Küchenmaschine mit S-Klinge zerkleinern, bis alles gut vermischt ist. Sesamsamen (oder Tahini) und Käse (oder Nährhefe) hinzugeben und weiter pürieren, bis alles gut vermischt ist und die Mischung noch kleine Stückchen enthält. Bei laufender Küchenmaschine das Öl in die Brokkolimischung einfließen lassen, bis alles gut vermischt ist. Abschmecken und nach Belieben mit Salz würzen.

Grünkohl-Brokkoli-Hirse-Burger mit Avocadocremesoße

Ich bin immer auf der Suche nach dem perfekten Veggie-Burger, und wenn Sie die Burger in meinen anderen Kochbüchern probiert haben, wissen Sie, dass ich schon so einige köstliche Burger kreiert habe. Aber das Schöne an Veggie-Burgern ist, dass sie unendlich variabel sind. Diese Version mit Brokkoli und Grünkohl wird bei den Kreuzblütler-Liebhabern ein Hit werden!

Hinweis: Wenn Sie die Soße weglassen, wird daraus ein großartiges Monofrühstücksgericht.

Ergibt 4 Frikadellen

Für die Soße:

2 reife Avocados, halbiert, entkernt; das Fruchtfleisch mit einem Löffel herausschaben
Saft von 1 Zitrone
1 Knoblauchzehe, geschält
¼ Tasse frischer Dill, gehackt
¼ Tasse frische glatte Petersilie, gehackt
½ TL jodiertes Meersalz
1 Schalotte, gehackt
2 EL Kapern

Für die Frikadellen:

1 EL Avocadoöl (oder etwas mehr zum Kochen)
2 Schalotten, gehackt
1 Selleriestange, gehackt
1 EL frischer Rosmarin, gehackt
1 Tasse Grünkohlblätter, grob gehackt
½ Tasse gedünsteter Brokkoli, abgekühlt
¼ Tasse frische glatte Petersilie, gehackt
½ TL jodiertes Meersalz
½ TL Paprikapulver
½ TL Knoblauchpulver
1 TL Dijon-Senf
1 EL Tahini (Sesampaste)
1 Tasse gekochte Hirse (ein wenig zerkocht ist in Ordnung – Reste eignen sich deshalb hervorragend dafür)
½ Tasse Hirsemehl (bei Bedarf etwas mehr)

1. Zuerst die Soße zubereiten: Avocado, Zitronensaft, Knoblauch, Dill, Petersilie und Salz in einer Küchenmaschine mit S-Klinge zu einer glatten, cremigen Masse verarbeiten. Falls erforderlich, teelöffelweise Wasser hinzugeben, um eine streichfähige Konsistenz zu erreichen.
2. Schalotte und Kapern unterheben. Abdecken und bis zur Verwendung in den Kühlschrank stellen.
3. Den Backofen auf 190 °C vorheizen. Ein Backblech mit Öl bestreichen oder mit Backpapier auslegen. Beiseitestellen.
4. Als Nächstes machen Sie die Burger-Patties: Das Öl in einer großen Sautépfanne bei mittlerer Hitze erwärmen. Schalotten, Sellerie und Rosmarin hinzugeben und 1 bis 2 Minuten garen, bis sie glasig sind. Den Grünkohl hinzugeben und 3 bis 5 Minuten garen, bis der Grünkohl weich und zart ist.
5. Den gedünsteten Brokkoli in die Pfanne geben, dann Petersilie, Salz, Paprikapulver und Knoblauchpulver hinzugeben. Unter häufigem Rühren garen, bis der Brokkoli duftet und alles gut vermischt ist (1 bis 2 Minuten).
6. Die Gemüsemischung in eine Küchenmaschine mit S-Klinge geben und pürieren, bis keine großen Stücke mehr übrig sind (Reiskonsistenz oder etwas kleiner). Senf und Tahini hinzugeben und pürieren, bis alles gut vermischt ist.
7. Die Mischung in eine große Schüssel geben und die Hirse hinzufügen. So lange unterheben, bis alles gut vermengt ist.

8. Die Hälfte des Mehls nach und nach hinzugeben, bis sich die Masse in der Hand zu einer Kugel formen lässt (Sie werden wahrscheinlich den größten Teil des Mehls benötigen).
9. Von der Gemüsemischung eine halbe Tasse abmessen und zu Frikadellen formen. Diese auf das vorbereitete Backblech legen und die Oberseiten der Burger mit Öl bestreichen. 12 bis 15 Minuten backen, bis die Oberseiten anfangen, braun zu werden. Die Burger vorsichtig umdrehen und weitere 10 Minuten backen, bis sie goldbraun und an den Rändern knusprig sind.
10. Mit Avocadosoße, in einem Salat-Wrap oder pur servieren.

Gebackene Muscheln mit Mandeln und Kräutern

Diese Muscheln sind perfekt für die nächste Dinnerparty – sie sind eine tolle Fingerfood-Vorspeise, die einfach zuzubereiten ist und auch optisch einiges zu bieten hat. Ich verwende am liebsten frische Muscheln, habe sie aber auch schon mit tiefgekühlten zubereitet.

Für 2 bis 4 Personen als Hauptgericht
oder für 4 bis 6 Personen als Beilage/Vorspeise

Avocado- oder Olivenöl-Spray
1 kg Miesmuscheln, gut abgeschrubbt und ohne Bart
1 Tasse Wasser
1 EL natives Olivenöl extra
6 Knoblauchzehen, gehackt
1 EL frischer Rosmarin, fein gehackt
¾ Tasse blanchierte Mandeln, fein gehackt
¼ Tasse frische glatte oder krause Petersilie, gehackt
¼ Tasse Parmesankäse oder Nährhefe
½ TL Paprikapulver

1. Den Backofen auf 200 °C vorheizen. Ein Backblech mit Öl einfetten und beiseitestellen.
2. Die Muscheln in eine große Pfanne mit dicht schließendem Deckel geben und das Wasser hinzufügen.
3. Abdecken und bei mittlerer Hitze dünsten, dabei die Pfanne gelegentlich schütteln, bis sich die Muscheln öffnen (höchstens 15 Minuten und mindestens 5 Minuten). Wenn sich die Muscheln öffnen, aus dem Topf nehmen und auf einen sauberen Teller legen. Muscheln, die sich nicht geöffnet haben, wegwerfen (das kommt vor).
4. Während die Muscheln abkühlen, das Öl in einer mittelgroßen Sautépfanne bei mittlerer Hitze erwärmen. Knoblauch und Rosmarin hinzugeben und unter häufigem Rühren anbraten, bis der Knoblauch schön geröstet ist (etwa 2 bis 3 Minuten). Die Mandeln hinzugeben und weiter braten, bis die Mandeln geröstet und gebräunt sind (etwa 1 bis 2 Minuten). Vom Herd nehmen und abkühlen lassen.

5. Während die Mandelmischung abkühlt, die oberen Schalen von den Muscheln entfernen und die Muscheln mit der Öffnung nach oben auf das vorbereitete Backblech legen. Wenn Sie Schwierigkeiten haben, die Muscheln aufrecht zu halten, versuchen Sie, sie mit Aluminiumfolie zu fixieren (oder streuen Sie eine Schicht Salz auf das ganze Blech und legen Sie die Muscheln in das Salz).
6. Petersilie, Käse (oder Nährhefe) und Paprikapulver unter die Mandelmischung heben. Die »Krümelmischung« mit einem Löffel vorsichtig auf die Muscheln geben, sodass das Fleisch vollständig bedeckt ist.
7. Die Muscheln mit Öl besprühen und 10 Minuten backen, bis sie goldbraun sind. Aus dem Backofen nehmen und servieren.

Lektinfreie gebratene Austern und »Bánh mì«-Schale

Es gibt nichts Besseres als eine knusprig gebratene Auster – vor allem, wenn sie mit einem würzigen Salat à la Bánh mì serviert wird. Leider gibt es keine gute vegane Alternative zu Austern, obwohl Artischockenherzen auf ähnliche Weise zubereitet werden können und ebenfalls ziemlich gut schmecken – man muss nur Leinsamen-Eier statt richtige Eier verwenden (und die Fischsoße im Bánh mì durch Kokos-Aminos-Soße ersetzen).

Für 2 bis 4 Personen

Für die Austern:

12 frisch geschälte Austern (ungefähr 230 g)
½ Tasse Tapiokamehl (wird in mehreren Einzelportionen verwendet)
¼ Tasse Mandelmehl
¼ Tasse Parmesankäse oder Nährhefe
1 EL Old Bay Seasoning (Würzmischung)
1 großes Omega-3-Ei
1 TL Dijon-Senf
Avocadoöl zum Braten
jodiertes Meersalz

Für die »Bánh mì«-Schale:

Saft von 1 Limette
2 EL Fischsoße
1 TL Mönchsfrucht-Süßstoff
1 Knoblauchzehe, gehackt
1 Möhre, in dünne Scheiben geschnitten
1 Schalotte, in dünne Scheiben geschnitten
2 Tassen Blattsalat
½ Avocado
¼ Tasse frische Minzblätter, grob gehackt
¼ Tasse frische Basilikumblätter, grob gehackt
gebratene Austern (siehe oben)
scharfe Soße (Nehmen Sie Ihre Lieblingssoße!) und/oder frisch gepresster Limettensaft

1. Um die Austern zuzubereiten: Die Austern in ein Sieb geben und die überschüssige Flüssigkeit abtropfen lassen.

2. In einer Schüssel eine Viertel Tasse Tapiokamehl, Mandelmehl, Käse (oder Nährhefe) und Old Bay Seasoning so lange vermengen, bis alles gut vermischt ist.
3. In einer separaten Schüssel Ei und Senf verquirlen, bis sie schaumig sind.
4. Die abgetropften Austern mit dem restlichen Tapiokamehl, der Eimischung und der Tapioka-Mandel-Mischung panieren. Auf einen Gitterrost oder ein Papiertuch legen.
5. Eine große Pfanne mit etwa 1 Zentimeter Öl füllen und bei mittlerer Hitze erhitzen, bis das Öl zu sprudeln beginnt. Die Austern vorsichtig in die Pfanne geben und 1 bis 2 Minuten pro Seite braten, bis sie goldbraun sind. Zum Abkühlen auf ein Küchentuch legen. Kurz vor dem Servieren mit Salz bestreuen.
6. Für die »Bánh mì«-Schale in einer Schüssel Limettensaft, Fischsoße, Mönchsfrucht-Süßstoff und Knoblauch verrühren, bis sich der Mönchsfrucht-Süßstoff auflöst. Möhre und Schalotte hinzugeben und 15 bis 20 Minuten marinieren lassen, bis die Marinade gut eingezogen ist.
7. Gemüse und Marinade mit dem Blattsalat vermischen. Mit Avocado, gehackten Kräutern und gebratenen Austern garnieren. Vor dem Servieren mit scharfer Soße und/oder einem Spritzer Limette beträufeln.

Tacos aus gemahlenem »Rindfleisch«

Ein veganer Taco, der nicht aus industriell verarbeitetem Fake-Fleisch besteht? Das ist nicht nur möglich, sondern auch total lecker. Und dank der Mischung aus herzhaften Walnüssen und Pilzen ist er auch unglaublich sättigend. Ich schlage vor, diese Tacos in Salatblättern zu servieren, aber wenn Sie sich etwas Besonderes gönnen wollen, probieren Sie die Maniok-Tortillas von Siete.

Für 4 Personen

Für das »Fleisch«:

1 Tasse Walnüsse, gehackt
2 Pfund Champignons (Portobellos oder weiße Champignons)
¼ Tasse Olivenöl
1 rote Zwiebel, gehackt
2 Knoblauchzehen, gehackt
1 EL gemahlener Kreuzkümmel
1½ TL Chilipulver
1 TL getrockneter Oregano
1½ TL Fischsoße oder Kokos-Aminos-Soße
1 EL Tahini (Sesampaste)
jodiertes Meersalz

Für den Krautsalat:

¼ Tasse Rotweinessig
2 EL Mönchsfrucht-Süßstoff
½ TL jodiertes Meersalz
2 Möhren, fein geraspelt
1 rote Zwiebel, in dünne Scheiben geschnitten
2 Tassen Kohl, fein geraspelt

1 EL Dijon-Senf
2 EL Tahini (Sesampaste)
2 EL Avocado-Mayonnaise

Für die Salsa:

1 reife Avocado, halbiert, Kern entfernt, das Fruchtfleisch mit einem Löffel herausschaben
Saft von 1 Limette
Saft von ½ Zitrone
⅛ Tasse frische glatte Petersilie oder Korianderblätter, fein gehackt
½ Knoblauchzehe, zerdrückt
½ Schalotte, fein gehackt
¼ TL jodiertes Meersalz

Zum Servieren:

12 Buttersalatblätter
¼ Tasse Ziegen-Cheddar, geraspelt (optional)
¼ Tasse ungesüßte Kokosnusscreme aus der Dose (optional)

1. Für das »Fleisch« Walnüsse und Pilze in einer Küchenmaschine zerkleinern (oder mit einem Messer sehr fein hacken), bis sie in kleine, krümelige Stückchen zerfallen (wie Rinderhack).
2. Das Öl in einer großen Sautépfanne bei mittlerer Hitze erwärmen. Zwiebel und Knoblauch hinzugeben und unter häufigem Rühren anbraten, bis die Zwiebel glasig ist und der Knoblauch duftet (2 bis 3 Minuten).
3. Die Walnussmischung hinzugeben, dann Kreuzkümmel, Chilipulver und Oregano und weiterbraten, bis die Mischung stark duftet, die Gewürze sich gut verbinden und die Pilze zart sind (6 bis 10 Minuten).
4. Fischsoße (oder Kokos-Aminos-Soße) und Tahini hinzugeben und garen, bis alles gut vermischt ist. Abschmecken und nach Belieben mit Salz würzen. Abdecken, beiseitestellen und die weiteren Zutaten für das Gericht vorbereiten (das »Fleisch« sollte am besten etwas wärmer als Zimmertemperatur sein).
5. Für den Krautsalat Essig, Mönchsfrucht-Süßstoff und Salz in einem kleinen Topf verrühren und erhitzen, bis sich der Süßstoff und das Salz aufgelöst haben und der Essig heiß ist. Möhren und Zwiebeln hinzugeben, den Herd ausschalten und abdecken. 5 bis 10 Minuten beiseitestellen, damit das Gemüse durchziehen und die Essigmischung abkühlen können.
6. Das Gemüse aus dem Essig nehmen und mit dem Kohl mischen, den Essig aufheben.
7. Senf, Tahini und Mayonnaise mit der Essigmischung verquirlen, um ein Dressing herzustellen. Das Dressing über den Salat gießen und durchschwenken.
8. Für die Salsa Avocado, Limettensaft und Zitronensaft in einer Küchenmaschine verarbeiten, bis sie cremig und glatt sind. Petersilie (oder Koriander), Knoblauch, Schalotte und Salz hinzugeben und ein paar Mal pürieren, bis alles gut vermischt ist, aber noch

kleine Stückchen enthält. Bei Bedarf Wasser hinzugeben, bis die Salsa dickflüssig, aber gießbar ist. Bis zum Servieren kühl stellen.

9. Die Tacos zubereiten: Die »Fleisch«-Mischung auf die Salatblätter geben, mit dem Krautsalat belegen und mit der Salsa garnieren. Käse und Kokosnusscreme (falls gewünscht) hinzugeben. Sie können jeden am Tisch einladen, sich seine Tacos nach Belieben zusammenzustellen.

Süßigkeiten und Snacks

Heiße Schokolade mit Pilzen

Pilze in Ihrem Kakao?! Ich weiß, das klingt seltsam, aber es ist so gut! Dieses heiße Getränk ist eine wunderbare Nachtischalternative und passt gut zum Kaffee nach dem Essen. Wenn Sie Kokosnussmilch verwenden, können Sie es auch abkühlen lassen – dann haben Sie einen reichhaltigen Schokoladenpudding. Was für eine tolle Methode, um sich mit Melatonin und Polyaminen zu versorgen!

Für 2 Personen

2 EL Pilzpulver (Chaga, Reishi, Cordyceps oder selbst herstellen*)
¼ TL gemahlener Zimt
1 Sternanisschote (optional)
1 kleine Messerspitze jodiertes Meersalz
30 g Zartbitterschokolade (72 % Kakao oder mehr), gewürfelt
1½ Tassen ungesüßte Kokosnuss-, Mandel- oder Haselnussmilch

* *Um Ihr eigenes Pilzpulver herzustellen, geben Sie getrocknete Pilze in einen Mixer, eine Küchenmaschine oder eine Gewürzmühle und pürieren Sie sie, bis sie fein pulverisiert sind. Shiitake-, Trompeten-, Austern- und Steinpilze sind praktisch überall erhältlich und eignen sich gut für dieses Rezept.*

1. In einem kleinen Topf Pilzpulver, Zimt, Sternanis (falls gewünscht) und Salz miteinander verquirlen. Schokolade und Milch in den Topf geben und bei schwacher Hitze unter ständigem Rühren (damit die Schokolade nicht anbrennt) kochen (3 bis 5 Minuten).
2. Wenn die Mischung heiß und die Schokolade geschmolzen ist, durch ein feinmaschiges Sieb in eine Tasse gießen und genießen.

Basilikumsamenpudding

Chiasamen-Pudding ist seit einigen Jahren ein Foodtrend, aber leider sind Chiasamen sehr schlimm für den Darm. Hier kommt der bescheidene Basilikumsamen ins Spiel! Ja, genau die, die Sie in Ihrem Kräutergarten verwenden. Sie finden sie in gut sortierten asiatischen Märkten oder online, wo sie als Sabja, Tukmaria oder Falooda bezeichnet werden. Ich habe zwei verschiedene Basilikumsamen-Puddings in diese Rezeptsammlung aufgenommen, die beide nach Woche 2 als Monomahlzeit gegessen werden können.

Kokosnuss-Limetten-Pudding

Für 4 Personen

2 Tassen vollfette, ungesüßte Kokosnussmilch aus der Dose
2 EL Mönchsfrucht-Süßstoff
geriebene Schale von 1 Limette
½ TL Vanilleextrakt
¼ TL Kokosnussextrakt
¼ Tasse Basilikumsamen
¼ Tasse geröstete Kokosnussflocken

1. In einem großen Topf die Kokosnussmilch mit dem Mönchsfrucht-Süßstoff bei mittlerer Hitze unter gelegentlichem Rühren erhitzen, bis der Mönchsfrucht-Süßstoff aufgelöst ist. Die Hitze auf niedrige Stufe reduzieren, die Limettenschale hinzugeben, durchrühren und kochen, bis sie duftet. Die Mischung vom Herd nehmen und Vanille- und Kokosnussextrakt sowie Basilikumsamen hinzugeben. Die Mischung umrühren und dann 5 Minuten stehen lassen, damit die Samen die Flüssigkeit aufnehmen können.
2. Nochmals gut durchrühren, dann auf 4 Servierschalen verteilen und mindestens 3 bis 4 Stunden im Kühlschrank fest werden lassen. Den Pudding vor dem Servieren mit Kokosraspeln garnieren.

Schokoladen-Haselnuss-Pudding

Für 4 Personen

½ Tasse geröstete Haselnüsse (werden in mehreren Einzelportionen verwendet)
2 Tassen vollfette, ungesüßte Kokosnussmilch aus der Dose
60 Gramm Zartbitterschokolade (mind. 72 % Kakao), gewürfelt
½ TL Vanilleextrakt
1 kleine Messerspitze jodiertes Meersalz
¼ Tasse Basilikumsamen

1. In einer Küchenmaschine oder einem Mixer die Hälfte der Haselnüsse verarbeiten, bis eine cremige Haselnussbutter entsteht. Die restlichen Haselnüsse klein hacken und beiseitestellen.
2. In einem großen Topf die Kokosnussmilch und die Schokolade bei schwacher Hitze unter gelegentlichem Rühren erhitzen, bis sich die Schokolade aufgelöst hat. Die Mischung vom Herd nehmen und die Vanille und das Salz hinzugeben. Die Basilikumsamen hinzufügen, durchrühren und 5 Minuten stehen lassen, damit die Samen die Flüssigkeit aufnehmen können.
3. Nochmals gut umrühren, dann auf 4 Servierschalen verteilen und mindestens 3 bis 4 Stunden im Kühlschrank fest werden lassen. Den Pudding vor dem Servieren mit den gehackten Haselnüssen garnieren.

Rohes Gemüse mit Miso-Sesam-Dressing

Das ist mein Lieblingsdressing für jeden Salat, und es eignet sich auch hervorragend als Dip für frisches Gemüse, wenn man Lust auf einen herzhaften, umamireichen Snack hat (man kann etwas mehr Miso-Paste nehmen, um eine dickere Konsistenz zum Dippen zu erhalten). Der süßlich-würzige Geschmack macht süchtig!

Für das Miso-Sesam-Dressing (ergibt ½ Tasse)

¼ Tasse geröstetes Sesamöl
2 EL weiße Miso-Paste
Saft von 1 Limette
2 EL Reisweinessig
1 EL Kokos-Aminos-Soße
1 TL frischer Ingwer, gerieben (optional)

In einer großen Schüssel Öl und Miso-Paste verquirlen, bis die Mischung glatt und cremig ist. Limettensaft, Essig und Kokos-Aminos-Soße hinzugeben und weiterschlagen, bis alles gut vermischt ist. Gegebenenfalls den Ingwer unterheben und mit frischem Gemüse wie Brokkoli, Blumenkohl, Endivien, Spargel und Sellerie servieren. Das Dressing kann bis zu eine Woche im Kühlschrank aufbewahrt werden. Vor dem Servieren erneut verquirlen.

Blumenkohl-Brownies mit Zartbitterschokolade

Mit diesem köstlichen Rezept wird es Ihnen leichtfallen, Ihre Kinder dazu zu bringen, Gemüse zu essen. Aber auch als Erwachsener werden Sie diese Brownies lieben – obwohl Sie wissen, dass sie Blumenkohl enthalten!

Für 12 Personen

1 Tasse Blumenkohlreis
½ Tasse fettfreie, ungesüßte Kokosnussmilch aus der Dose
120 g Schokolade mit 90 % Kakao, in kleine Stückchen geschnitten
⅓ Tasse Kokosnussöl
2 EL Biofrischkäse, Mascarpone oder ungesüßte Kokosnusscreme
⅔ Tasse Mönchsfrucht-Süßstoff
2 Omega-3-Eier oder Leinsamen-Eier
2 Tassen Mandelmehl
¼ TL jodiertes Meersalz
¾ TL Backpulver
¼ Tasse nicht alkalisiertes (natürliches) Kakaopulver
½ Tasse Schokoladensplitter (72 % Kakao oder mehr)

1. Den Backofen auf 180 °C vorheizen. Eine quadratische Backform (20 x 20 Zentimeter) mit Backpapier auslegen und beiseitestellen.
2. Blumenkohlreis und Kokosnussmilch in einem Mixer oder einer Küchenmaschine mit S-Klinge verarbeiten, bis sie glatt und cremig sind; beiseitestellen.
3. Die Schokolade zusammen mit dem Kokosnussöl im Wasserbad oder in der Mikrowelle in 10-Sekunden-Schritten schmelzen, dabei häufig umrühren, damit sie nicht anbrennt. Wenn die Schokolade vollständig geschmolzen ist, vom Herd nehmen und die Blumenkohlmischung unterheben.
4. In einem Standmixer oder in einer großen Schüssel mit einem Schneebesen den Frischkäse (oder eine Alternative) und den Mönchsfrucht-Süßstoff schaumig schlagen, bis sie gut miteinander verbunden sind. Die Eier einzeln dazugeben und so lange schlagen, bis sie sich vollständig verbunden haben. Die Blumenkohlmischung unter die Eimischung heben und dabei mit dem Schneebesen verrühren. In einer separaten Schüssel Mandelmehl, Salz, Backpulver und Kakaopulver verquirlen.
5. Die trockenen Zutaten zu den feuchten Zutaten geben und so lange unterheben, bis sie gut miteinander verbunden, aber nicht zu sehr vermischt sind. Die Schokoladensplitter unterheben, dann alles in die vorbereitete Backform geben. 25 bis 35 Minuten backen, bis an einem Zahnstocher, der in die Mitte des Teigs gesteckt wird, beim Herausziehen nur wenige Krümel hängen bleiben. Vor dem Anschneiden vollständig auskühlen lassen (am besten im Kühlschrank).

Kapitel 10

Nahrungsergänzungsmittel für das Energie-Paradox-Programm

Zu Beginn des Buches habe ich davor gewarnt, sich zu sehr auf Nahrungsergänzungsmittel zu verlassen, um Trägheit, Hirnnebel, Müdigkeit und Erschöpfung zu beseitigen. Manche Menschen, die sich so verzweifelt besser fühlen wollen, geben praktisch ihre ganzen Ersparnisse für die neuesten Wundermittel aus, die ihnen am Ende wahrscheinlich überhaupt nicht helfen werden. Aber ich bin keineswegs gegen Nahrungsergänzungsmittel als solche, ganz und gar nicht. Ich glaube, dass sie viel Gutes bewirken können, wenn sie als Ergänzung zu einer gesunden, energiefördernden Ernährung und Lebensweise eingesetzt werden.

Die gute Nachricht ist, dass Sie mit dem Energie–Paradox–Programm eine gesunde Grundlage schaffen können, die es einigen einfachen Nahrungsergänzungsmitteln ermöglicht, Entzündungen zu lindern, das Mikrobiom bei guter Gesundheit zu halten und die ATP–Produktion zu maximieren. Ich habe in all meinen Paradox–Büchern Empfehlungen für Nahrungsergänzungen aller Art gegeben, aber in der folgenden Liste beschränke ich mich auf die wichtigsten Ergänzungsmittel zur Steigerung der Energie.

Magnesium

Viele Menschen leiden unter Magnesiummangel, aber Magnesium ist für viele Körperfunktionen von entscheidender Bedeutung – unter anderem für die Stärkung der Stoffwechselgesundheit, die Verbesserung des Schlafs und die Blockierung der Auswirkungen von EMF-Strahlen (elektromagnetische Felder). Magnesium kann auch zur Linderung von Muskelkrämpfen beitragen, die zu Beginn des Energie-Paradox-Programms auftreten können. Wenn Sie auf die Verbrennung von Fett als Brennstoff umstellen, haben Sie das Glykogen in Ihren Muskeln aufgebraucht. Da Glykogen zusammen mit Wasser, Magnesium und Kalium gespeichert wird, verschwinden mit dem Glykogen auch Magnesium und Kalium!

Magnesium trägt dazu bei, die Flexibilität des Stoffwechsels zu erhöhen, indem es dem Insulin hilft, den Zucker aus dem Blutkreislauf in die Muskelzellen zu transportieren, wo er hingehört, was wiederum zur Umkehrung der Insulinresistenz beiträgt. Ich empfehle Kalium-Magnesium-Aspartat-Kombinationen. Wenn Sie diese getrennt einnehmen möchten, empfehle ich 299 bis 300 Milligramm Magnesium und 99 Milligramm Kalium zweimal täglich. Wenn Sie von Magnesium Durchfall bekommen, nehmen Sie stattdessen ein Bittersalz-Fußbad oder -Vollbad oder reiben Sie Ihre Beine oder Ihren Bauch mit Magnesiumöl-Spray ein.

Glycin

Glycin ist eine wichtige Aminosäure, die uns vor den schädlichen Auswirkungen von Glyphosat (dem gefährlichen Inhaltsstoff von Roundup und anderen Herbiziden) schützen kann und auch einige Anti-Aging-Eigenschaften besitzt.[236] Darüber hinaus trägt Glycin zu einem besseren Schlaf bei. Studien haben gezeigt, dass die Einnahme von Glycin vor dem Schlafengehen die subjektive Schlafqualität bei Personen, die zu Schlaflosigkeit neigen, deutlich verbessert, indem es einen Abfall der Körpertemperatur bewirkt. Eine Studie hat gezeigt, dass bei Ratten, denen Glycin verabreicht wurde, eine signifikante Senkung der Körperkerntemperatur stattfand. Dies könnte erklären, warum es einen besseren Schlaf fördert. Ich empfehle die Einnahme von 1000 Milligramm vor dem Schlafengehen als Einschlafhilfe und/oder 2000 Milligramm pro Tag als Anti-Aging- und Anti-Glyphosat-Maßnahme.

Phospholipide

Diese komplexen Fette sind Lipidmoleküle, aus denen ein Großteil unserer Zell- und Mitochondrienmembranen besteht. Eine kürzlich durchgeführte Studie ergab, dass eine Supplementierung mit Phospholipiden die Erschöpfung um bis zu 40 Prozent(!) verringern kann.[237] Diese wichtigen Phospholipide können mit der Nahrung aufgenommen (zum Beispiel über Muscheln und andere Meeresfrüchte) oder in Form von Krillöl supplementiert werden. Suchen Sie nach der Marke mit der höchsten Konzentration an Phospholipiden pro Kapsel. Cholin, Phosphatidylcholin und Phosphatidylserin sind weitere Phospholipide, die als Nahrungsergänzungsmittel erhältlich sind; die Dosierung sollte zwischen 500 und 1000 Milligramm pro Tag liegen.

Vitamin K_2

Dieses Vitamin, das ein wichtiger Co-Faktor für die Funktion der Mitochondrien ist, fehlt leider in unserer modernen Ernährung. Man findet es in Milchprodukten aus Weidehaltung, einschließlich Butter und Käse, aber ich empfehle, den Verzehr von Milchprodukten einzuschränken und stattdessen ein K_2-Ergänzungsmittel einzunehmen. Eine tägliche Dosis von 100 Mikrogramm sowohl der MK_4- als auch der MK_7-Variante des Vitamins K_2 sollte ausreichen.

Coenzym Q10 (CoQ10) oder Ubiquinol oder PQQ

Diese drei Nahrungsergänzungsmittel supplementieren ein wichtiges Coenzym in der mitochondrialen Elektronentransportkette und sind für die Energiegewinnung unerlässlich. Im Allgemeinen sind 100 bis 300 Milligramm CoQ10, 100 Milligramm Ubiquinol oder 20 Milligramm PQQ eine gute Dosis, um die Mitochondrien zu unterstützen. Wenn Sie ein Statin-Medikament einnehmen, fehlt Ihnen wahrscheinlich dieses Coenzym. In diesem Fall benötigen Sie eine höhere Dosierung; ich empfehle eine Erhöhung der CoQ10-Dosis auf 300 Milligramm.

Chlorella und Aktivkohle

Wie im Biosphere-2-Experiment gezeigt wurde, werden bei einer raschen Gewichtsabnahme (etwa ein Pfund pro Woche) Schwermetalle freigesetzt, die von der Leber nicht richtig entgiftet werden können. Stattdessen gelangen sie in die Gallenflüssigkeit und werden in unserem Darm reabsorbiert, wodurch ein Teufelskreis entsteht; daher müssen sie in unserem Darm gebunden werden, um eine Reabsorption zu verhindern. In meinen Kliniken habe ich eine drastische Reduzierung von Schwermetallen wie Quecksilber, Blei und Kadmium erreicht, indem ich eine Kombination aus Chlorella mit geknackter Zelle (auch eine großartige Jodquelle) und Aktivkohle verwendet habe, die beide dazu beitragen, Giftstoffe zu binden und sicher auszuscheiden. Sie sind in meinem Untox-Präparat enthalten, können aber auch in den meisten Reformhäusern oder online erworben werden. Die empfohlene Dosis beträgt 500 bis 3000 Milligramm Chlorella und 50 bis 100 Milligramm Aktivkohle pro Tag. Ein Wort der Warnung: Ich empfehle, die Einnahme von Aktivkohle auf zwei Monate zu beschränken; nehmen Sie sie während der Fastenkur und bis zu einem Monat danach ein. Sie sollten sie nicht zu lange verwenden, da sie ein so intensives Bindemittel ist, dass sie anfangen kann, sich an die guten Stoffe (Vitamine und Mineralien) zu binden, sodass diese ebenfalls ausgeschieden werden.

Acetyl-L-Carnitin oder L-Carnitin

Carnitin ist unerlässlich für den »Transport« freier Fettsäuren in die mitochondriale Energieproduktionspipeline, die sogenannte Beta-Oxidation; ich verwende diese Verbindung seit Jahren zur Behandlung von Patienten mit kognitiven Beeinträchtigungen und kongestiver Herzinsuffizienz. Es ist in verschreibungspflichtiger Form erhältlich (in den USA als das Medikament Carnitor), kann aber auch leicht als rezeptfreies Ergänzungsmittel erworben werden. Ich verwende Acetyl-L-Carnitin in meinem Energy-Renew-Präparat (das so heißt, weil es Ihnen neue Energie schenkt). Die Dosierung sollte zwischen 250 und 500 Milligramm zweimal pro Tag liegen.

B-Vitamine (Methyl B_{12}, Methylfolat und Vitamin B_6)

Da mehr als die Hälfte der Bevölkerung eine oder mehrere der MTHFR-Mutationen in sich trägt, die einen komplexen Vorgang unterdrücken, der eigentlich mehrere Formen von Vitamin B im Körper aktiv machen soll, empfehle ich, täglich die aktiven Formen von B-Vitaminen zu supplementieren: Methyl B_{12} (1000 bis 5000 Mikrogramm, unter der Zunge), Methylfolat (1000 Mikrogramm) sowie Vitamin B_6 in seiner aktiven Form, $P\text{-}_5\text{-}P$ (50 bis 100 Milligramm). Methyl B_{12} ist in vielen Drogerien und online erhältlich. Die gesamte Palette der B-Vitamine ist auch in vielen meiner Präparate enthalten, zum Beispiel in Vital Reds, Primal Plants und Power Blues.

Ergänzungsmittel zum Schutz der Leber

Viele meiner Patienten leiden an einer Fettlebererkrankung (NASH oder NAFLD), wenn sie mich das erste Mal aufsuchen. Diese Erkrankung entsteht in der Regel durch eine Kombination aus mitochondrialer Überlastung, hohem Fruktose-/Zuckerkonsum und einem durchlässigen Darm. Wenn Sie erhöhte Leberenzymwerte haben, ist das ein Zeichen dafür, dass in Ihrer Leber buchstäblich ein Krieg geführt wird. Ich empfehle das Polyphenol Mariendistel und einen Bestandteil von Orangenschalen namens D-Limonen. Die Dosierung sollte bei beiden etwa 1000 Milligramm pro Tag betragen. Sie können Leberentzündungen bemerkenswert effektiv lindern, aber sie sind keine Erlaubnis dafür, dass Sie Ihr bisheriges Essverhalten fortsetzen!

Berberin und Quercetin

Berberin ist zum Beispiel in den Früchten des Lorbeerbaums und der Mahonienwurzel (nicht zu verwechseln mit Traubenkernextrakt) enthalten, Quercetin in Lebensmitteln wie Zwiebeln, Äpfeln und dem Mark von Zitrusfrüchten. Beide sind Verbindungen, die nachweislich (unter anderem) einen wichtigen Antreiber der mitochondrialen Reparatur und Mitogenese namens AMPK aktivieren. Die empfohlene Dosis für beide beträgt 500 Milligramm zweimal pro Tag. (Ein Hinweis für Allergiker: Quercetin ist eines der besten natürlichen und nicht sedierenden Antihistaminika auf dem Markt).

Ketonsalze

Ketonpräparate sind eine gute Möglichkeit, die Ketonproduktion zu steigern. Sie können in Form von Salzen oder Estern eingenommen werden. Ehrlich gesagt schmecken die Estern ziemlich schrecklich und ich verwende oder empfehle sie nicht. Ketonsalze hingegen sind leicht als Pulver oder Kapseln erhältlich und liefern Ihnen zu Beginn des Programms einen hilfreichen Schub verwertbarer Ketone, wenn Sie aufgrund eines erhöhten Insulinspiegels nicht in der Lage sind, sie selbst herzustellen. Ziehen Sie zu Beginn des Programms eine Dosis von etwa 10 000 Milligramm gemischten Ketonsalzen (BHB) am Morgen in Betracht. Betrachten Sie dies als einen Kickstart, um Ketone in Ihrem System zirkulieren zu lassen, bis Ihr Körper in der Lage ist, sie selbst zu produzieren.

Die »G8« des Energie-Paradox-Programms

Wenn Sie meine früheren Bücher gelesen haben, sind Sie bereits mit den sogenannten »G7« vertraut. Das sind die Nährstoffe, die in Ihrer Ernährung unbedingt enthalten sein sollten – entweder über Lebensmittel oder Nahrungsergänzungsmittel –, um die Darmgesundheit zu unterstützen, die Langlebigkeit zu fördern, Krankheiten vorzubeugen und das allgemeine Wohlbefinden zu steigern. Für das Energie-Paradox-Programm habe ich einen weiteren essenziellen Nährstoff hinzugefügt, um die allgemeine Energieproduktion anzukurbeln, sodass diese Liste jetzt die »G8« enthält! Hier sind nun die acht Nahrungsergänzungsmittel, an die Sie denken sollten, wenn Sie das nächste Mal Ihren Einkaufswagen im Lebensmittelgeschäft, Drogeriemarkt oder Reformhaus füllen.

Vitamin D_3

Die meisten Patienten, die mich aufsuchen, haben einen Vitamin-D-Mangel, und alle meine autoimmunen, erschöpften und metabolisch unflexiblen Patienten haben einen niedrigen Vitamin-D-Spiegel. Tatsächlich steht ein niedriger Vitamin-D-Spiegel in engem Zusammenhang mit dem metabolischen Syndrom sowie einer Anfälligkeit für COVID-19 und andere Viren.[238] Ich empfehle jedem, einen Vitamin-D-Spiegel von 100 bis 150 ng/ml anzustreben (der inzwischen von vielen Labors, darunter Quest und Cleveland HeartLab, als »normal« angesehen wird). Regelmäßige Sonneneinstrahlung ist zwar eine einfache (und kostenlose) Möglichkeit, die Vitamin-D-Produktion im Körper zu erhöhen, und Lebensmittel wie Pilze enthalten viel von diesem Vitamin, aber beides reicht meiner Meinung nach nicht aus, um die erforderlichen Werte zu erreichen. Für die Nahrungsergänzung empfehle ich ein Minimum von 5000 IE (125 Mikrogramm) Vitamin D_3, aber bei meinen Patienten mit durchlässigem Darm (und das sind die meisten) beginnen wir mit 10 000 IE (250 Mikrogramm).[239] Ich habe noch keinen Fall von Vitamin-D-Toxizität erlebt, auch nicht bei Werten von mehr als 200 ng/ml, was auch von anderen Forschern bestätigt wird.

Polyphenole

Ich halte ständig Vorträge und veröffentliche wissenschaftliche Arbeiten über Polyphenole – Mikronährstoffe, die in bestimmten Pflanzen vorkommen –, weil sie unglaubliche natürliche Energielieferanten sind und so viele andere heilende Vorteile bieten. Polyphenole sind auch gut für die Gesundheit des Herzens: Meine eigene Forschung hat ergeben, dass sie die Funktion der Blutgefäße verbessern und die Marker für Herz-Kreislauf-Erkrankungen senken. Außerdem tragen sie nachweislich zum Ausgleich eines gesunden Cholesterinspiegels bei. Darüber hinaus ernähren Polyphenole die guten Bakterien in Ihrem Darm, die Ihrem Körper helfen, mehr Energie aus der Nahrung zu ziehen, und sie verbessern die Funktion der Mitochondrien, indem sie sie davor schützen, dass bei der Energieproduktion reaktive Sauerstoffspezies (ROS) entstehen.

Dunkelblaue oder violette Früchte wie Maulbeeren, Aronia-Beeren, Granatäpfel und Drachenfrüchte enthalten besonders viele Polyphenole. Sie sind aber auch in vielen anderen Nahrungsmitteln enthalten, darunter natives Olivenöl extra, Selleriesamenextrakt, Kurkuma, Walnüsse, Kapern, Haselnüsse, Kaffeebohnen, Ingwer, Tee, Rotwein, dunkle Schokolade, Endivien, Grünkohl und Fenchelsamen.

Phytochemische Stoffe aus grünen Pflanzen

Im Verlauf des Energie-Paradox-Programms wird Ihr Verlangen nach Grünzeug exponentiell zunehmen, aber ich empfehle, zusätzlich Phytochemikalien einzunehmen, da diese dazu neigen, Ihren Appetit auf ungesunde Nahrungsmittel wie Einfachzucker und Fette zu unterdrücken.

Es gibt viele großartige Pulvermischungen auf dem Markt, aber Vorsicht: Ich habe keine Grünzeugmischung ohne Weizengras, Gerstengras oder Hafergras gefunden (die alle glutenhaltige Lektine enthalten) – und die Lektine in Getreide und Gräsern sind das Letzte, was man schlucken sollte. Ich habe deshalb mein eigenes Grünpflanzen-Präparat namens *Primal Plants* entwickelt. Es kombiniert Spinatextrakt mit elf anderen Grünpflanzen, insbesondere mit Diindolylmethan (DIM), einer immunstimulierenden Verbindung, die in (leider nur) geringen Mengen auch in Brokkoli vorkommt, sowie mit modifiziertem Zitruspektin und Fructooligosacchariden (FOS), wobei Letzteres ein Appetitzügler und gut für Ihre Darmfreunde ist.

Sie können auch Spinatextrakt einnehmen, der in 500-Milligramm-Kapseln erhältlich ist; ich empfehle Ihnen, zwei davon pro Tag einzunehmen. DIM ist in Kapselform erhältlich; nehmen Sie 100 Milligramm pro Tag. Ich bin auch ein großer Fan von modifiziertem Zitruspektin, da es dem Körper hilft, oxidativen Stress loszuwerden. Es ist als Pulver oder in Kapseln zu 600 Milligramm erhältlich. Nehmen Sie zwei bis drei Kapseln oder einen Messlöffel pro Tag.

Präbiotika

In Teil 1 haben Sie viel über Präbiotika gelesen, aber um sicherzugehen, dass Sie Ihrem Körper genügend davon zuführen, möchte ich Ihnen noch einige spezifischere Empfehlungen geben. Inulin ist leicht erhältlich als Nahrungsergänzungsmittel oder Süßstoff, aber auch gemahlene Leinsamen und/oder Flohsamenpulver sind leicht zu beschaffen. Beginnen Sie mit einem Teelöffel pro Tag und steigern Sie sich bis zu einem Esslöffel oder mehr. Mein eigenes Präparat *PrebioThrive* enthält mehrere unterschiedliche präbiotische Ballaststoffe – eine bequeme Möglichkeit, mehrere Präbiotika auf einmal aufzunehmen.

Lektinblocker

Ich gebe zu, dass es schwer ist, sich ständig von Lektinen fernzuhalten. Zum Glück gibt es eine Reihe hilfreicher Verbindungen, die bei der Absorption von Lektinen helfen können. *Lectin Shield*, eines meiner Produkte, enthält neun bewährte Inhaltsstoffe, die die Lektine absorbieren oder ganz von der Darmwand fernhalten. Ich empfehle, vor einer lektinhaltigen Mahlzeit zwei Kapseln einzunehmen. Sie können auch Glucosamin und Methylsulfonylmethan (MSM) und/oder Hyaluronsäure oder eine Kombination aus allem in Tablettenform einnehmen. Entsprechende Produkte sind entweder im Fachhandel oder online erhältlich. Achten Sie auf hohe Qualität!

Zuckerabwehr

Wie Sie wissen, ist Zucker überall, nicht nur als Haushaltszucker, sondern auch als Maissirup mit hohem Fruchtzuckergehalt und als einfache Kohlenhydrate in abgepackten Lebensmitteln und sogar in Ihrem Lieblingsobst. Und dieser Ansturm bereitet Ihren energieproduzierenden Mitochondrien große Probleme, da sie diesen ganzen Zucker nicht auf einmal verarbeiten können. Ein hoher Zuckerkonsum stört auch die Insulinregulierung und fördert die Insulinresistenz und andere Stoffwechselprobleme wie Diabetes.

Das Wichtigste, was Sie tun können, um sich vor Zucker zu schützen, ist, ihn gar nicht erst zu essen. Aber zusätzlich zur Anpassung Ihrer Ernährung gibt es Nahrungsergänzungsmittel, die Ihnen helfen können, Ihren Blutzuckerspiegel zu regulieren, was wiederum den Stau in Ihren Mitochondrien verringern wird. Suchen Sie nach Nahrungsergänzungsmitteln, die Chrom, Zink, Selen, Zimtrindenextrakt, Kurkumaextrakt, Berberin und schwarzen Pfefferextrakt enthalten. (Letzteres verbessert die Absorptionsfähigkeit von Kurkuma – wenn Sie Kurkuma verwenden, achten Sie darauf, dass Sie es mit schwarzem Pfeffer kombinieren!) Curcumin, der Wirkstoff in Kurkuma, ist ein Antioxidans und ein Entzündungshemmer, der auch die kognitiven Funktionen verbessert. Costco bietet ein gutes Chrom- und Zimtpräparat namens CinSulin an (online erhältlich). Nehmen Sie davon zwei Kapseln pro Tag.

Langkettige Omega-3-Fettsäuren

Die meisten Menschen haben einen erheblichen Mangel an den Omega-3-Fettsäuren Eicosapentaensäure (EPA) und, noch wichtiger, Docosahexaensäure (DHA) und Docosapentaensäure (DPA). Das ist ein Problem, denn das Gehirn besteht zu etwa 60 Prozent aus Fett, von dem die Hälfte DHA ist. Studien zeigen, dass die Menschen mit den höchsten Omega-3-Fettspiegeln im Blut ein besseres Gedächtnis, ein größeres Gehirn und eine bessere Wahrnehmung haben als Menschen mit den niedrigsten Spiegeln. Vielleicht erinnern Sie sich auch daran, dass Fischöl dazu beiträgt, die Darmwand zu reparieren und zu verhindern, dass diese unangenehmen LPS in den Rest des Körpers gelangen, wo sie energieraubende Entzündungen verursachen.

Die einzigen Menschen in meiner Praxis, die ausreichende Mengen dieser gehirnfördernden Fette haben, ohne Ergänzungsmittel einzunehmen, sind diejenigen, die täglich Sardinen oder Hering essen. Wenn Sie nicht portugiesischer, süditalienischer oder norwegischer Abstammung sind, passen Sie wahrscheinlich nicht in dieses Profil und sollten Ergänzungsmittel einnehmen. Ich empfehle, ein Fischöl zu wählen, das molekular destilliert ist – es gibt mehrere gute nationale Marken wie *Nature›s Bounty*, *OmegaVia*, *Carlson Elite Gems* oder *Carlson Lebertran* (online erhältlich). Nehmen Sie einen Esslöffel pro Tag ein. Wenn Sie Veganer sind, wählen Sie eine aus Algen gewonnene DHA-, EPA- und DPA-Kapsel wie meine *Advanced Plant Omegas*. In jedem Fall sollten Sie 1000 Milligramm DHA pro Tag zu sich nehmen, da es das wichtigste Omega-3 ist, und, wenn Sie möchten, auch 1000 Milligramm EPA. Zum Zeitpunkt der Abfassung dieses Artikels werden zahlreiche neue Forschungsergebnisse über die Vorteile von DPA veröffentlicht. Bleiben Sie also dran, um mehr über dieses »vergessene« Omega-3-Fett zu erfahren.

Mitochondrien-Booster

Chronokonsum und Rotlicht sind wirklich die besten Möglichkeiten, um Ihre Mitochondrien in Schwung zu bringen, aber für Freaks wie mich empfehle ich auch gern eine Reihe von Präparaten, um sicherzustellen, dass Sie das Beste für Ihre ATP-Produktion tun. Dazu gehören: N-Acetyl-L-Cystein (NAC), 500 Milligramm; Gynostemma-Extrakt, 450 Milligramm; Mumijo (das »schwarze Gold«, auch bekannt aus dem Ayurveda), 300 Milligramm; reduziertes oder L-Glutathion, 150 Milligramm; Pau d'Arco, 50 Milligramm, und Nicotinamidadenindinukleotid, reduziert (NADH), 10 Milligramm.

Für die NADH-Supplementierung stehen mehrere Präparate zur Verfügung; eines davon ist das patentierte und als *TRU Niagen* vermarktete Nicotinamid-Ribosid. Eine kürzlich durchgeführte Humanstudie deutet darauf hin, dass eine Dosis von 1000 Milligramm pro Tag den NAD+-Spiegel (ein wichtiger Präkursor für die ATP-Produktion in den Mitochondrien) in mononuklearen Zellen erhöht. Noch nicht zu einem vernünftigen Preis klinisch verfügbar (aber durchaus erhältlich) ist Nicotinamidmononukleotid in ähnlicher Dosierung, das sich in Versuchen mit Mäusen, die mein Freund und Kollege, der Langlebigkeitsforscher David Sinclair von der Harvard Medical School und vom MIT, durchgeführt hat, als wirksamer als Nicotinamid-Ribosid erwiesen hat. Wenn die Kosten ein Grund zur Sorge sind, ist Niacinamid mit 500 bis 1000 Milligramm pro Tag weitaus erschwinglicher und könnte in der Tat die gleiche Wirkung haben.

Nachwort

Als ich begann, dieses Buch über das Problem der ständigen Erschöpfung zu schreiben, lebten wir noch in einer präpandemischen Welt. Wenige Monate später tauchte das COVID-19-Virus auf, begann sich rasch über den ganzen Globus zu verbreiten und unsere Realität änderte sich dramatisch. Die Herausforderungen, die sich daraus ergaben, waren von außerordentlichem Umfang und Ausmaß, und durch den damit verbundenen Stress und die Ängste, die sie ausgelöst haben, ist das Energieniveau weiter in den roten Bereich gesunken. Während ich diese abschließenden Worte schreibe, leben wir immer noch mit erheblichen Beeinträchtigungen des täglichen Lebens und der Ungewissheit über die Zukunft – und, was sehr traurig ist, viele trauern um Verluste, die niemand erleiden sollte. Der Verlust von geliebten Menschen, Lebensgrundlagen, Träumen und Lebensweisen. Vielleicht sogar den Verlust des Vertrauens in unsere Fähigkeit, gesund zu bleiben.

Dennoch gibt es einige Dinge, derer ich mir sicher bin: vor allem Ihrer Fähigkeit, Ihre Gesundheit zu fördern, indem Sie Ihren Darm stärken, die Bedingungen für ein gedeihendes Mikrobiom wiederherstellen, Ihren Körper mit den Nährstoffen versorgen, die Ihr Immunsystem und Ihre Darmfreunde benötigen, um ihre Aufgaben zu erfüllen, und Ihre Mahlzeiten so planen, dass sich Ihre Zellen regelmäßig reparieren und regenerieren können. Langfristig werden diese Maßnahmen dazu beitragen, Ihre Widerstandsfähigkeit gegen alle Arten von unerwarteten Eindringlingen zu stärken. Kurzfristig werden sie Ihnen helfen, Ihr Energieniveau wiederherzustellen und sich wieder wie Sie selbst zu fühlen.

Und wissen Sie was? Das ist genau das, was Sie tun, wenn Sie den Protokollen in diesem Buch folgen. Sicherlich haben Sie einige Aspekte des Energie-Paradox-Programms beim ersten Lesen als etwas herausfordernd empfunden. Vielleicht kam Ihnen die Idee, Ihre Ernährung, Ihre Essgewohnheiten oder Ihre Gewohnheiten in Bezug auf die Nutzung von Technologie, körperliche Aktivität oder Schlaf zu ändern, ein paar Grad zu extrem vor, vor allem gerade jetzt. Aber, liebe Leserin, lieber Leser, auch auf die Gefahr hin, das Offensichtliche auszusprechen: Es sind extreme Zeiten. Obwohl die genauen Mechanismen, wie dieses Virus (oder das nächste) funktioniert, noch nicht ganz klar sind, zeigt uns diese Pandemie, dass die vermeintlichen Vorteile unseres westlichen Lebensstils einen schrecklichen Preis haben. Unser Immunsystem wird angegriffen, unser schützendes Mikrobiom ist dezimiert, und die Umweltverschmutzung und die Chemikalien, mit denen wir täglich leben, haben uns in einzigartiger Weise anfällig gemacht für einen tiefgreifenden Energieverlust, eine Epidemie von Demenz und Hirnnebel, chronische Krankheiten wie Diabetes und eine scheinbare Unfähigkeit, sich gegen unerwünschte Keime zu wehren, die aus diesen »Vorerkrankungen« resultieren. Die Kurzfassung: Wir sind zur leichten Beute geworden und heute anfälliger für Krankheitserreger wie COVID-19 als je zuvor in der jüngeren Geschichte.

Aber in meiner langjährigen Praxis hat mir die Weisheit, die Hippokrates vor über 2500 Jahren lehrte – dass alle Krankheiten im Darm beginnen und dass alle Lebewesen, auch wir, eine angeborene »grüne Lebensenergie« oder *viriditas* haben – eine andere Möglichkeit eröffnet. Durch die Beratung meiner Patienten habe ich gelernt, dass unser Körper so konzipiert ist, dass er uns nicht nur schützt, sondern auch gedeiht, wenn wir ihm (und unserem Mikrobiom) das geben, was er braucht, um dieses Ziel zu erreichen. Gleichzeitig müssen wir die Hindernisse beseitigen, die dem im Wege stehen, einschließlich der disruptiven Annehmlichkeiten, die die *viriditas* unterdrücken. Das beginnt damit, dass wir uns jetzt entscheiden, die Bedingungen wiederherzustellen, die diese *viriditas* benötigt und die ein optimal funktionierendes Immunsystem fördern, das, Sie ahnen es, durch viel Energie finanziert wird.

Die Älteren in unseren Gemeinden, darunter auch meine kürzlich verstorbenen Eltern, erinnern sich daran, wie ihre Familien den extremen Herausforderungen des Zweiten Weltkriegs begegneten, indem sie zu Hause Lebensmittel anbauten – 40 Prozent unserer nationalen Lebensmittelversorgung wurde in den sogenannten »Kriegsgärten« angebaut (während Rohstoffe wie Zucker und Mehl rationiert waren). Das sorgte nicht nur für Ernährungssicherheit und Widerstandsfähigkeit, sondern verbesserte auch die Gesundheitswerte erheblich, da selbst angebautes Gemüse die den Insulinspiegel in die Höhe treibenden Grundnahrungsmittel ersetzte. Unter den heutigen beispiellosen Bedingungen von Hausarrest und Restriktionen beginnt eine ähnliche Bewegung zu sprießen, da immer mehr von uns die Verbindung zu unseren Lebensmitteln wiederherstellen, sei es, indem wir sie in unseren eigenen Küchen zubereiten, sie selbst anbauen oder sie in Geschäften kaufen, die näher an unseren Wohnorten liegen. So paradox es auch erscheinen mag, aber in dieser düster anmutenden Zeit bricht ein neues Zeitalter an, in dem wir wieder mehr Einfluss auf die Grundlagen unserer Gesundheit nehmen können, angefangen bei unserer Ernährung. Indem Sie die Paradox-Programme absolvieren und neue Wege entdecken, wie Sie sich selbst (und Ihre Darmfreunde) ernähren können, sind Sie Teil dieses Neuanfangs – und regenerieren unsere kollektive Gesundheit von Grund auf. Meine große Hoffnung ist, dass Sie dies dazu inspiriert, mit Zuversicht in die Zukunft zu gehen, auch wenn das Terrain noch unsicher erscheint.

Dank

Dieses Buch wurde fast vollständig während der COVID-19-Pandemie geschrieben, mit Unterbrechungen, während derer ich weiterhin meine Patienten sowohl in Palm Springs als auch in Santa Barbara persönlich behandelte, und das jeden Tag. Und wie Sie sich vorstellen können, war der Schreibprozess, selbst mit der Unterstützung von Amely Greeven und später Kathy Huck, mühsam und stockend, da die Rücksichtnahme auf Familie, Personal, Patienten, Sicherheitsvorkehrungen und, nun ja, mangelnde Konzentration ihren Tribut forderten. Aber wie ich und andere schon gesagt haben, das Leben »passiert« uns nicht, es passiert für uns. Und im Fall dieses Buchs waren die Verzögerungen beim Schreiben ein Geschenk, das es mir ermöglichte, ein paar weitere Kaninchenlöcher zu erforschen und ein paar weitere Perlen zu entdecken, die Sie hoffentlich ebenso verblüffen, wie sie mir Kraft gegeben haben, und die dieses Buch noch stärker gemacht haben. Vielen Dank an euch beide, Amely und Kathy!

Die Rezepte wurden wieder einmal von Kathryn »Kate« Holzhauer, meiner Chefköchin bei GundryMD, beigesteuert, diesmal mit einigen tollen Möglichkeiten, wie Sie mehr darmfreundliche Lebensmittel zu sich nehmen können, damit diese mehr Postbiotika für Ihre Mitochondrien produzieren können. Sie sind einfach köstlich, Kate!

Das Team von HarperWave war wie immer großartig, aber dieses Mal möchte ich mich ganz besonders für die zusätzliche Zeit bedanken, die ihr euch genommen habt, um dieses Buch zu einem Ereignis für die Ewigkeit zu machen. Ich bin sicher, dass wir nicht vergessen werden, was nötig war, um dieses Baby nach Hause zu bringen. Natürlich gilt mein Dank auch meiner Verlegerin Karen Rinaldi, dem Marketing-Vizepräsidenten Brian Perrin, der Leiterin der Öffentlichkeitsarbeit Yelena Nesbit und dem Art Director Milan Bozic, der alle Paradox-Cover entworfen hat, der Redaktionsassistentin Emma Kupor und natürlich der Vizepräsidentin und Redaktionsleiterin Julie Will, die alle meine sechs Bestseller betreut hat. Es ist ein fantastisches Team, das hinter mir steht und mich unterstützt.

Die Teams des International Heart and Lung Institute und der Zentren für restaurative Medizin in Palm Springs und Santa Barbara, Kalifornien, haben sich mächtig ins Zeug gelegt, um mit COVID-19, das an unsere Türen klopfte, fertigzuwerden. Unter der Leitung meiner langjährigen Assistentin Susan Lokken und meiner inzwischen langjährigen Kollegin und Arzthelferin Mitsu Killion-Jacobo hat unser Team, bestehend aus Adda Harris, Tanya Marta, Cindy Crosby, meiner Tochter Melissa Perko, Yessenia Parra und den willkommenen Neuzugängen Nellie Melero und Erika Killion, die Türen die ganze Zeit über offen, sicher und einladend gehalten. Ich möchte ihnen nochmals aus tiefstem Herzen danken, und ich bin mir sicher, dass unsere Patienten es auch tun. Und die »Blutsauger« Laurie Acuna, Lynn Visk und Samantha Acuna sorgten dafür, dass die Bluttests trotz der Risiken durchgeführt werden konnten.

Mein Dank geht auch an meinen Buchhalter Joe Tames und meinen Anwalt und Freund Dave Baron, die immer für mich da waren.

Meine gesamte Arbeit wird von meiner langjährigen Agentin und frühen Anhängerin Shannon Marven, Präsidentin von Dupree Miller, organisiert, die viel Zeit am Telefon damit verbracht hat, um mehr Zeit zu bitten, damit ich dieses Buch während einer Pandemie über die Ziellinie bringen kann. Nochmals vielen Dank, und ich kann es kaum erwarten, mich an die Arbeit für das nächste Buch zu machen!

Schließlich kann ich den mehr als 600 Mitarbeitern von GundryMD nicht genug danken, die mich und GundryMD.com sowie den Dr.-Gundry-Podcast zu einer vertrauenswürdigen Quelle für Gesundheits- und Nahrungsergänzungsratschläge gemacht haben, die Hunderte Millionen Menschen jeden Tag nutzen. Trotz der Pandemie kommen einige von uns, getestet und motiviert, jeden Freitag zu GundryMD, um Ihnen aktuelle Informationen zu liefern, die für Ihre Gesundheit so wichtig sind, besonders jetzt. Und auch wenn ich hier nicht alle von euch namentlich erwähnen kann, danke ich euch dafür, dass ihr den Millionen Mitgliedern der GundryMD-Familie auch in dieser schwierigen Zeit mit unseren Produkten und unserem Wissen gedient und sie unterstützt habt. Und noch einmal ein herzliches Dankeschön an meine rechte Hand bei GundryMD, Lanee Lee Neil, die mich beschützt und managt, und an Kate und mein großartiges Autorenteam, das dafür sorgt, dass der Informationsfluss nicht versiegt.

Wie ich in allen meinen Paradox-Büchern gesagt habe, wäre nichts von dem, was Sie auf diesen Seiten lesen, möglich gewesen, wenn meine Patienten und meine Leser mir nicht erlaubt hätten, von ihnen zu lernen – in den letzten 20 Jahren, in denen ich restaurative Medizin praktiziert habe und die ich nach wie vor in Vollzeit an sechs Tagen pro Woche (ja, auch samstags und sonntags) praktiziere. Nochmals vielen Dank an Sie alle.

Und natürlich wäre ich nicht in der Lage, irgendetwas von all dem ohne die Liebe und Unterstützung meiner Seelenverwandten und Ehefrau Penny zu tun. Wie sie das alles erträgt, ist einfach erstaunlich! Und für diejenigen unter Ihnen, die sich nach unserem durch eine Schlammlawine zerstörten Haus erkundigt haben, über das ich in *Böses Gemüse – Lektinfrei kochen* geschrieben habe: Das Leben passiert uns nicht, es passiert für uns. Wir sind jetzt in ein neues Haus umgezogen, das Penny, ehrlich gesagt, besser gefällt als das zerstörte. Das Leben und die Energie, sie gehen weiter!

Anhang: Labortests

Ihr Arzt kann die folgenden Tests anordnen, um Ihr Energieniveau zu bewerten. Möglicherweise zögert er, sie anzuordnen, weil er einfach nicht weiß, was sie bedeuten, aber bleiben Sie hartnäckig; er sollte wissen, wie wichtig diese Tests für die Messung der Gesundheit seiner Patienten sind. Wenn Ihr Arzt Ihnen nicht helfen kann oder will, suchen Sie sich einen Arzt für restaurative oder funktionelle Medizin. Informationen darüber, ob sich geeignete Kliniken oder Arztpraxen in Ihrer Nähe befinden, finden Sie auf www.ifm.org, der Website des Instituts für funktionelle Medizin.

Auf Werte oder Marker zum Nachschlagen habe ich verzichtet, da die Labore oft sehr unterschiedliche Messbereiche und -standards für die Testergebnisse verwenden.

- Nüchterninsulin und Insulinresistenzwerte (manchmal auch HOMA-IR genannt)
- Vitamin-D-Spiegel
- Homocystein
- Nüchternglukose
- HbA1C
- Hs-CRP
- Myeloperoxidase
- TNF-alpha (falls verfügbar)
- Fibrinogen
- Triglycerid/HDL-Verhältnis (HDL sollte höher sein als Triglyceride; wenn Ihre Triglyceride über 80 liegen, essen Sie zu viel Zucker und Stärke, einschließlich Obst)
- Harnsäure
- Leberfunktionstests einschließlich GGT

- Magnesium
- Vitamin B_{12}
- Serumfolat
- Serumkalzium
- Serumzink
- Serumselen
- Morgen-Cortisol
- TSH (Thyreoidea-stimulierendes Hormon)
- freies T3
- freies T4
- umgekehrtes T3
- Falls Sie Schilddrüsenhormone einnehmen, sollten Sie auch die Anti-TPO-(Thyroperoxidase) und Antithyroglobulin-Spiegel bestimmen lassen, um nach Markern für die autoimmunreaktive Hashimoto-Thyreoiditis zu suchen.
- Cystatin C (die »Hightech«-Methode zur Messung der Nierenfunktion)
- eGFR auf Grundlage von Cystatin C
- NT-proBNP (eine Messung der Herzfunktion)

Über den Autor

Steven R. Gundry, MD, ist Leiter des International Heart and Lung Institute in Palm Springs, Kalifornien, und Leiter des Center for Restorative Medicine in Palm Springs und Santa Barbara. Nach einer bemerkenswerten Karriere als Chirurg und Tätigkeit als Professor und Vorsitzender der Abteilung für kardiothorakale Chirurgie der Loma Linda University verlegte Dr. Gundry den Schwerpunkt seiner Arbeit auf die Heilung moderner Krankheiten durch Ernährungsumstellungen. Er ist Autor der *New York Times*-Bestseller *Böses Gemüse*, *Gemüse ohne Gift – Lektinfrei kochen*, *The Plant Paradox Quick And Easy*, *Das Paradox des langen Lebens*, *The Plant Paradox Family Cookbook* und *Dr. Grundry's Diet Evolution*; außerdem betreibt er den *Dr. Gundry Podcast.* Er hat mehr als 300 Artikel in von Experten begutachteten (peer-reviewed) Fachzeitschriften über den Einsatz von Ernährung und Nahrungsergänzungsmitteln zur Eliminierung von Herzkrankheiten, Diabetes, Autoimmunerkrankungen und vielen anderen Krankheiten veröffentlicht. Dr. Gundry lebt mit seiner Frau Penny und ihren Hunden in Palm Springs und Montecito, Kalifornien.

Quellenverzeichnis

1 Garton, Eric: »Employee Burnout is a Problem with the Company, Not the Person«, *Harvard Business Review*, 20. Juli 2017. hbr.org/2017/04/employeeburnoutisaproblemwiththecompanynottheperson

2 Liu, YunZi, YunXia Wang; ChunLei Jiang: »Inflammation: The Common Pathway of StressRelated Diseases«, *Frontiers*, 1. Juni 2017, www.frontiersin.org/articles/10.3389/fnhum.2017.00316/full

3 »Stress Facts«, Global Organization for Stress RSS. Abgerufen am 13. September 2020 www.gostress.com/stressfacts/

4 »45 Alarming Statistics on Americans' Caffeine Consumption«, TheDiabetesCouncil.com. www.thediabetescouncil.com/45alarmingstatisticsonamericanscaffeineconsumption/

5 Branum, Amy M.; Rossen, Lauren M.; Schoendorf, Kenneth C.: »Trends in Caffeine Intake Among US Children and Adolescents«, *American Academy of Pediatrics*, 1. März 2014. pediatrics.aappublications.org/content/133/3/386

6 Pontzer, Herman, et al.: »HunterGatherer Energetics and Human Obesity«, PLOS ONE, 25. Juli 2012. journals.plos.org/plosone/article?id=10.1371%2Fjournal.pone.0040503

7 Wang, Hui; Jianping Ye: »Regulation of Energy Balance by Inflammation: Common Theme in Physiology and Pathology«, Reviews in Endocrine & Metabolic Disorders 16, Nr. 1 (2015): S. 47–54. doi:10.1007/s1115401493068

8 Pontzer, Herman, et al.: »HunterGatherer Energetics and Human Obesity«, PLOS ONE, 25. Juli 2012. www.ncbi.nlm.nih.gov/pmc/articles/PMC3405064/

9 Amar, Jacques, et al.: »Intestinal Mucosal Adherence and Translocation of Commensal Bacteria at the Early Onset of Type 2 Diabetes: Molecular Mechanisms and Probiotic Treatment«, EMBO Molecular Medicine, John Wiley & Sons, Ltd, 3. August 2011. www.embopress.org/doi/abs/10.1002/emmm.201100159

10 Gundry, Steven R.: Epstein, Jean: »Abstract 137: Reversal of Endothelial Dysfunction Using Polyphenol Rich Foods and Supplements Coupled with Avoidance of Major Dietary Lectins«, Arteriosclerosis, Thrombosis, and Vascular Biology, 17. März 2018. www.ahajournals.org/doi/abs/10.1161/atvb.33.suppl _1.a137

11 Verdam, Froukje J., et al.: »Human Intestinal Microbiota Composition Is Associated with Local and Systemic Inflammation in Obesity«, Wiley Online Library, John Wiley & Sons, Ltd, 22. Juni 2013. onlinelibrary.wiley.com/doi/pdf/10.1002/oby.20466

12 FernándezVeledo, Sonia; Joan Vendrell: »Gut MicrobiotaDerived Succinate: Friend or Foe in Human Metabolic Diseases?«, Reviews in Endocrine and Metabolic Disorders, Springer US, 25. Oktober 2019. link.springer.com/article/10.1007/s11154019-09513z/figures/2

13 Smits, Samuel A., et al.: »Seasonal Cycling in the Gut Microbiome of the Hadza Hunter-Gatherers of Tanzania«, *Science*, American Association for the Advancement of Science, 25. August 2017. science.sciencemag.org/content/357/6353/802.full

14 Chiu, Karen, et al.: »Impact of Environmental Chemicals on the Gut Microbiome«, OUP Academic, Oxford University Press, 11. Mai 2020. academic.oup.com/toxsci/article/176/2/253/5835885

15 Patnode, Michael L., et al.: »Interspecies Competition Impacts Targeted Manipulation of Human Gut Bacteria by FiberDerived Glycans«, *Cell 179*, Nr. 1: S. 59–73. e13.doi: 10.1016/j.cell.2019.08.011

16 Nowak, Albina, MD, et. al.: »Effect of Vitamin D3 on SelfPerceived Fatigue«, *Medicine 95*, Nr. 52 (Dezember 2016): e5353.doi: 10.1097/MD.0000000000005353

17 Spiljar, Martina; Doron Merkler; Mirko Trajkovski: »The Immune System Bridges the Gut Microbiota with Systemic Energy Homeostasis: Focus on TLRs, Mucosal Barrier, and SCFAs«, *Frontiers*, 3. Oktober 2017. www.frontiersin.org/articles/10.3389/fimmu.2017.01353/full

18 Rooks, Michelle G. und Wendy S. Garrett: »Gut Microbiota, Metabolites and Host Immunity«, *Nature Reviews*, Immunology, U. S. National Library of Medicine, Mai 2016. pubmed.ncbi.n lmnih.gov/27231050/

19 den Besten, Gijs, et al.: »The Role of ShortChain Fatty Acids in the Interplay between Diet, Gut Microbiota, and Host Energy Metabolism«, *Journal of Lipid Research*, U. S. National Library of Medicine. Abgerufen am 13. September 2020. pubmed.ncbi.nlm.nih.gov/23821742/

20 den Besten, Gijs, et al.: »Role of ShortChain Fatty Acids«

21 Francis, C. Y.; P. J. Whorwell: »Bran and Irritable Bowel Syndrome: Time for Reappraisal«, Lancet (London), U. S. National Library of Medicine, 2. Juli 1994. pubmed.ncbi.nlm.nih.gov/7912305/

22 Leach, J. D.; K. D. Sobolik: »High Dietary Intake of Prebiotic Inulin-type Fructans in the Prehistoric Chihauhuan Desert«, *British Journal of Nutrition*, 2010; 103: S. 1158–1161. pubmed.ncbi.nlm.nih.gov/20416127/, doi: 10.1017/S0007114510000966

23 Barr, Sadie B.; Jonathan C. Wright: »Postprandial Energy Expenditure in WholeFood and ProcessedFood Meals: Implications for Daily Energy Expenditure«, *Food & Nutrition Research*, U. S. National Library of Medicine, 2. Juli 2 2010. pubmed.ncbi.nlm.nih.gov/20613890/

24 Zhang, C.: »The Gut FloraCentric Theory Based on the New Medical Hypothesis of ›Hunger Sensation Comes from Gut Flora‹: A New Model for Understanding the Etiolo-

gy of Chronic Diseases in Human Beings«, *Austin Internal Medicine 3*, Nr. 3 (2018). doi.org/10.26420/austin-internmed.2018.1030

25 Yan, Hui; Kolapo M. Ajuwon: »Butyrate Modifies Intestinal Barrier Function in IPECJ2 Cells through a Selective Upregulation of Tight Junction Proteins and Activation of the Akt Signaling Pathway«, PLOS ONE, 27. Juni 2017. journals.plos.org/plosone/article?id=10.1371%2Fjournal.pone.0179586

26 den Besten, Gijs, et al.: »Role of ShortChain Fatty Acids«

27 den Besten, Gijs, et al.: »GutDerived ShortChain Fatty Acids Are Vividly Assimilated into Host Carbohydrates and Lipids«, Th*e American Journal of Physiology-Gastrointestinal and Liver Physiology 305*, Nr. 12. U. S. National Library of Medicine. Dezember 2013. pubmed.ncbi.n lm.nih.gov/24136789/

28 Chang, Pamela V., et al.: »The Microbial Metabolite Butyrate Regulates Intestinal Macrophage Function via Histone Deacetylase Inhibition«, PNAS, National Academy of Sciences, 11. Februar 2014. www.pnas.org/content/111/6/2247

29 Hylemon, Phillip B.; Spencer C. Harris; Jason M. Ridlon: »Metabolism of Hydrogen Gases and Bile Acids in the Gut Microbiome«, *FEBS Press*, John Wiley & Sons, Ltd, 7. Mai 2018. febs.onlinelibrary.wiley.com/doi/full/10.1002/18733468.13064

30 McNabney, Sean M.; Tara Henagan: »Short Chain Fatty Acids in the Colon and Peripheral Tissues: A Focus on Butyrate, Colon Cancer, Obesity and Insulin Resistance«, *Nutrients 9*, Nr. 12 (2017): 1348. doi.org/10.3390/nu9121348

31 Barrea, Luigi, et al.: »From Gut Microbiota Dysfunction to Obesity: Could ShortChain Fatty Acids Stop This Dangerous Course?«, Hormones (Athen, Griechenland), U. S. National Library of Medicine, 6. März 2019. pubmed.ncbi.n lm.nih.gov/30840230

32 Goh, Charlene E., et al.: »Association Between NitrateReducing Oral Bacteria and Cardiometabolic Outcomes: Results From ORIGINS«, *Journal of the American Heart Association*, 26. November 2019. www.ahajournals.org/doi/10.1161/JAHA.119.013324

33 Nicholls, Mark: »Nitric Oxide Discovery Nobel Prize Winners: Robert F. Furchgott, Louis J. Ignarro, and Ferid Murad Shared the Noble Prize in 1998 for Their Discoveries Concerning Nitric Oxide as a Signalling Molecule in the Cardiovascular System«, *OUP Academic*, Oxford University Press, 7. Juni 2019. academic.oup.com/eurheartj/article/40/22/1747/5512074

34 Case Western Reserve University: »New ›Interspecies Communication‹ Strategy between Gut Bacteria and Mammalian Hosts Uncovered«, Phys.org, 21. Februar 2019. phys.org / news/201902 interspeciesstrategygutbacteria-mammalian.html

35 Mészáros, András Tamás, et al.: »Mitochondria as Sources and Targets of Methane«, Frontiers, 25. Oktober 2017. www.frontiersin.org/articles/10.3389/fmed.2017.00195/full

36 Altaany, Zaid, et al.: »Evaluation of Antioxidant Status and Oxidative Stress Markers in Thermal Sulfurous Springs Residents«, *Heliyon*, Elsevier, 29. November 2019. www.sciencedirect.com/science/article/pii/S2405844019365442

37 Ostojic, Sergej M.: »Inadequate Production of H2 by Gut Microbiota and Parkinson Disease«, Trends in Endocrinology and Metabolism, U. S. National Library of Medicine, 18. Mai 2018. pubmed.ncbi.nlm.nih.gov/29478695/

38 Scheperjans, Filip, et al.: »Gut Microbiota Are Related to Park inson's Disease and Clinical Phenotype«, *Movement Disorders*: Official Journal of the Movement Disorder Society, U. S. National Library of Medicine, März 2015. pubmed.ncbi.nlm.nih.gov/25476529/

39 Niu, Yinghao, et al.: »Hydrogen Attenuates Allergic Inflammation by Reversing Energy Metabolic Pathway Switch«, *Nature News*, Nature Publishing Group, 6. Februar 2020. www.nature.com/articles/s41598020589990

40 Han, Yuyi, et al.: »Hydrogen Sulfide: A Gaseous Signaling Molecule Modulates Tissue Homeostasis: Implications in Ophthalmic Diseases«, *Cell Death & Disease*, Nature Publishing Group, 29. März 2019. www.nature.com/articles/s4141901915251

41 Shefa, Ulfuara, et al.: »Roles of Gasotransmitters in Synaptic Plasticity and Neuropsychiatric Conditions«, *Neural Plasticity*, Hindawi, 6. Mai 2018. www.hindawi.com/journals/np/2018/1824713/

42 Lu, Ming, et al.: »Hydrogen Sulfide Inhibits Plasma Renin Activity«, *Journal of the American Society of Nephrology*, 21. Juni 2010. www.ncbi.nlm.nih.gov/pmc/articles/PMC2900962/

43 Peh, Meng Teng, et al.: »Effect of Feeding a HighFat Diet on Hydrogen Sulfide (H2S) Metabolism in the Mouse«, *Nitric Oxide*, Academic Press, 14. März 2014. www.sciencedirect.com/science/article/pii/S1089860314000226

44 Peh, Meng Teng, et al.: »Effect of Feeding a HighFat Diet«

45 Xie, ZhiZhong; Yang Liu; JinSong Bian: »Hydrogen Sulfide and Cellular Redox Homeostasis«, Oxidative Medicine and Cellular Longevity, Hindawi, 5. Januar 2016. www.hindawi.com/journals/omcl/2016/6043038/

46 Szabo, Csaba, et al.: »Regulation of Mitochondrial Bioenergetic Function by Hydrogen Sulfide. Part I. Biochemical and Physiological Mechanisms«, *British Journal of Pharmacology 171*, Nr. 8 (2014): 2099–122. doi.org/10.1111/bph.12369

47 Fu, Ming, et al.: »Hydrogen Sulfide (H2S) Metabolism in Mitochondria and Its Regulatory Role in Energy Production«, Proceedings of the National Academy of Sciences, National Academy of Sciences, 21. Februar 2012. www.ncbi.nlm.nih.gov/pmc/articles/PMC3287003

48 Guo, Wei, et al.: »Hydrogen Sulfide as an Endogenous Modulator in Mitochondria and Mitochondria Dysfunction«, Oxidative Medicine and Cellular Longevity 2012 (5. Dezember 2012): S. 1–9. doi.org/10.1155/2012/878052

49 Sonnenburg, Justin L.; Fredrik Bäckhed: »DietMicrobiota Interactions as Moderators of Human Metabolism«, *Nature News*, Nature Publishing Group, 6. Juli 2016. www.nature.com/articles/nature18846

50 Cohen, S., et al.: »Chronic Stress, Glucocorticoid Receptor Resistance, Inflammation, and Disease Risk«, Proceedings of the National Academy of Sciences 109, Nr. 16 (2012): S. 5995–5999. doi.org/10.1073/pnas.1118355109

51 »Mitochondrial Dysfunction Is the Root Cause of Many Diseases«, *Science Daily*, 26. Januar 2017. www.sciencedaily.com/releases/2017/01/170126093255.htm

52 Rich, Peter: »Chemiosmotic Coupling: The Cost of Living«, *Nature News*, Nature Publishing Group. Abgerufen am 11. September 2020. www.nature.com/articles/421583a

53 Degli Esposti, Mauro: »Bioenergetic Evolution in Proteobacteria and Mitochondria«, Genome Biology and Evolution, Oxford University Press, 27. November 2014. www.ncbi.nlm.nih.gov/pmc/articles/PMC4986455/

54 Guo, Chunyan, et al.: »Oxidative Stress, Mitochondrial Damage and Neurodegenerative Diseases«, Neural Regeneration Research, Medknow Publications & Media Pvt Ltd, 25. Juli 2013. www.ncbi.nlm.nih.gov/pmc/articles/PMC4145906/

55 Kundu, P., et al.: »Neurogenesis and Prolongevity Signaling in Young GermFree Mice Transplanted with the Gut Microbiota of Old Mice«, Science Translational Medicine, U. S. National Library of Medicine, pubmed.ncbi.nlm.nih.gov/31723038/

56 Muoio, Deborah M.: »Metabolic Inflexibility: When Mitochondrial Indecision Leads to Metabolic Gridlock«, Cell 159, Nr. 6 (2014): S. 1253–1262. doi.org/10.1016/j.cell.2014.11.034

57 Sommer, Andrei P.; Mike Kh. Haddad; HansJörg Fecht: »Light Effect on Water Viscosity: Implication for ATP Biosynthesis«, *Scientific Reports*, Nature Publishing Group, 8. Juli 2015. www.ncbi.nlm.nih.gov/pmc/articles/PMC4495567/

58 Pannala, Venkat R.; Amadou K. Camara; Ranjan K. Dash: »Modeling the Detailed Kinetics of Mitochondrial Cytochrome c Oxidase: Catalytic Mechanism and Nitric Oxide Inhibition«, *Journal of Applied Physiology* (Bethesda, MD: 1985), U. S. National Library of Medicine. pubmed.ncbi.nlm.nih.gov/27633738/

59 Herrera, Arturo Solis: »Melanin, Energy and the Cell«, *Diabetes & Obesity International Journal 2*, Nr. S1 (2017). doi.org/10.23880/doij16000s1004

60 Ball, Writoban Basu; John K. Neff; Vishal M. Gohil: »The Role of Nonbilayer Phospholipids in Mitochondrial Structure and Function«, FEBS Press, John Wiley & Sons, Ltd, 9. November 2017. febs.onlinelibrary.wiley.com/doi/full/10.1002/18733468.12887

61 Sullivan, E. Madison, et al.: »Mechanisms by Which Dietary Fatty Acids Regulate Mitochondrial StructureFunction in Health and Disease«, Advances in Nutrition (Bethesda, MD), U. S. National Library of Medicine, 1. Mai 2018. pubmed.ncbi.nlm.nih.gov/29767698

62 Høy, C.E., et al.: »Incorporation of Cis and TransOctadecenoic Acids into the Membranes of Rat Liver Mitochondria«, Lipids, Springer Verlag, 1. Januar 1969. link.springer.com/article/10.1007/BF02533898

63 »Melatonin Protects the Powerhouses of Cells, the Mitochondria«, Atlas of Science. Abgerufen am 11 September 2020. atlasofscience.org/melatoninprotectsthepowerhousesofcellsthemitochondria/

64 Zimmerman, Scott; Russel J. Reiter: »Melatonin and the Optics of the Human Body«, Melatonin Research, 2019. www.researchgate.net/publication/331410779_Melatonin_and_the_Optics_of_the_Human Body

65 Contrepois, Kévin, et al.: »Molecular Choreography of Acute Exercise«, Cell Press, 28. Mai 2020. doi.org/10.1016/j.cell.2020.04.043

66 Chaurasia, Bhagirath; Scott A. Summers: »Ceramides – Lipotoxic Inducers of Metabolic Disorders«, *Trends in Endocrinology & Metabolism 26*, Nr. 10 (2015): S. 538–550. doi.org/10.1016/j.tem.2015.07.006

67 Peterson, Linda R., et al.: »Ceramide Remodeling and Risk of Cardiovascular Events and Mortality«, *Journal of the American Heart Association 7*, Nr. 10 (2018). doi:10.1161/jaha.117.007931

68 Butler, T. J., et al.: »Western Diet Increases Cardiac Ceramide Content in Healthy and Hypertrophied Hearts«, *Nutrition, Metabolism and Cardiovascular Diseases 27*, Nr. 11 (2017): S. 991–998. doi:10.1016/j.numecd.2017.08.007

69 Tharyan, Rebecca George, et al.: »NFYB1 Regulates Mitochondrial Function and Longevity via Lysosomal Prosaposin«, *Nature Metabolism 2*, Nr. 5 (2020): S. 387–396. doi.org/10.1038/s4225502002002

70 Law, Brittany A., et al.: »Lipotoxic VeryLongChain Ceramides Cause Mitochondrial Dysfunction, Oxidative Stress, and Cell Death in Cardiomyocytes«, FASEB Journal 32, Nr. 3 (2018): S. 1403–1416. doi.org/10.1096/fj.201700300r

71 Sokolowska, Emilia; Agnieszka BlachnioZabielska: »The Role of Ceramides in Insulin Resistance«, Frontiers, 7. August 2019. www.frontiersin.org/articles/10.3389/fendo.2019.00577/full

72 Pinel, Alexandre, et al.: »N−3PUFA Differentially Modulate PalmitateInduced Lipotoxicity through Alterations of Its Metabolism in C2C12 Muscle Cells«, Biochimica et Biophysica Acta (BBA) – Molecular and Cell Biology of Lipids, Elsevier, 22. Oktober 2015. www.sciencedirect.com/science/article/abs/pii/S1388198115001912

73 Parker, Brian A., et al.: » Hydroxybutyrate Elicits Favorable Mitochondrial Changes in Skeletal Muscle«, *International Journal of Molecular Sciences*, MDPI, 1. August 2018. www.ncbi.nlm.nih.gov/pmc/articles/PMC6121962

74 Chinopoulos, Christos; Vera AdamVizi: »Mitochondria as ATP Consumers in Cellular Pathology«, Biochimica et Biophysica Acta, U. S. National Library of Medicine, Januar 2010. pubmed.ncbi.nlm.nih.gov/19715757

75 Thompson, Robert S., et al.: »Dietary Prebiotics Alter Novel Microbial Dependent Fecal Metabolites That Improve Sleep«, *Nature News*, Nature Publishing Group, 2. März 2020. www.nature.com/articles/s4159802060679y

76 Zhu, XiaoHong, et al.: »Quantitative Imaging of Energy Expenditure in Human Brain«, *NeuroImage* 60, Nr. 4 (2012): S. 2107–2117. doi.org/10.1016/j.neuroimage.2012.02.013
77 Yarandi, Shadi S., et al.: »Modulatory Effects of Gut Microbiota on the Central Nervous System: How Gut Could Play a Role in Neuropsychiatric Health and Diseases«, *Journal of Neurogastroenterology and Motility* 22, Nr. 2 (2016): S. 201–212. doi.org/10.5056/jnm15146
78 Mayer, Emeran A.; David Padua; Kirsten Tillisch: »Altered BrainGut Axis in Autism: Comorbidity or Causative Mechanisms?«, *BioEssays: News and Reviews in Molecular, Cellular and Developmental Biology*, U. S. National Library of Medicine, 22. August 2014. pubmed.ncbi.nlm.nih.gov/25145752/
79 de Theije, Caroline G. M., et al.: »Altered Gut Microbiota and Activity in a Murine Model of Autism Spectrum Disorders«, *Brain, Behavior, and Immunity* 37 (2014): S. 197–206. doi.org/10.1016/j.bbi.2013.12.005
80 Severance, Emily G., et al.: »Discordant Patterns of Bacterial Translocation Markers and Implications for Innate Immune Imbalances in Schizophrenia«, *Schizophrenia Research*, U. S. National Library of Medicine, 6. Juni 2013. pubmed.ncbi.n lm.nih.gov/23746484/
81 Steenbergen, Laura, et al.: »A Randomized Controlled Trial to Test the Effect of Multispecies Probiotics on Cognitive Reactivity to Sad Mood«, Brain, Behavior, and Immunity 48 (2015): S. 258–264. doi.org/10.1016/j.bbi.2015.04.003
82 VallesColomer, Mireia, et al.: »The Neuroactive Potential of the Human Gut Microbiota in Quality of Life and Depression«, *Nature Microbiology 4*, Nr. 4 (2019): S. 623–632. doi.org/10.1038/s415640180337x
83 Sun, Yayi, et al.: »Intra-Gastrointestinal Amyloid 1-42 Oligomers Perturb Enteric Function and Induce Alzheimer's Disease Pathology«, *Journal of Physiology*, 2. Juli 2020. doi.org/10.1113/jp279919
84 Noonan, Sanjay, et al.: »Food & Mood: A Review of Supplementary Prebiotic and Probiotic Interventions in the Treatment of Anxiety and Depression in Adults«, *BMJ Nutrition*, Prevention & Health, 2020. doi.org/10.1136/bmjnph2019000053
85 Noble, Emily E.; Ted M. Hsu; Scott E. Kanoski: »Gut to Brain Dysbiosis: Mechanisms Linking Western Diet Consumption, the Microbiome, and Cognitive Impairment«, Frontiers in Behavioral Neuroscience 11 (2017). doi.org/10.3389/fn beh.2017.00009
86 Bonaz, Bruno; Thomas Bazin; Sonia Pellissier: »The Vagus Nerve at the Interface of the MicrobiotaGutBrain Axis«, Frontiers in Neuroscience 12 (2018). doi.org/10.3389/fnins.2018.00049
87 Obrenovich, Mark E. M.: »Leaky Gut, Leaky Brain?«, MDPI, Multidisciplinary Digital Publishing Institute, 18. Oktober 2018. www.mdpi.com/20762607/6/4/107.
88 Noble, Emily E., et al.: »Gut to Brain Dysbiosis«

89 Martinez, Adriana; Abraham J. AlAhmad: »Effects of Glyphosate and Aminomethylphosphonic Acid on an Isogeneic Model of the Human BloodBrain Barrier«, Vergleichsstudie Toxicol Lett, April 2019. www.ncbi.nlm.nih.gov/pubmed/30605748

90 Morley, Wendy A.; Stephanie Seneff: »Diminished Brain Resilience Syndrome: A Modern Day Neurological Pathology of Increased Susceptibility to Mild Brain Trauma, Concussion, and Downstream Neurodegeneration«, *Surgical Neurology International 5*, Nr. 1 (2014): S. 97. doi.org/10.4103/21527806.134731

91 Schinkel, Alfred H.: »P-Glycoprotein, a Gatekeeper in the BloodBrain Barrier«, Advanced Drug Delivery Reviews 36 (1999): S.179–194

92 Wadhwa, Meetu, et al.: »Inhibiting the Microglia Activation Improves the Spatial Memory and Adult Neurogenesis in Rat Hippocampus during 48 h of Sleep Deprivation«, *Journal of Neuroinflammation*, BioMed Central, 1. Januar 1970. jneuroinflammation.biomedcentral.com /ar ticles/10.1186/s129740170998z

93 Liu, YunZi; YunXia Wang; ChunLei Jiang: »Inflammation: The Common Pathway of StressRelated Diseases«, Frontiers in Human Neuroscience 11 (2017). doi.org/10.3389/fnhum.2017.00316

94 van Kessel, Sebastiaan; Sahar El Aidy: »Bacterial Metabolites Mirror Altered Gut Microbiota Composition in Patients with Parkinson's Disease«, *Journal of Parkinson's Disease 9*, Nr. s2 (2019). doi.org/10.3233/jpd191780

95 Wu, Xinwei, et al.: »Hydrogen Exerts Neuroprotective Effects on OGD/R Damaged Neurons in Rat Hippocampal by Protecting Mitochondrial Function via Regulating Mitophagy Mediated by PINK1/Park in Signaling Pathway«, Brain Research 1698 (2018): S. 89–98. doi.org/10.1016/j.brainres.2018.06.028

96 Bourassa, Megan W., et al.: »Butyrate, Neuroepigenetics and the Gut Microbiome: Can a High Fiber Diet Improve Brain Health?«, Neuroscience Letters 625 (2016): S. 56–63. doi.org/10.1016/j.neulet.2016.02.009

97 Kundu, Parag, et al.: »Neurogenesis and Prolongevity Signaling in Young GermFree Mice Transplanted with the Gut Microbiota of Old Mice«, *Science Translational Medicine 11*, Nr. 518 (2019). doi.org/10.1126/scitranslmed.aau4760

98 Erny, Daniel, et al.: »Host Microbiota Constantly Control Maturation and Function of Microglia in the CNS«, Nature Neuroscience 18, Nr. 7 (2015): S. 965–977. doi.org /10.1038/nn.4030

99 Khan, Naiman A., et al.: »Dietary Fiber Is Positively Associated with Cognitive Control Among Prepubertal Children«, *The Journal of Nutrition 145*, Nr. 1 (2014): S. 143–149. doi.org/10.3945/jn.114.198457

100 Wu, Xinwei, et al.: »Hydrogen Exerts Neuroprotective Effects«

101 Dalile, Boushra, et al.: »The Role of ShortChain Fatty Acids in MicrobiotaGutBrain Communication«, Nature Reviews Gastroenterology & Hepatology, 16(8): S. 461–478, U. S. National Library of Medicine, August 2019. pubmed.ncbi.nlm.nih.gov/31123355

102 Klinedinst, Brandon S., et al.: »AgingRelated Changes in Fluid Intelligence, Muscle and Adipose Mass, and SexSpecific Immunologic Mediation: A Longitudinal UK Biobank Study«, Brain, Behavior, and Immunity 82 (2019): S. 396–405. doi.org/10.1016/j.bbi.2019.09.008

103 Mielke, M. M., et al.: »Serum Ceramides Increase the Risk of Alzheimer Disease: The Women's Health and Aging Study II«, *Neurology 79*, Nr. 7 (2012): S. 633–641. doi.org/10.1212/w n l.0b013e318264e380

104 Liu, YunZi; YunXia Wang; ChunLei Jiang: »Inflammation: The Common Pathway of StressRelated Diseases«

105 Galland, Leo: »The Gut Microbiome and the Brain«, *Journal of Medicinal Food 17*, Nr. 12 (2014): S. 1261–1272. doi.org/10.1089/jmf.2014.7000

106 Guenther, G. G., et al.: »Ceramide Starves Cells to Death by Downregulating Nutrient Transporter Proteins«, Proceedings of the National Academy of Sciences 105, Nr. 45 (2008): S. 17402–17407. doi.org/10.1073/pnas.0802781105

107 Carr, Sheryl Teresa: »Insulin and Ketones: Their Roles in Brain Mitochondrial Function«, BYU Scholars Archive, Brigham Young University, 2017. scholarsarchive.by u.edu/etd/6810

108 Xu, Youhua; Hua Zhou; Quan Zhu: »The Impact of MicrobiotaGutBrain Axis on Diabetic Cognition Impairment«, Frontiers in Aging Neuroscience 9 (2017). doi.org/10.3389/fnag i.2017.00106

109 MartínezLapiscina, Elena H., et al.: »Mediterranean Diet Improves Cognition: the PREDIMEDNAVARRA Randomised Trial«, *Journal of Neurology, Neurosurgery & Psychiatry* 84, Nr. 12 (2013): S. 1318–25. doi.org/10.1136/jnnp2012304792

110 Noble, Emily E., et al.: »Gut to Brain Dysbiosis«

111 de Cabo, Rafael; Mark P. Mattson: »Effects of Intermittent Fasting on Health, Aging, und Disease«, *New England Journal of Medicine 381*, Nr. 26 (2019): S. 2541–2551. doi.org/10.1056/nejmra1905136

112 Cignarella, Francesca, et al.: »Intermittent Fasting Confers Protection in CNS Autoimmunity by Altering the Gut Microbiota«, Cell Metabolism 27, Nr. 6 (2018). doi.org/10.1016/j.cmet.2018.05.006

113 Zarrinpar, Amir, et al.: »Diet and Feeding Pattern Affect the Diurnal Dynamics of the Gut Microbiome«, Cell Metabolism 20, Nr. 6 (2014): S. 1006–1017. doi.org/10.1016/j.cmet.2014.11.008

114 Chaix, Amandine, et al.: »TimeRestricted Eating to Prevent and Manage Chronic Metabolic Diseases«, Annual Review of Nutrition 39, Nr. 1 (2019): S. 291–315. doi.org/10.1146/annurevnutr082018124320

115 Stekovic, Slaven, et al.: »Alternate Day Fasting Improves Physiological and Molecular Markers of Aging in Healthy, NonObese Humans«, Cell Metabolism 30, Nr. 3 (2019). doi.org/10.1016/j.cmet.2019.07.016

116 Mitchell, Sarah J., et al.: »Daily Fasting Improves Health and Survival in Male Mice Independent of Diet Composition and Calories«, Cell Metabolism 29, Nr. 1 (2019). doi.org/10.1016/j.cmet.2018.08.011
117 Moro, Tatiana, et al.: »Effects of Eight Weeks of TimeRestricted Feeding (16/8) on Basal Metabolism, Maximal Strength, Body Composition, Inflammation, und Cardiovascular Risk Factors in ResistanceTrained Males«, Journal of Translational Medicine 14, Nr. 1 (2016). doi.org/10.1186/s1296701610440
118 Chaix, Amandine, et al.: »TimeRestricted Feeding Is a Preventative and Therapeutic Intervention against Diverse Nutritional Challenges«, Cell Metabolism 20, Nr. 6 (2014): S. 991–1005. doi: 10.1016/j.cmet.2014.11.001
119 Monique Tello: »Intermittent Fasting: Surprising Update«, Harvard Health blog, 10. Februar 2020. www.health.harvard.edu/blog/intermittentfastingsurprisingupdate 2018062914156
120 Brown, Andrew W.; Michelle M. Bohan Brown; David B. Allison: »Belief beyond the Evidence: Using the Proposed Effect of Breakfast on Obesity to Show 2 Practices That Distort Scientific Evidence«, American Journal of Clinical Nutrition 98, Nr. 5 (2013): S. 1298–1308. doi.org/10.3945/ajcn.113.064410
121 Matheson, Paul J.; Mark A. Wilson; R. Neal Garrison: »Regulation of Intestinal Blood Flow«, Journal of Surgical Research 93, Nr. 1 (2000): S. 182–196. doi.org/10.1006/jsre.2000.5862
122 Wallis, Gareth A.; Javier T. Gonzalez: »Is Exercise Best Served on an Empty Stomach?«, Proceedings of the Nutrition Society, U. S. National Library of Medicine, 18. Oktober 2018. pubmed.ncbi.nlm.nih.gov/30334499/
123 Chavan, Rohit, et al.: »LiverDerived Ketone Bodies Are Necessary for Food Anticipation«, Nature Communications, Nature Publishing Group. 3. Februar 2016. www.ncbi.nlm.nih.gov/pmc/articles/PMC4742855/
124 Chavan, Rohit, et al.: »LiverDerived Ketone Bodies Are Necessary for Food Anticipation«, Nature Communications, Nature Publishing Group. 3. Februar 2016. www.ncbi.nlm.nih.gov/pmc/articles/PMC4742855/
125 Longo, Valter D.; Satchidananda Panda: »Fasting, Circadian Rhythms, und TimeRestricted Feeding in Healthy Lifespan«, Cell Metabolism 23, Nr. 6 (2016): S. 1048–1059. doi.org/10.1016/j.cmet.2016.06.001
126 Mindikoglu, Ayse L., et al.: »Intermittent Fasting from Dawn to Sunset for 30 Consecutive Days Is Associated with Anticancer Proteomic Signature and Upregulates Key Regulatory Proteins of Glucose and Lipid Metabolism, Circadian Clock, DNA Repair, Cytoskeleton Remodeling, Immune System and Cognitive Function in Healthy Subjects«, Journal of Proteomics 217 (2020): 103645. doi.org/10.1016/j.jprot.2020.103645

127 Rahbar, Alir, et al.: »Effects of Intermittent Fasting during Ramadan on Insulinlike Growth Factor 1, Interleukin 2, and Lipid Profile in Healthy Muslims«, International Journal of Preventive Medicine 10, Nr. 1 (2019): 7. doi.org/10.4103/ijpvm.ijpvm_252_17
128 Gill, Shubhroz; Satchidananda Panda: »A Smartphone App Reveals Erratic Diurnal Eating Patterns in Humans That Can Be Modulated for Health Benefits«, Cell Metabolism 22, Nr. 5 (2015): S. 789–798. doi.org/10.1016/j.cmet.2015.09.005
129 Wahl, Devin, et al.: »Cognitive and Behavioral Evaluation of Nutritional Interventions in Rodent Models of Brain Aging and Dementia«, Clinical Interventions in Aging 12 (2017): 1419–1428. doi.org/10.2147/cia.s145247
130 Schmitt, Karen, et al.: »Circadian Control of DRP1 Activity Regulates Mitochondrial Dynamics and Bioenergetics«, Cell Metabolism 27, Nr. 3 (2018). doi.org/10.1016/j.cmet.2018.01.011
131 Newman, John C.; Eric Verdin: »Ketone Bodies as Signaling Metabolites«, Trends in Endocrinology & Metabolism 25, Nr. 1 (2014): S. 42–52. doi.org/10.1016/j.tem.2013.09.002
132 de Cabo, Rafael; Mark P. Mattson: »Effects of Intermittent Fasting on Health, Aging, and Disease«
133 LunaSánchez; Marta, et al.: »CoQ Deficiency Causes Disruption of Mitochondrial Sulfide Oxidation, a New Pathomechanism Associated with this Syndrome«, EMBO Molecular Medicine 9, Nr. 1 (2016): S. 78–95. doi.org/10.15252/emmm.201606345
134 Hine, Christopher; James R. Mitchell: »Calorie Restriction and Methionine Restriction in Control of Endogenous Hydrogen Sulfide Production by the Transsulfuration Pathway«, Experimental Gerontology 68 (2015): S. 26–32. doi.org/10.1016/j.exger.2014.12.010
135 Perridon, Bernard W., et al.: »The Role of Hydrogen Sulfide in Aging and AgeRelated Pathologies«, Aging, Impact Journals LLC, 27. September 2016. www.ncbi.nlm.nih.gov/pmc/articles/PMC5115888
136 Li, Shuanshuang; Guandong Yang: »Hydrogen Sulfide Maintains Mitochondrial DNA Replication via Demethylation of TFAM«, Antioxidants & Redox Signaling, U. S. National Library of Medicine, 14. Mai 2015. pubmed.ncbi.nlm.nih.gov/25758951
137 Zhang, Hongbo; Keir J. Menzies; Johan Auwerx: »The Role of Mitochondria in Stem Cell Fate and Aging«, Development 145, Nr. 8 (2018). doi.org/10.1242/dev.143420
138 Ruiz, Atenodoro R.: »Carbohydrate Intolerance – Gastrointestinal Disorders«, Merck Manuals Professional Edition, Merck Manuals. Inhalt zum letzten Mal verändert im Oktober 2019. Abgerufen am 13. September 2020. www.merckmanuals.com/professional/gastrointestinaldisorders/malabsorptionsyndromes/carbohydrateintolerance
139 Greenhill, Claire: »Ketogenic Diet Affects Immune Cells in Mice«, Nature Reviews Endocrinology 16, Nr. 4 (2020): S. 196–197. doi.org/10.1038/s415740200328x
140 Goldberg, Emily L., et al.: »Ketogenesis Activates Metabolically Protective T Cells in Visceral Adipose Tissue«, Nature Metabolism 2, Nr. 1 (2020): S. 50–61. www.nature.com/articles/s4225501901606

141 Edwards, Lindsay M., et al.: »ShortTerm Consumption of a HighFat Diet Impairs Whole-Body Efficiency and Cognitive Function in Sedentary Men«, *FASEB Journal 25*, Nr. 3 (2010): S. 1088–1096. doi.org/10.1096/fj.10171983
142 Miller, Vincent J.; Frederick A. Villamena; Jeff S. Volek: »Nutritional Ketosis and Mitohormesis: Potential Implications for Mitochondrial Function and Human Health«, Journal of Nutrition and Metabolism 2018: S. 1–27. doi.org/10.1155/2018/5157645
143 Bak, Ann Mosegaard, et al.: »Prolonged FastingInduced Metabolic Signatures in Human Skeletal Muscle of Lean and Obese Men«, PLOS ONE 13, Nr. 9 (2018). doi.org/10.1371/journal.pone.0200817
144 Groennebaek, Thomas; Kristian Vissing: »Impact of Resistance Training on Skeletal Muscle Mitochondrial Biogenesis, Content, und Function«, Frontiers in Physiology 8 (2017). doi.org/10.3389/fphys.2017.00713
145 Van Proeyen, Karen, et al.: »Training in the Fasted State Improves Glucose Tolerance during FatRich Diet«, Journal of Physiology, U. S. National Library of Medicine, November 2010. pubmed.ncbi.nlm.nih.gov/20837645/
146 Contrepois, Kévin, et al.: »Molecular Choreography of Acute Exercise«, Cell 181, Nr. 5 (2020). doi.org/10.1016/j.cell.2020.04.043
147 Liu, Yan, et al.: »Gut Microbiome Fermentation Determines the Efficacy of Exercise for Diabetes Prevention«, Cell Metabolism 31, Nr. 1 (2020). doi.org/10.1016/j.cmet.2019.11.001
148 Glynn, Erin L., et al.: »Impact of Combined Resistance and Aerobic Exercise Training on BranchedChain Amino Acid Turnover, Glycine Metabolism and Insulin Sensitivity in Overweight Humans«, Diabetologia 58, Nr. 10 (Oktober 2015): S. 2324–2335. doi.org/10.1007/s0012501537056
149 Tyagi, V., et al.: »Revisiting the Role of Testosterone: Are We Missing Something? Semantic Scholar«, 1. Januar 1970. www.semanticscholar.org/paper/Revisitingtheroleoftestosterone:ArewemissingTyagiScordo/fc3fcc2587271aa7a3c0b3 775bda0134e1948221
150 Neuman, H., et al.: »Antibiotics in Early Life: Dysbiosis and the Damage Done«, FEMS Microbiology Reviews, U. S. National Library of Medicine, Juli 2018. pubmed.ncbi.nlm.nih.gov/29945240/
151 McLaren, Rodney A.; Fouad Atallah; Howard Minkoff: »Antibiotic Prophylaxis Trials in Obstetrics: A Call for Pediatric Collaboration«, AJP Reports, U. S. National Library of Medicine, April 2020. pubmed.ncbi.nlm.nih.gov/32309017/
152 Kalghatgi, Sameer, et al.: »Bactericidal Antibiotics Induce Mitochondrial Dysfunction and Oxidative Damage in Mammalian Cells«, *Science Translational Medicine*, U. S. National Library of Medicine, Juli 2013. pubmed.ncbi.nlm.nih.gov/23825301/
153 »Ciprofioxacin Has Dramatic Effects on the Mitochondrial Genome«, *Science Daily*, 1. Oktober 2018. www.sciencedaily.com/releases/2018/10/181001101943.htm

154 Stefano, George B.; Joshua Samuel; Richard M. Kream: »Antibiotics May Trigger Mitochondrial Dysfunction Inducing Psychiatric Disorders«, American Journal of Case Reports, International Scientific Information, Inc., 7. Januar 2017. www.amjcaserep.com/abstract/index/idArt/899478/act/2

155 Shan, Jiang, et al.: »Antibiotic Drug Piperacillin Induces Neuron Cell Death through Mitochondrial Dysfunction and Oxidative Damage«, Canadian Journal of Physiology and Pharmacology, U. S. National Library of Medicine, 31. Juli 2017. pubmed.ncbi.nlm.nih.gov/28759731/

156 Liu, Zhigang, et al.: »Gut Microbiota Mediates IntermittentFasting Alleviation of DiabetesInduced Cognitive Impairment«, Nature News, Nature Publishing Group, 18. Februar 2020. www.nature.com/articles/s41467020146764

157 ManyiLoh, Christy, et al.: »Antibiotic Use in Agriculture and Its Consequential Resistance in Environmental Sources: Potential Public Health Implications«, Multidisciplinary Digital Publishing Institute, 30. März 2018. www.mdpi.com/14203049/23/4/795

158 Becattini, Simone, et al.: »AntibioticInduced Changes in the Intestinal Microbiota and Disease«, Trends in Molecular Medicine 22, Nr. 6 (2016): S. 458–478. doi:10.1016/j.molmed.2016.04.003

159 Samsel, Anthony; Stephanie Seneff: »Glyphosate, Pathways to Modern Diseases III: Manganese, Neurological Diseases, and Associated Pathologies«, *Surgical Neurology International*, Medknow Publications & Media Pvt Ltd, 24. März 2015. www.ncbi.nlm.nih.gov/pmc/articles/PMC4392553/

160 Mesnage, Robin, et al.: »Shotgun Metagenomics and Metabolomics Reveal Glyphosate Alters the Gut Microbiome of SpragueDawley Rats by Inhibiting the Shikimate Pathway«, bioRxiv, Cold Spring Harbor Laboratory, 1. Januar 2019. www.biorxiv.org/content/10.1101/870105v1

161 »Global Glyphosate Study by The Ramazzini Institute«, abgerufen am 13. September 2020. glyphosatestudy.org/

162 Martinez, Adriana; Abraham Jacob AlAhmad: »Effects of Glyphosate and Amino methylphosphonic Acid on an Isogeneic Model of the Human BloodBrain Barrier«, Toxicology Letters, U. S. National Library of Medicine. Abgerufen am 13. September 2020. pubmed.ncbi.nlm.nih.gov/30605748/

163 Peixoto, Francisco: »Comparative Effects of the Roundup and Glyphosate on Mitochondrial Oxidative Phosphorylation«, Chemosphere, Januar 2006. Abgerufen am 13. September 2020. www.researchgate.net/publication/7504567_Comparative_effects_of_the_Roundup_and_glyphosate_on_mitochondrial_oxidative_phosphorylation

164 Juo, ChangHung, et al.: »Immunomodulatory Effects of Environmental Endocrine Disrupting Chemicals«, Kaohsiung Journal of Medical Sciences, U. S. National Library of Medicine, abgerufen am 13. September 2020. pubmed.ncbi.nlm.nih.gov/2287 1600/

165 Petersen, Kate S.: »Microplastics in Farm Soils: a Growing Concern«, EHN, 31. August 2020. www.ehn.org/plasticinfarmsoilandfood2647384684.html
166 Juo, ChangHung, et al.: »Immunomodulatory Effects«
167 »EWG's 2020 Guide to Safer Sunscreens«, EWG, abgerufen am 13. September 2020. www.ewg.org/sunscreen/report/thetroublewithsunscreenchemicals/
168 Bosman, Else S., et al.: »Skin Exposure to Narrow Band Ultraviolet (UVB) Light Modulates the Human Intestinal Microbiome«, Frontiers, 7. Oktober 2019. www.frontiersin.org/articles/10.3389/fmicb.2019.02410/full
169 Oliveira, Karen Jesus, et al.: »Thyroid Function Disruptors: from Nature to Chemicals«, Journal of Molecular Endocrinology, Bioscientifica Ltd, 1. Januar 2019. jme.bioscientifica.com/view/journals/jme/62/1/JME180081.xml
170 Mikulic, Matej: »OTC Drug U. S. Retail Revenue 1965[en dash]2019«, Statista, 22. Juli 2020. www.statista.com/statistics/307237/otcsalesintheus/
171 Welu, Jenna, et al.: »Pump Inhibitor Use and Risk of Dementia in the Veteran Population«, Federal Practitioner, Juni 2019. www.researchgate.net/publication/334446750_Proton_Pump_Inhibitor_Use_and_Risk_of_Dementia_in_the_Veteran_Population. www.ncbi.nlm.nih.gov/pmc/articles/PMC6604981/
172 Stoker, Megan L., et al.: »Impact of Pharmacological Agents on Mitochondrial Function: A Growing Opportunity?«, Biochemical Society Transactions 47, Nr. 6 (2019): S. 1757–1772. doi.org/10.1042/bst20190280
173 Luki , Iva, et al.: »Antidepressants Affect Gut Microbiota and Ruminococcus Flavefaciens is Able to Abolish Their Effects on Depressivelike Behavior«, Nature News, Nature Publishing Group, 9. April 2019. www.nature.com/articles/s413980190466x
174 »News from #AAIC19: Surprising Differences Found in How Sleep Medications Increase Dementia Risk for Some, Protect Others«, AAIC. www.alz.org/aaic/releases_2019/monSLEEPjul15.asp
175 Hochuli, Michel, et al.: »SugarSweetened Beverages with Moderate Amounts of Fructose, but Not Sucrose, Induce Fatty Acid Synthesis in Healthy Young Men: A Randomized Crossover Study«, OUP Academic, Oxford University Press, 1. Juni 2014. academic.oup.com/jcem/article/99/6/2164/2537861
176 Jaiswal, N., et al.: »Fructose Induces Mitochondrial Dysfunction and Triggers Apoptosis in Skeletal Muscle Cells by Provoking Oxidative Stress«, Apoptosis 20 (2015): S. 930–947. doi.org/10.1007/s104950151128y
177 The Lifestylist Podcast: »The Deep Science of Blue Light Toxicity, und Why LED Trashes Your Health with Dr. Alexander Wunsch«, Episode 278. www.lukestorey.com/lifestylist-podcast/thedeepscienceofbluelighttoxicitywhyledtrashesyour-healthwithdralexander-wunsch278
178 Pannala, Venkat R.; Amadou K. S. Camara; Ranjan K. Dash: »Modeling the Detailed Kinetics of Mitochondrial Cytochrome c Oxidase: Catalytic Mechanism and Nitric Oxide

Inhibition«, Journal of Applied Physiology 121, Nr. 5 (2016): S. 1196–1207. doi.org/10.1152/japplphysiol.00524.2016

179 Russell, Cindy L.: »5G Wireless Telecommunications Expansion: Public Health and Environmental Implications«, Environmental Research, U. S. National Library of Medicine, 11. April 2018. pubmed.ncbi.nlm.nih.gov/29655646/

180 Bandara, Priyanka, et al.: »Planetary Electromagnetic Pollution: It Is Time to Assess its Impact«, Lancet Planetary Health 2, Nr. 12 (Dezember 2018): e512–514. doi:10.1016/S25425196(18)302213

181 Rosenbaum, Michael, et al.: »Glucose and Lipid Homeostasis and Inflammation in Humans Following an Isocaloric Ketogenic Diet«, Obesity (Silver Springs, MD), U. S. National Library of Medicine, Juni 2019. www.ncbi.nlm.nih.gov/pmc/articles/PMC6922028/

182 Walton, Chase M., et al.: »Ketones Elicit Distinct Alterations in Adipose Mitochondrial Bioenergetics«, MDPI, 29. August 2020. www.mdpi.com/14220067/21/17/6255/htm

183 Zhang, C.: »The Gut FloraCentric Theory Based on the New Medical Hypothesis of ›Hunger Sensation Comes from Gut Flora‹: A New Model for Understanding the Etiology of Chronic Diseases in Human Beings«, Austin Internal Medicine 3, Nr. 3 (2018). doi.org/10.26420/austininternmed.2018.1030

184 Zhang, Chenggang, et al.: »Research Progress of Gut Flora in Improving Human Wellness«, Food Science and Human Wellness, Elsevier, 21. März 2019. www.sciencedirect.com/science/article/pii/S2213453019300278

185 Ma, Linqiang, et al.: »Indole Alleviates DietInduced Hepatic Steatosis and Inflammation in a Manner Involving Myeloid Cell 6Phosphofructo2Kinase/Fructose2,6 Biphosphatase 3«, AASLD, John Wiley & Sons, Ltd, 29. Juni 2020. aasldpubs.onlinelibrary.wiley.com/doi/abs/10.1002/hep.31115

186 Wang, Dong D., et al.: »Plasma Ceramides, Mediterranean Diet, und Incident Cardiovascular Disease in the PREDIMED Trial (Prevención Con Dieta Mediterránea)«, Circulation, 9. März 2017. www.ahajournals.org/doi/10.1161/CIRCULATION AHA.116.024261

187 Meng, Xiao, et al.: »Dietary Sources and Bioactivities of Melatonin«, Nutrients, MDPI, 7. April 2017. www.ncbi.nlm.nih.gov/pmc/articles/PMC5409706/

188 Murray, Andrew J., et al.: »Dietary LongChain, but Not MediumChain, Triglycerides Impair Exercise Performance and Uncouple Cardiac Mitochondria in Rats«, Nutrition & Metabolism, BioMed Central, 1. Januar 1999. nutritionandmetabolism.biomedcentral.com/articles/10.1186/17437075855

189 Bian, Xiaoming, et al.: »Gut Microbiome Response to Sucralose and Its Potential Role in Inducing Liver Infiammation in Mice«, Frontiers in Physiology, Frontiers Media S. A., 24. Juli 2017. www.ncbi.nlm.nih.gov/pmc/articles/PMC5522834/

190 Yao, C. K.; J. G. Muir; P. R. Gibson: »Review Article: Insights into Colonic Protein Fermentation, Its Modulation and Potential Health Implications«, Wiley Online Library,

John Wiley & Sons, Ltd, 2. November 2015. onlinelibrary.wiley.com/doi/pdf/10.1111/apt.13456

191 David, Lawrence A., et al.: »Diet Rapidly and Reproducibly Alters the Human Gut Microbiome«, Nature, U. S. National Library of Medicine, Januar 2014. pubmed.ncbi.nlm.nih.gov/24336217/

192 Yao, C. K., et al.: »Insights into Colonic Protein Fermentation«

193 Teigen, Levi M., et al.: »Dietary Factors in Sulfur Metabolism and Pathogenesis of Ulcerative Colitis«, Nutrients, MDPI, 25. April 2019. www.ncbi.nlm.nih.gov/pmc/articles/PMC6521024/

194 Murray, Andrew J., et al.: »Dietary LongChain, but Not MediumChain, Triglycerides Impair Exercise Performance«

195 Pinget, Gabriela, et al.: »Impact of the Food Additive Titanium Dioxide (E171) on Gut MicrobiotaHost Interaction«, Frontiers in Nutrition 6 (2019). doi:10.3389/fnut.2019.00057

196 Peh, Meng Teng, et al.: »Effect of Feeding a High Fat Diet on Hydrogen Sulfide (H2S) Metabolism in the Mouse«, Nitric Oxide 41 (2014): S. 138–145. doi.org/10.1016/j.niox.2014.03.002

197 Park, Seonhye; Yongsoon Park: »Effects of Dietary Fish Oil and Trans Fat on Rat Aorta Histopathology and Cardiovascular Risk Markers«, Nutrition Research and Practice, Korean Nutrition Society and Korean Society of Community Nutrition, 2009. www.ncbi.nlm.nih.gov/pmc/articles/PMC2788173/

198 Farajbakhsh, Ali, et al.: »Sesame Oil and Vitamin E CoAdministration May Improve Cardiometabolic Risk Factors in Patients with Metabolic Syndrome: A Randomized Clinical Trial«, Nature News, Nature Publishing Group, 14. Mai 2019. www.nature.com/articles/s4143001904385

199 Marzook, Ebtisam A., et al.: »Protective Role of Sesame Oil against Mobile Base Station-Induced Oxidative Stress«, *Journal of Radiation Research and Applied Sciences*, wird von Elsevier nicht mehr veröffentlicht, 29. Oktober 2013. www.sciencedirect.com/science/article/pii/S1687850713000125

200 Cienfuegos, Sofia, et al.: »Effects of 4 and 6h TimeRestricted Feeding on Weight and Cardiometabolic Health: A Randomized Controlled Trial in Adults with Obesity«, Cell Metabolism, Cell Press, 15. Juli 2020. www.sciencedirect.com/science/article/pii/S1550413120303193

201 Hara, Fumihiko, et al.: »Molecular Hydrogen Alleviates Cellular Senescence in Endothelial Cells«, Circulation Journal, Japanese Circulation Society, 25. August 2016. www.jstage.jst.go.jp/article/circj/80/9/80_CJ160227/_html

202 Phinney, Stephen; Jeff Volek: »Sodium, Nutritional Ketosis, and Adrenal Function«, Virta Health, 2. Januar 2020. www.virtahealth.com/blog/sodiumnutritionalketosisketofiuadrenalfunction

203 Abdelmalek, Manal F., et al.: »Higher Dietary Fructose Is Associated with Impaired Hepatic Adenosine Triphosphate Homeostasis in Obese Individuals with Type 2 Diabetes«, Hepatology (Baltimore, MD), U. S. National Library of Medicine, September 2012. www.ncbi.nlm.nih.gov/pubmed/22467259/
204 Dewdney, Brittany, et al.: »A Sweet Connection? Fructose's Role in Hepatocellular Carcinoma«, Biomolecules, U. S. National Library of Medicine, 25. März 2020. pubmed.ncbi.nlm.nih.gov/32218179/
205 Baumeier, Christian, et al.: »Caloric Restriction and Intermittent Fasting Alter Hepatic Lipid Droplet Proteome and Diacylglycerol Species and Prevent Diabetes in NZO Mice«, Biochimica et Biophysica Acta (BBA)—Molecular and Cell Biology of Lipids, Elsevier, 31. Januar 2015. www.sciencedirect.com/science/article/pii/S1388198115000293
206 Greenhill, Claire: »Benefits of TimeRestricted Feeding«, Nature News, Nature Publishing Group, 14. September 2018. www.nature.com/articles/s4157401800932
207 Cienfuegos, Sofia, et al.: »Effects of 4 and 6h TimeRestricted Feeding«
208 Levine, James A.: »Energy Expenditure of Nonexercise Activity«, American Journal of Clinical Nutrition 72, Nr. 6 (2000): S. 1451–1454. doi.org/10.1093/ajcn/72.6.1451
209 Kline, Christopher E.: »The Bidirectional Relationship between Exercise and Sleep: Implications for Exercise Adherence and Sleep Improvement«, American Journal of Lifestyle Medicine, U. S. National Library of Medicine, 2014. www.ncbi.nlm.nih.gov/pmc/articles/PMC4341978/
210 Carter, Heather N.; Chris C. W. Chen; David A. Hood: »Mitochondria, Muscle Health, and Exercise with Advancing Age«, Physiology, 1. Mai 2015. journals.physiology.org/doi/full/10.1152/physiol.00039.2014
211 Memme, Jonathan M., et al.: »Leg Exercise Is Critical to Brain and Nervous System Health«, ScienceDaily, 23. Mai 2018. www.sciencedaily.com/releases/2018/05/180523080214.htm
212 Severinsen, Mai Charlotte Krogh; Bente Klarlund Pedersen: »MuscleOrgan Crosstalk: The Emerging Roles of Myokines«, OUP Academic, Oxford University Press, 11. Mai 2020. academic.oup.com/edrv/article/41/4/594/5835999
213 Schmidt, W. D.; C. J. Biwer; L. K. Kalscheuer: »Effects of Long versus Short Bout Exercise on Fitness and Weight Loss in Overweight Females«, Journal of the American College of Nutrition, U. S. National Library of Medicine, Oktober 2001. pubmed.ncbi.nlm.nih.gov/11601564/
214 Murphy, M. H.; A. E. Hardman: »Training Effects of Short and Long Bouts of Brisk Walking in Sedentary Women«, Medicine and Science in Sports and Exercise, U. S. National Library of Medicine, Januar 1998. pubmed.ncbi.nlm.nih.gov/9475657/
215 Hu, F. B., et al.: »Walking Compared with Vigorous Physical Activity and Risk of Type 2 Diabetes in Women: A Prospective Study«, JAMA 282, Nr. 15 (Oktober 20, 1999): S. 1433–1439

216 Reynolds, Andrew N.: »Advice to Walk after Meals Is More Effective for Lowering Postprandial Glycaemia in Type 2 Diabetes Mellitus than Advice That Does Not Specify Timing: a Randomised Crossover Study«, Diabetologia, Springer Berlin Heidelberg, 1. Januar 1970. link.springer.com/article/10.1007/s0012501640852

217 Kramer, Caroline K.; Sadia Mehmood; Renée S. Suen: »Dog Ownership and Survival«, Circulation: Cardiovascular Quality and Outcomes, 8. Oktober 2019. www.ahajournals.org/doi/10.1161/CIRCOUTCOMES.119.005554

218 Allison, Mary K., et al.: »Brief Intense Stair Climbing Improves Cardiorespiratory Fitness«, Medicine & Science in Sports & Exercise 49, Nr. 2 (Februar 2017). journals.lww.com/acsmmsse/fulltext/2017/02000/brief_intense_stair_climbing_improves.10.aspx

219 Bartholomae, Eric, et al.: »Reducing Glycemic Indicators with Moderate Intensity Stepping of Varied, Short Durations in People with PreDiabetes«, Journal of Sports Science & Medicine, Uludag University, 20. November 2018. www.ncbi.nlm.nih.gov/pmc/articles/PMC6243616/

220 Van Proeyen, K., et al.: »Training in the Fasted State Improves Glucose Tolerance during FatRich Diet«, Journal of Physiology, U. S. National Library of Medicine, November 2010. pubmed.ncbi.nlm.nih.gov/20837645/

221 Jeong, Jae Hoon, et al.: »Activation of TemperatureSensitive TRPV1like Receptors in ARC POMC Neurons Reduces Food Intake«, PLOS Biology, Public Library of Science, 14. April 2018. journals.plos.org/plosbiology/article?id=10.1371%2Fjournal.pbio.2004399

222 Jeong, Jae Hoon, et al.: »Activation of TemperatureSensitive TRPV1like Receptors«

223 Karimi, Sara, et al.: »The Effects of Two Vitamin D Regimens on Ulcerative Colitis Activity Index, Quality of Life and Oxidant/AntiOxidant Status«, Nutrition Journal, BioMed Central, 1. Januar 1970. nutritionj.biomedcentral.com/articles/10.1186/s1293701904417

224 Bosman, Else S., et al.: »Skin Exposure to Narrow Band Ultraviolet (UVB) Light Modulates the Human Intestinal Microbiome«, Frontiers, 7. Oktober 2019. www.frontiersin.org/articles/10.3389/fmicb.2019.02410/full

225 Maruca, Matt: »Matt Maruca on Using Light to Improve Health: Wellness Mama Podcast«, Wellness Mama, 11. Februar 2020. wellnessmama.com/podcast/mattmaruca/

226 Wunsch, Alexander: »Video: Why the Sun Is Necessary for Optimal Health«, UCTV, University of California Television, University of California, 2. März 2015. www.uctv.tv/shows/WhytheSunisNecessaryforOptimalHealth29076

227 Talalay, Paul, et al.: »Sulforaphane Mobilizes Cellular Defenses That Protect Skin against Damage by UV Radiation«, Proceedings of the National Academy of Sciences, U. S. National Library of Medicine, 30. Oktober 2007. pubmed.ncbi.nlm.nih.gov/17956979/

228 Pullar, Juliet M., et al.: »The Roles of Vitamin C in Skin Health«, Nutrients, MDPI, 12. August 2017. www.ncbi.nlm.nih.gov/pmc/articles/PMC5579659/

229 Society for the Study of Ingestive Behavior: »Blue Light at Night Increases the Consumption of Sweets in Rats«, ScienceDaily, abgerufen am 28. September 2020. www.sciencedaily.com/releases/2019/07/190709091120.htm
230 Hauglund, Natalie L.; Chiara Pavan; Maiken Nedergaard: »Cleaning the Sleeping Brain – the Potential Restorative Function of the Glymphatic System«, Current Opinion in Physiology, Elsevier, 6. November 2019. www.sciencedirect.com/science/article/pii/S246886 7319301609
231 Allison, Kelly C.; Namni Goel: »Timing of Eating in Adults Across the Weight Spectrum: Metabolic Factors and Potential Circadian Mechanisms«, Physiology & Behavior, U. S. National Library of Medicine, 1. August 2018, www.ncbi.nlm.nih.gov/pmc/articles/PMC6019166/
232 MartinezLopez, Nuria, et al.: »Autophagy in the CNS and Periphery Coordinate Lipophagy and Lipolysis in the Brown Adipose Tissue and Liver«, Cell Metabolism 23, Nr. 1 (2016). www.sciencedirect.com/science/article/pii/S1550413115005240
233 Hussain, Joy; Marc Cohen: »Clinical Effects of Regular Dry Sauna Bathing: A Systematic Review«, Evidence-Based Complementary and Alternative Medicine, Hindawi, 24. April 2018. www.hindawi.com/journals/ecam/2018/1857413/
234 Masuda, A. et al.: »The Effects of Repeated Thermal Therapy for Two Patients with Chronic Fatigue Syndrome«, Journal of Psychosomatic Research 58, Nr. 4 (April 2005): S. 383–387. doi:10.1016/j.jpsychores.2004.11.005, https://pubmed.ncbi.nlm.nih.gov/1599 2574/
235 Naumann, Johannes, et al.: »Effects of Hyperthermic Baths on Depression, Sleep and Heart Rate Variability in Patients with Depressive Disorder: A Randomized Clinical Pilot Trial«, BMC Complementary and Alternative Medicine, 1027, 17(1), 172. doi.org/10.1186/s1290601716765 30 Househam A. M., et al.: »The Effects of Stress and Meditation on the Immune System, Human Microbiota, und Epigenetics«, Adv Mind Body Med, Herbst 2017. pubmed.ncbi.nlm.nih.gov/29306937/
236 Bannai, Makoto; Nobuhiro Kawai: »New Therapeutic Strategy for Amino Acid Medicine: Glycine Improves the Quality of Sleep«, Journal of Pharmacological Sciences, 2012, pubmed.ncbi.nlm.nih.gov/22293292/
237 Nicolson, Garth L., et al.: »Clinical Uses of Membrane Lipid Replacement Supplements in Restoring Membrane Function and Reducing Fatigue in Chronic Diseases and Cancer«, Discoveries (Craiova, Romania), Applied Systems Srl, 18. Februar 2016. www.ncbi.nlm.nih.gov/pmc/articles/PMC6941554/
238 Park, Jung Eun; P. B. Tirupathi Pichiah; YounSoo Cha: »Vitamin D and Metabolic Diseases: Growing Roles of Vitamin D«, Journal of Obesity & Metabolic Syndrome, Korean Society for the Study of Obesity, Dezember 2018. www.ncbi.nlm.nih.gov/pmc/articles/PMC6513299/
239 Hathcock, John N., et al.: »Risk Assessment for Vitamin D«, OUP Academic, Oxford University Press, 1. Januar 2007, academic.oup.com/ajcn/article/85/1/6/4649294

Register

F

G

N

O

P

S

W

Z